N. H. Brockmeyer · L. Mertins (Hrsg.)

HIV-Infekt

Springer

Berlin
Heidelberg
New York
Barcelona
Budapest
Hongkong
London
Mailand
Paris
Santa Clara
Singapur
Tokio

N. H. Brockmeyer L. Mertins (Hrsg.)

HIV-Infekt

Pathogenese · Diagnostik · Therapie

Mit 52 Abbildungen (z. T. farbig) und 28 Tabellen

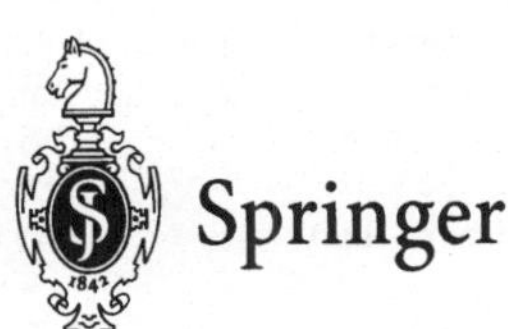

Springer

Priv.-Doz. Dr. med Norbert H. Brockmeyer
Universitätsklinikum Essen
Klinik und Poliklinik für
Dermatologie, Venerologie, Allergologie
Hufelandstraße 55, 45122 Essen

Dr. med. Lutz Mertins
Universitätsklinikum Essen
Klinik und Poliklinik für
Dermatologie, Venerologie, Allergologie
Hufelandstraße 55, 45122 Essen

ISBN-13: 978-3-642-64525-9 Springer-Verlag Berlin Heidelberg New York

Die Deutsche Bibliothek – CIP-Einheitsaufnahme

HIV-Infekt: Pathogenese – Diagnostik – Therapie/Hrsg.: Norbert H. Brockmeyer;
Lutz Mertins. – Berlin; Heidelberg; New York; Barcelona; Budapest; Hongkong;
London; Mailand; Paris; Santa Clara; Singapur; Tokio: Springer, 1997
ISBN-13: 978-3-642-64525-9   e-ISBN-13: 978-3-642-60722-6
DOI: 10.1007/978-3-642-60722-6

NE: Brockmeyer, Norbert H. [Hrsg.]

Inhaltsverzeichnis

Mitarbeiterverzeichnis

Priv.-Doz. Dr. med. Johannes R. Bogner
  Medizinische Poliklinik
  Klinikum Innenstadt der Universität München
  Pettenkoferstraße 8 a, D-80336 München

Priv.-Doz. Dr. med. Norbert H. Brockmeyer
  Klinik für Dermatologie, Venerologie und Allergologie
  Universitätsklinikum Essen
  Hufelandstraße 55, D-45122 Essen

Prof. Dr. Marcus A. Conant, M.D.
  University of California Medical Center, Dermatology
  350 Parnassus Avenue, Suite 808
  San Francisco, USA, CA 94117

Prof. Dr. med. G. Gross
  Dermatologische Klinik und Poliklinik der UNI-Rostock
  Augustenstraße 80, D-18055 Rostock

Dr. med. M. Hartmann
  Hautklinik
  Universitätsklinikum
  Ruprechts-Karls-Universität Heidelberg
  Voßstraße 2, D-69115 Heidelberg

Dr. med. Ulrich R. Hengge
  Klinik für Dermatologie, Venerologie und Allergologie
  Universitätsklinikum Essen
  Hufelandstraße 55, D-45122 Essen

Dr. med. Rolf H. Malessa
  Klinikum der Friedrich Schiller Universität
  Klinik für Neurologie
  Philosophenweg 3, D-07740 Jena

Priv.-Doz. Dr. med. H. NÄHER
  Hautklinik
  Universitätsklinikum
  Ruprecht-Karls-Universität Heidelberg
  Voßstraße 2, D-69115 Heidelberg

Priv.-Doz. Dr. med. A. PLETTENBERG
  Dermatologische Abteilung
  Allgemeines Krankenhaus St. Georg
  Lohmühlenstraße 5, D-20099 Hamburg

Dr. med. G. REIMANN
  Klinik für Dermatologie, Venerologie und Allergologie
  Universitätsklinikum Essen
  Hufelandstraße 55, D-45122 Essen

Priv.-Doz. Dr. med. M. RÖCKEN
  Dermatologische Klinik und Poliklinik
  Ludwig-Maximilians-Universität München
  Frauenlobstraße 9–11, D-80337 München

Dr. S. RÜSCH-GERDES
  Forschungsinstitut Borstel
  Institut für experimentelle Biologie und Medizin
  Nationales Referenzzentrum für Mykobakterien
  Parkallee 1–40, D-23845 Borstel

Dr. med. S. STASZEWSKI
  Klinikum der Johann-Wolfgang-Goethe-Universität
  Frankfurt
  Zentrum der Inneren Medizin
  Klinik 3, Infektiologie, Haus 68
  Theodor-Stern-Kai 7, D-60590 Frankfurt/Main

Dr. rer. nat. M. STÜRZL
  Max-Planck-Institut für Biochemie
  Abteilung Virusforschung
  Am Klopferspitz 18 a, D-82152 Martinsried

Prof. Dr. med. Dr. med. HABIL. H.-J. VOGT
  Dermatologische Klinik und Poliklinik
  der Technischen Universität
  Biedersteiner Straße 29, D-80802 München

Gewidmet
Herrn Prof. Dr. med. Manfred Goos,
der sich frühzeitig für die Bekämpfung
der HIV-Epidemie als zeitgemäße
Aufgabe der Venerologie eingesetzt
und uns, seine Schüler,
in dem Bemühen unterstützt hat, die
Herausforderung dieser – seit der Syphilis
bedeutendsten – sexuell übertragbaren
Krankheit anzunehmen

HIV-assoziierte, funktionelle Änderungen in CD4$^+$ T-Helferzellen

M. Röcken, E. Thoma-Greber

Im Anschluß an die HIV-Infektion tritt bei fast allen Infizierten nach unterschiedlich langer Latenzphase eine zunehmende Funktionseinschränkung und Deletion der CD4$^+$-T-Lymphozyten (TH) ein. Dieser Funktionseinschränkung wird in der Pathogenese der HIV-Krankheit eine zentrale Rolle zugeschrieben. Die Ursache der Funktionseinschränkung blieb bisher ungeklärt. Diese Funktionseinschränkung der TH wird in der Regel als Anergie oder Toleranz interpretiert, ein Zustand, bei dem die TH stillgestellt werden und die Fähigkeit verlieren, Interleukin 2 (IL-2) zu bilden. Bei Nagern wird eine derartige Anergie durch bakterielle oder virale Superantigene (SAG) induziert. HIV und verwandte Viren scheinen in vivo auf TH eine den SAG ähnliche Wirkung auszuüben und eine Art „Selbsttoleranz" zu induzieren. In neuerer Zeit wurde das Konzept der HIV-induzierten Anergie/Toleranz in Frage gestellt und statt dessen vorgeschlagen, daß HIV eine Differenzierung in Interleukin 4 (IL-4)produzierende TH2 oder in Interferon γ (IFN-γ-) produzierende TH1 induziert. Eine HIV-Infektion führt somit einmal zu einer Deletion der TH und zum anderen zu einer ausgeprägten funktionellen Störung der T-Lymphozyten. Wieweit diese beiden Phänomene miteinander verbunden sind, ist das Thema intensiver Forschung.

Einleitung

Die Entdeckung von AIDS hat zu einer sehr intensiven Erforschung des kausalen Erregers und der zu AIDS führenden Immunmechanismen geführt. Obgleich das HIV innerhalb kurzer Zeit entdeckt wurde und die entscheidenden Phasen der Entwicklung der HIV-assoziierten Immunschwäche und von AIDS sehr gut charakterisiert sind

Phase 1:   Infektion und akute HIV-Krankheit;
Phase 2:   klinisch inapparente Latenz;
Phase 3:   beginnende immunologische Veränderungen
             (Anergie, Zytokindysfunktion);
Phase 4:   Verlust der CD4$^+$-T-Lymphozyten;
Phase 5:   AIDS –
bleibt die pathophysiologische Basis der Erkrankung im dunkeln.

Geht man von einer bereits erfolgten, produktiven Infektion aus, so sind die Phasen 2 und 3 die entscheidenden Stadien für die Entwicklung der Immunschwäche. Die Veränderungen, die zu dieser Übergangsphase führen, scheinen für die Entwicklung der Immunschwäche verantwortlich zu sein. Verschiedene Mechanismen wurden postuliert, wie direkte oder indirekte Zytolyse, Synzytiumbildung, HIV-induzierte Autoimmunität, Anergie, Apoptose und Zytokindysregulation, um einige als sehr wichtig angesehene Modelle aufzuführen [4, 8, 11, 17–19, 23, 30, 31]. Keines dieser Modelle kann jedoch bisher eine zufriedenstellende Antwort liefern.

Interaktionen zwischen gp120 und CD4

Zielzelle des HIV sind CD4-exprimierende Zellen, in erster Linie TH, da das Oberflächenprotein gp120 an eine Struktur des CD4 Moleküls bindet. Dies ist möglich, da gp120 eine Aminosäuresequenz besitzt, die spezifisch mit einer komplementären Aminosäuresequenz des CD4-Moleküls interagiert. Neben dieser Bindungsstruktur des CD4-Moleküls werden jedoch dessen weitere Sequenzen indirekt für eine optimale Bindung des gp120 und die Aufnahme des HIV benötigt. Ähnliche parasitäre Nutzungen von natürlichen zellulären Oberflächenmolekülen sind auch bei einer Reihe anderer Viren beschrieben.

Das HIV-Molekül gp120 interagiert jedoch mit dem CD4 Molekül nicht nur an der Zelloberfläche, sondern auch intrazellulär. Intrazelluläres gp120 kann die Expression von CD4 an der Zelloberfläche inhibieren. Inwieweit hierdurch in vivo die CD4-Expression alteriert wird und zu CD4-/CD8-doppelnegativen T-Lymphozyten führt, ist unbekannt.

Unbestritten ist dagegen, daß das HIV nach der Internalisierung in das Genom der Wirtszelle eingebaut wird. Voraussetzung für eine derartige Integration ist eine Aktvierung der TH entweder durch Zytokine oder durch andere Signale wie T-Zellrezeptor-vermittelte Stimuli [2].

Eine wichtige, bis heute ungeklärte Frage ist Bedeutung der gp120-CD4-Interaktion jenseits von Virusbindung und Virusinternalisierung. So besteht die Möglichkeit, daß durch gp120 über CD4 sowohl positive als auch negative Signale an TH vermittelt und diese aktiviert oder stillgestellt werden, wie dies durch Superantigene bei Nagern beschrieben wurde. Weiter könnte durch Homologien mit körpereigenen Proteinen wie Proteinen des Haupthistokompatibilitätskomplexes eine Autoimmunantwort initiiert werden. Schließlich wurde gezeigt, daß exklusiv durch die Bindung von gp120 an TH nicht nur in vitro, sondern auch in vivo eine Deletion der zirkulierenden TH verursacht werden kann [29].

Die Aspekte der Anergie und der Zytokindifferenzierung werden anschließend näher diskutiert.

HIV-induzierte Anergie

Es ist allgemein anerkannt, daß sich die frühe Funktionseinschränkung der TH darin äußert, daß TH selektiv die Fähigkeit verlieren, auf Recallantigene mit einer Proliferation oder Interleukin 2-(IL-2-)Produktion zu antworten. In späteren Phasen treten die gleichen Funktionseinschränkungen nach Stimulation mit Alloantigenen und schließlich sogar nach Stimulation mit Anti-CD3 auf. Gleichzeitig nehmen intrakutane Immunreaktionen auf klassische Recallantigene ab, während eine verstärkte Immunglobulinproduktion eintritt [4, 8, 17]. Dieser Zustand der gestörten IL-2-Produktion und -Proliferation gleicht in vieler Hinsicht jenem, der in TH von Mäusen oder Menschen im Rahmen einer Anergie- oder Toleranzinduktion eintritt und wird daher auch als HIV-induzierte Anergie/ Toleranz bezeichnet. Sofern das anergieinduzierende Signal nicht zu stark ist, werden selektiv die IL-2-Produktion und -Proliferation inhibiert. Andere Funktionen wie die Zytotoxizität, die Fähigkeit, Interleukin 3, Interleukin 4 (IL-4) oder Interferon γ (IFN-γ) zu produzieren oder B-Zellhilfe für die Immunglobulinproduktion zu geben, scheinen gegenüber tolerogenen Signalen resistenter zu sein [3, 7, 14, 24–26].

HIV-induzierte Anergie: superantigeninduzierte Anergie vs. Apoptose

Zahlreiche klinisch-experimentelle Daten weisen darauf hin, daß HIV beim Menschen, das verwandte SIV bei Affen sowie einige Retroviren bei der Maus, so das „murine AIDS/MAIDS"-Virus MLU LP-BM5, auf T-Lymphozyten wie SAG wirken können [12–15, 20]. Diese Analogie ist insofern wichtig, als von SAG wie von einigen transgenen „Fremd"-Antigenen her bekannt ist, daß Anergie und Apoptose oftmals eng gekoppelt sind und verschiedene Stufen der Toleranz darstellen [1]: Bei einem Teil der TH wird durch SAG Anergie induziert, die jener der HIV-induzierten Anergie gleicht, während sie bei anderen Apoptose induzieren [14, 17, 21, 30]. Somit beruhen Anergie und Apoptose nicht auf widersprüchlichen Mechanismen, sondern stellen nach Arnold et al. [1] verschiedene „Toleranzniveaus" dar. Allerdings muß beachtet werden, daß bei HIV die Anergie möglicherweise nicht über den TCR, sondern über ein anderes Oberflächenmolekül, z. B. die CD4-gp120-Interaktion, induziert werden könnte [8].

HIV-induzierte Anergie vs. TH1-/TH2-Differenzierung

Clerici u. Shearer [4] haben kürzlich ein viel beachtetes Modell erarbeitet, nach dem der Verlust der IL-2-Produktion am Übergang von der Phase 2 in die Phase 3 weniger einer Anergie im strengen Sinne als vielmehr einer Fehldifferenzierung aller TH in IL-2-defiziente, aber IL-4-produzierende TH2 entspricht – ähnlich wie sie bei Mäusen nach Induktion der „low dose tolerance" eintreten kann [3, 7]. Von anderen Autoren wird diese Interpretation nicht geteilt: Maggi et al. [16] finden zwar eine deutliche Zunahme der IL-4-produzierenden TH, aber gleichzeitig eine normale Anzahl IFN-γ-produzierender TH. Graziosi et al. [19] erhalten bei ihren Patienten sogar das Gegenteil: IFN-γ-produzierende TH1, aber kaum IL-2- oder IL-4-produzierende TH. Dies wirft die Frage auf, ob HIV eine Zytokindifferenzierung in Richtung TH1 (IL-4-, IFN-γ +), TH2 (IL-4+, IFN-γ –) oder TH0 (IL-4+, IFN-γ +) einleitet, wie von Clerici et al. [4–6], Graziosi et al. [10], Maggi et al. [16] und Meyaard et al. [17] postuliert. Eine alternative Erklärung für diese divergierenden Daten ergibt sich, wenn man postuliert, daß Genprodukte des HIV in TH lediglich eine Anergie (Stillstellen der IL-2-Produktion), nicht aber eine Zytokindifferenzierung induzieren. Die Zytokindifferenzierung in Richtung TH1 oder TH2 könnte als Folge interkurrierender Infektionen angesehen werden, wie im Rahmen der superantigeninduzierten T-Zelltoleranz demonstriert. Dies wird dadurch unterstützt, daß die TH1/TH2-Differenzierung vorwiegend bei Patienten beobachtet wird, die unter einer fortgeschrittenen Immunschwäche und somit unter zahlreichen Infekten leiden [19, 24, 25, 27, 28].

Klinische Relevanz

Diese beiden miteinander konkurrierenden Konzepte zur Pathogenese der HIV-bedingten Immunschwäche, Anergie und Apoptose vs. Zytokindysregulation wurden ursprünglich experimentell im Immunsystem der Maus entwickelt. Sie haben derzeit sehr große Aktualität gewonnen [19] und werden direkt auf ihre klinische Relevanz hin geprüft, da sie zu sehr unterschiedlichen therapeutischen Konsequenzen führen.

In der Inhibition von TH2- und der Propagation von TH1-Zytokinen wird ein wichtiger Therapieansatz zur Behandlung der HIV-Krankheit gesehen [5, 6, 18]. Dieser Ansatzpunkt scheint jedoch nicht ungefährlich, wenn dem Zellverlust nicht eine „Fehldifferenzierung in Richtung IL-4-produzierende TH2", sondern eine Autoimmunpathogenese oder verstärkte Apoptose zugrunde liegt. Experimentelle Daten, die mit Autoimmunkrankheiten erworben wurden, lassen annehmen, daß über einen Therapieansatz, der die Entwicklung IFN-γ-produzierender TH1 fördert, die Progression der HIV-Krankheit auch beschleunigt werden könnte [9, 22]. Vielleicht bieten anerge TH und der TH2-Phänotyp sogar einen Schutz vor der endgültigen Deletion der TH? Diese derzeit noch widersprüchlichen Konzepte sind Thema intensiver Forschung, da sie die Grundlage für die Entwicklung neuer Therapiekonzepte darstellen. Sie spiegeln sich sogar in klinischen Phase-1-Studien wider, in denen HIV-Patienten einerseits mit TH1-induzierenden und andererseits in mit TH2-induzierenden Zytokinen behandelt werden.

Literatur

1. Arnold B, Schönrich G, Hämmerling GJ (1993) Multiple levels of peripheral tolerance. Immunol Today 14: 12–14
2. Bour S, Geleziunas R, Wainberg MA (1995) The human immunodeficiency virus type 1 (HIV-1 CD4 receptor and its central role in promotion of HIV-1 infection. Microbiol Rev 59: 63–93
3. Burstein HJ, Abbas AK (1993) In vivo role of interleukin 4 in T cell tolerance induced by aqueous protein antigen. J Exp Med 177: 457–463
4. Clerici M, Shearer GM (1993) A TH1–TH2 switch is a critical stop in the ethiology of HIV infection. Immunol Today 14: 107–111
5. Clerici M, Lucey DR, Berzofsky JA, Pinto LA et al. (1993) Restoration of cell-mediated immune responses by interleukin-12 in vitro. Science 262: 1721–1724
6. Clerici M, Wynn TA, Berzofsky JA, Blatt S et al. (1994) Role of interleukin-10 in T helper cell dysfunction in asymptomatic individuals infected with the human immunodeficiency virus. J Clin Invest 93: 768–775

7. DeWit D, van Mechelen M, Ryelandt M et al. (1992) The injection of human gamma globulins in adult mice induces antigen-specific unresponsiveness of T helper type 1 but not T helper type 2 lymphocytes. J Exp Med 175: 9–14

8. Fauci AS, Rosenberg ZF (1994) Immunopathogenesis. In: Broder S, Merigan TC, Bolognesi D (eds) Textbook of AIDS medicine. Williams & Wilkins, Baltimore

9. Goldman M, Druet P, Gleichmann E (1991) TH2 cells in systemic autoimmunity: insights from allogeneic diseases and chemically-induced autoimmunity. Immunol Today 12: 223–227

10. Graziosi C, Pantaleo G, Gantt KR et al. (1994) Lack of evidence for dichotomy of TH1 and TH2 predominance in HIV-infected individuals. Science 265: 248–252

11. Helbert MR, L´age-Stehr, Mitchison NA (1993) Antigen presentation, loss of immunological memory and AIDS. Immunol Today 14: 340–344

12. Hügin AW, Vacchio MS, Morse HC (1991) A virus-encoded "superantigen": in a retrovirus-induced immunodeficiency syndrome in mice. Science 252: 424–427

13. Imberti L, Sottini A, Bettinardi A, Puoti M, Primi D (1991) Selective depletion in HIV infection of T cells that bear specific T cell receptor V beta sequences. ??? 254: 860–862

14. Janeway C (1991) Mls: makes little sense. Nature 349: 459–461

15. Laurence J, Hodstev AS, Posnett DN (1992) Superantigen implicated in dependence of HIV-1 replication in T cells on TCR VB expression. Nature 358: 255–259

16. Maggi E, Mazzetti M, Ravina A et al. (1994) Ability of HIV to promote a TH1 to TH0 shift and to replicate preferentially in TH2 and TH0 cells. Science 265: 244–248

17. Meyaard L, Schuitemaker H, Miedema F (1993) T-cell dysfunction in HIV infection: anergy due to defective antigen-presenting coll function? Immunol Today 14: 161–164

18. Mosmann TR (1994) Cytokine patterns during the progression to AIDS. Science 265: 193–194

19. Paul WE (1995) Reexamining AIDS research priorities. Science 267: 633–636

20. Pantaleo G, Graziosi C, Fauci AS (1993) The immunopathogenesis of human immunodeficiency virus infection. N Engl J Med 328: 327–334

21. Pantaleo G, Demarest JF, Soudeyns H et al. (1994) Major expansion of CD8+ T colls with a predominant Vβ usage during primary immune response to HIV. Nature 370: 463–467

22. Racke MK, Bonomo A, Scott DE, Canella B, Levine A, Raine CS, Shevach EM, Röcken M (1994) Cytokine-induced immune deviation as a therapy for inflammatory autoimmune disease. J Exp Med 180: 1961–1966

23. Röcken M, Breit R (1990) Dermatologie bei HIV-Infektionen und AIDS. Ecomed, Landsberg

24. Röcken M, Shevach EM (1993) Do parasite infections break T-cell tolerance and induce autoimmunity? Parasitol Today 100: 377–380

25. Röcken M, Urban JF, Shevach EM (1992) Infection breaks T-cell tolerance. Nature 359: 79–82

26. Schwartz RH (1990) A cell culture model for T lymphocyte clonal anergy. Science 248: 1349–1354

27. Scott P, Kaufmann SHE (1991) The role of T-cell subsets and cytokines in the regulation of infection. Immunol Today 12: 346–348

28. Sher A, Gazzinelli RT, Oswald IP et al. (1992) Role of T-cell derived cytokines in the downregulation of immune responses in parasitic and retroviral infection. Immunol Rev 127: 183–204

29. Wang Z, Orlikowsky T, Dudhane A et al. (1994) Deletion of T lymphozytes in human CD4 transgenic mice induced by HIV-gp120 and gp120-specific antibodies from AIDS patients. Eur J Immunol 24: 1553–1557

30. Weiss RA (1993) Who does HIV cause AIDS. Science 260: 1273–1279

31. Zinkernagel RM, Hengartner H (1994) T-cell-mediated immunopathology versus direct cytolysis by virus: implications for HIV and AIDS. Immunol Today 15: 262–268

HIV-Diagnostik mittels Polymerasekettenreaktion

H. NÄHER

Von wenigen neuen Techniken hat man je so wesentliche Verbesserungen bei der Diagnostik von Krankheiten erwartet wie von der Polymerasekettenreaktion (PCR). In der Tat handelt es sich bei der PCR um ein Nachweisverfahren von bisher nicht gekannter Empfindlichkeit. Mit der PCR läßt sich die sprichwörtliche Stecknadel im Heuhaufen finden. Der hohen Sensitivität liegt zugrunde, daß eine für das Nachzuweisende spezifische Nukleinsäuresequenz in meist bis zu 30 Zyklen, bestehend aus Denaturierung, Primeranlagerung und Doppelstrangsynthese erst millionenfach vermehrt wird – daß sozusagen mehr Stecknadeln als Heuhaufen vorhanden sind –, bevor dann der eigentliche Nachweis erfolgt.

Trotz der vielfältigen Möglichkeiten ist der routinemäßige Einsatz der PCR in der HIV-Diagnostik bisher auf die Bereiche beschränkt geblieben, in denen die serologische Diagnostik Lücken aufweist. Es zeichnet sich ab, daß sich dies in naher Zukunft ändern wird. Neue Entwicklungen im Bereich der HIV-Diagnostik lassen erwarten, daß die PCR dem ihr vorauseilenden Ruf gerecht wird, ein die Diagnostik revolutionierendes Nachweisverfahren zu sein.

HIV-Diagnostik bei Kindern seropositiver Mütter

Bei Kindern seropositiver Mütter ist mit dem üblichen Enzymimmunoassay eine Diagnostik der HIV-Infektion vor dem 15.–18. Monat nicht möglich. Mütterliche Anti-HIV-IgG-Antikörper werden in utero auf das Kind übertragen und erst nach dem genannten Zeitraum abgebaut. Alternativen der serologischen Diagnostik wie die Bestimmung von IgM- und/oder IgA-Antikörpern weisen eine zu geringe Sensitivität auf und haben sich nicht bewährt. Die Frage ist, ob die PCR aus diesem diagnostischen Dilemma herausführen kann.

Am gründlichsten wurde dieser Frage in einer prospektiven Studie von Krivine et al. nachgegangen [1]. Untersucht wurden insgesamt 50 Neugeborene, von denen 16 HIV-infiziert waren, wie die späteren serologischen Befunde und/oder die klinischen Verläufe zeigten. Neben der PCR wurde die Zellkultur zur Virusanzüchtung eingesetzt sowie p 24-Antigen bestimmt. In den ersten beiden Lebenswochen war bei 18 % der tatsächlich infizierten Kinder p 24 nachzuweisen, bei 33 % das Virus anzuzüchten und mit der PCR bei 30 % der Kinder HIV-spezifische DNA nachweisbar. Bei der erneuten Untersuchung nach 1–2 Monaten zeigte die p 24-Antigen-Bestimmung 35 % und die Zellkultur 80 % der Infektionen an. Nur mit der PCR ließen sich zu diesem Zeitpunkt 100 % der Infektionen nachweisen.

Die PCR stellt damit das sensitivste Verfahren beim Nachweis der HIV-Infektion in den ersten 2 Lebensmonaten dar. Allerdings lassen sich mit der PCR in den ersten Tagen nach der Geburt auch nur 30 % der infizierten Kinder ermitteln. Neben einem diagnostischen Defizit der PCR könnte dieses Ergebnis darauf hinweisen, daß ein Großteil der Kinder HIV-seropositiver Mütter erst sehr spät in der Schwangerschaft oder gar erst während der Geburt infiziert werden. Neuere Untersuchungen, wie sie auf dem Internationalen AIDS-Kongreß in Japan vorgetragen wurden, scheinen diese Annahme zu bestätigen.

HIV-Diagnostik zwischen Infektion und Serokonversion

Nach der Infektion mit dem HIV verstreichen im Mittel bei 95 % der Infizierten ca. 10 Wochen, bis die Serokonversion meßbar wird. Dadurch ergibt sich eine diagnostische Lücke, die Konsequenzen z. B. bei der Blutspende haben kann. Die Frage, ob in dieser Situation die PCR von Nutzen sein kann, wurde zum einen durch die Untersuchung von Seren, die in Einzelfällen zwischen Infektion und Serokonversion gewonnen wurden und die naturgemäß nur in sehr geringer Zahl vorhandenen sind, und zum anderen durch die Untersuchung von Hochrisikogruppen zu beantworten versucht. Die Untersuchung der Verlaufsseren zeigt in aller Regel ein deutlich früheres Ansprechen der PCR als des p 24-Antigen-Nachweises oder des Antikörperimmunoassays, wobei die Differenz bei 2–4 Wochen liegt.

Schwieriger gestalten sich Längsschnittuntersuchungen sog. Hochrisikopopulationen. Dabei wird in einem bestimmten Intervall Blut mit der PCR und dem Antikörpernachweisverfahren untersucht. Das Ergebnis solcher Studien hängt neben der Anzahl der Serokonversionen, die im allgemeinen gering sind, sehr davon ab, wie sich der Infektionszeitpunkt zum Untersuchungszeitpunkt verhält. Ein Vorteil der PCR wird nur meßbar werden, wenn die Infektion im Zeitraum weniger Wochen vor und die Serokonversion im Zeitraum weniger Wochen nach dem Untersuchungszeitpunkt liegt. Aufgrund des geringen Umfangs solcher Konstellationen müssen die Schlußfolgerungen aus diesen Studien noch als vorläufig gelten.

Read et al. [2] untersuchten eine Hochrisikogruppe im 3-Monats-Intervall. 17 Serokonversionen wurden festgestellt, wobei in einem Fall die Serologie negativ und die PCR positiv war. Damit hatte die PCR in diesem Fall vor der Antikörperbestimmung eine Infektion angezeigt. Farzadegan et al. [3] hatten in einer großen Gruppe von 945 seronegativen IV-Drogenabhängigen 7 Personen mit positiver PCR ermittelt. Bei der Kontrolle 6 Monate später waren alle 5 der 7, die sich nochmals vorstellten, serokonvertiert. Offensichtlich kann die PCR dazu beitragen, die diagnostische Lücke in der frühen Phase der HIV-Infektion zu schließen. Einmal abgesehen vom Kostenaspekt kann aufgrund der vorliegenden Ergebnisse über den möglichen Nutzen für das Blutspendewesen jedoch noch nicht entschieden werden.

Reverse und quantitative PCR

Die Bedeutung der PCR für die HIV-Diagnostik liegt nicht in der bisher dargestellten „Lückenbüßerfunktion" bei der serologischen Diagnostik. Vielmehr ist die PCR im Begriff, immenses diagnostisches Gewicht dadurch zu erlangen, daß sie – nach entsprechender Weiterentwicklung – neue, bisher nicht gekannte Aspekte der Infektionsdiagnostik eröffnet.

Die Zauberwörter heißen dabei reverse und quantitative PCR. Mit reverser PCR ist gemeint, daß der PCR noch eine reverse Transskription, d. h. eine Umschreibung der RNA in DNA vorgeschaltet wird, bevor dann die entstandene DNA im eigentlichen PCR-Schritt amplifiziert wird. Durch diesen Kunstgriff läßt sich anstelle der proviralen, ins Zellgenom integrierten HIV-DNA die in vielen Kopien bei der Replikation des Virus entstehende HIV-RNA nachweisen.

Das Ausmaß dieser Replikation läßt sich feststellen, indem man die PCR quantitativ durchführt. Notwendig ist dazu ein Vergleichsstandard. Am zuverlässigsten ist ein interner Standard (Abb. 1). Dieser besteht aus einem gentechnologisch, d. h. künstlich hergestellten RNA-Stück, das nach reverser Transkription die gleichen Primeransatzstellen aufweist, wie sie nach ebenfalls reverser Transkription virusspezifischer RNA-Sequenzen benutzt werden, um in der nachfolgenden PCR Teile des HIV-Genoms zu amplifizieren. Beide DNA-Stränge, das HIV-spezifische wie das künstliche, werden im selben Testansatz simultan der PCR unterworfen. Der Nachweis der amplifizierten Sequenzen erfolgt danach getrennt mittels unterschiedlicher Detektionssonden, d. h. Oligonukleotiden, die mit der virusspezifischen DNA oder der DNA des internen Standards hybridisieren. Da die Menge der künstlichen DNA, die zugegeben wird, definiert ist, kann daraus die Menge der ursprünglich im Untersuchungsansatz vorhandenen HIV-RNA ermittelt werden [4].

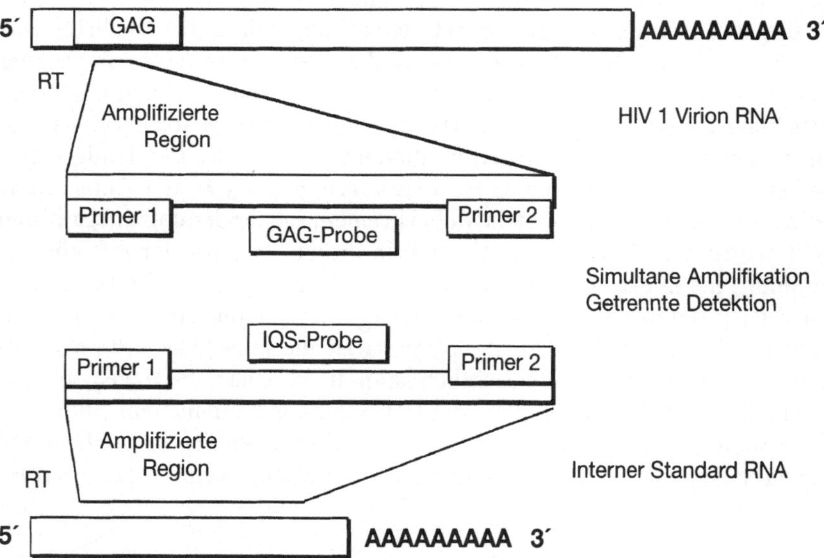

Abb. 1. Quantitative/reverse PCR. Prinzip des internen Standards am Beispiel des kommerziellen Amplicor™-HIV-Monitor-Tests. *RT* reverse Transkription, *GAG-Probe* HIV-spezifisches Detektionsoligonukleotid; *IQS-Probe* internes standardspezifisches Detektionsoligonukleotid. Weitere Erläuterungen s. Text

Monitoring der Virusreplikation als Marker des Krankheitsverlaufs

Die Kombination von reverser und quantitativer PCR ermöglicht im Patienten die Messung der Virusreplikation, und – falls die Messung zu mehreren Zeitpunkten durchgeführt wird – ein Monitoring der Vermehrung des Virus. Wie erste Untersuchungen zeigen, scheint die Virusreplikation einen der aussagekräftigsten Parameter für den Krankheitsverlauf darzustellen [5, 6, 7, 8]. Piatak et al. [5] verfolgten mittels reverser/quantitativer PCR die HIV-RNA-Konzentrationen des Blutes bei ausgewählten Patienten. Die Patienten wiesen eine symptomatische HIV-Infektion im Primärstadium auf, was der Anlaß für deren Rekrutierung für die Studie darstellte. Sie waren zunächst noch serumnegativ, konvertierten jedoch dann bis spätestens zum 50. Tag. Bei einem für die Mehrzahl der HIV-Infizierten repräsentativen Fall zeigte die HIV-RNA einen initialen Anstieg auf ca. 1×10^6 Kopien/ml. Diese hohe Konzentration fiel dann innerhalb eines Monats um den Faktor 100 ab, das Minimum wurde um den 300. Tag mit ca. $2{,}3 \times 10^3$ Kopien gemessen und stellte sich schließlich auf ca. 1×10^4 RNA-Kopien bis zum Ende des Beobachtungszeitraums (ca. 500 Tage) ein. Bemerkenswert ist, daß die Konzentration des p 24-Antigens trotz der weiterbestehenden deutlichen Replikation des Virus nach einem initialen Anstieg ab dem 2. Monat nicht mehr nachweisbar ist. Offensichtlich ist der HIV-RNA-Gehalt des Blutes der weitaus aussagekräftigere, weil er ein direkter Parameter der Virusreplikation ist. Die CD 4-Zellzahl zeigte bei der relativ niedrigen Replikation von 10^4 Kopien keine Veränderungen im Beobachtungszeitraum. Der Patient blieb nach der initialen symptomatischen Phase symptomfrei.

Bei einem Patienten mit einer außergewöhnlich starken Progression der Erkrankung – innerhalb von 1 1/2 Jahren bis zum Stadium CDC 4 C 2 – zeigte sich bereits initial ein höherer Anstieg der HIV-RNA auf ca. 1×10^8 Kopien anstelle auf ca. 1×10^6 wie beim vorangegangenen Patienten. Ab dem 2. Monat persistierte die HIV-RNA-Konzentration bei ca. 1×10^6 Kopien über den gesamten restlichen Beobachtungszeitraum. Die höchste Helferzellzahl, die bei diesem Patienten gemessen wurde, betrug 300/µl und sank schließlich auf 130/µl. Die beiden Krankheitsverläufe legen nahe, daß offensichtlich höhere Viruskonzentrationen mit einem schlechteren klinischen Verlauf korreliert sind.

Zu vergleichbaren Ergebnissen führte neben anderen [7, 8] auch die Studie von Gupta et al. [6]. Über ca. 4 Jahre wurden HIV-Patienten der verschiedenen Krankheitsstadien untersucht. In allen Stadien der Erkrankung wurde eine Replikation des Virus – wenngleich auf unterschiedlichem Niveau – nachgewiesen. Dabei korrelierte eine niedrige Replikationsrate mit konstanten Helferzellzahlen und einem klinisch stabilen Krankheitsverlauf. Im Gegensatz dazu ging mit der Erhöhung der Virusreplikation eine Progression der Erkrankung, nachvollziehbar auch an der Helferzellzahl, einher. Dem Übergang in AIDS ging jeweils eine Phase der deutlichen Erhöhung der HIV-Replikation voraus.

Diesen ersten Studien ist zu entnehmen, daß in allen Stadien der HIV-Infektion eine signifikante Virusreplikation besteht und diese offensichtlich mit der Helferzellzahl und dem Erkrankungsstadium korreliert. Da die Virusreplikation der direkte Ausdruck des pathogenetischen Prinzips der Erkrankung ist, dürfte die Messung der HIV-RNA der zuverlässigste Marker für die Krankheitsprogression sein.

Messung der Virusreplikation als Parameter des Therapieerfolgs

Es bot sich an, die reverse/quantitative PCR einzusetzen, um den Einfluß virustatischer Medikamente auf die Virusreplikation zu untersuchen sowie diese Wirkung in ihrem Verlauf zu verfolgen. Tatsächlich konnte der Effekt einer solchen Therapie mit der reversen und quantitativen PCR deutlich nachvollzogen werden [7, 9]. Die hohe initiale Replikationsrate sackt relativ rasch auf ein deutlich niedrigeres Niveau ab. Ein Wiederanstieg weist auf eine Therapieunterbrechung oder nach längerem und allmählicherem Verlauf auf eine Resistenzentwicklung hin. Interessanterweise läßt sich ein Hemmeffekt auch bei Patienten, die p 24-Antigen-negativ sind, nachweisen, d. h. mit der reversen/quantitativen PCR läßt sich der Effekt einer antiretroviralen Therapie auch in Erkrankungsstadien verfolgen, in denen p 24 auf nicht mehr meßbare Werte abgefallen ist.

Aus diesen Sachverhalten läßt sich schlußfolgern, daß durch die reverse/quantitative PCR die Wirksamkeit virostatischer Medikamente auf die Replikation des Virus im Patienten geprüft werden kann. Eingesetzt zum Monitoring stellt die Messung der HIV-RNA einen neuen Surrogatmarker für die Resistenzentwicklung dar.

Ausblick

Die HIV-Infektion ist eine große Herausforderung für die medizinische Wissenschaft. Mit der Einführung der PCR in die Diagnostik der HIV-Infektion und ihrer Weiterentwicklung werden der Infektionsdiagnostik neue Dimensionen eröffnet. Vergleichbarer Durchbrüche wird es auch bei der Entwicklung antiretroviraler Substanzen bzw. neuer Therapieprinzipien bedürfen, um den HIV-Patienten besser helfen zu können, als es die Medizin bisher kann.

Literatur

1. Krivine A, Firtion G, Cao L, Francoual C, Henrion R, Lebon P (1992) HIV replication during the first weeks of life. Lancet 339: 1187–1189
2. Read S, Cassol S, Coates R et al. (1992) Detection of incident HIV infection by PCR compared to serology. J Acquir Immune Defic Syndr 5: 1075–1079
3. Farzadegan H, Vlahov D, Solomon L et al. (1993) Detection of human immunodeficiency virus type 1 infection by polymerase chain reaction in a cohort of seronegative intravenous drug users. J Infect Dis 168: 327–331
4. Muldner J, McKinney N, Christopherson C, Sninsky J, Greenfleld L, Kwok S (1996) Rapid and simple PCR assay for quantitation of human immunodeficiency virus type 1 RNA in plasma: application to acute retroviral infection. J Clin Microbiol (in press)
5. Piatak M, Saag MS, Yang LC et al. (1993) High levels of HIV-1 in plasma during all stages of infection determined by competitive PCR. Science 259: 1749–1754
6. Gupta P, Kingsley L, Armstrong J, Ding M, Cottrill M, Rinaldo C (1993) Enhanced expression of human immunodeficiency virus type 1 correlates with development of AIDS. Virology 196: 586–595
7. Aoki-Sei S, Yarchoan R, Kageyama S et al. (1992) Plasma HIV-1 viremia in HIV-1 infected individuals assessed by polymerase chain reaction. AIDS Res Hum Retroviruses 8: 1263–1269

8. Schnittman SM, Greenhouse JJ, Lane HC, Pierce PF, Fauci AS (1991) Frequent detection of HIV-1-specific mRNAs in infected individuals suggests ongoing active viral expression in all stages of disease. AIDS Res Hum Retroviruses 7: 361–367
9. Semple M, Loveday C, Weller I, Tedder R (1991) Direct measurement of viremia in patients infected with HIV-1 and its relationship to disease progression and Zidovudine therapy. J Med Virol 35: 38–44

The Current Face of the AIDS Epidemic*

M. A. CONANT

Epidemiology

We are now in the 15th year of the acquired immunodeficiency syndrome (AIDS) epidemic, and while there have been changes in transmission between different demographic groups, the epidemic continues to spread globally, unabated. It is now estimated that there are 18 million people worldwide infected with the human immunodeficiency virus (HIV), and that by the end of the century that number will grow to almost 40 million people.

In San Francisco where the AIDS epidemic began among gay men, we see the tragedy each day of men who were infected in the early 1980s dying of the ravages of the opportunistic infections to which they are susceptible. The greater tragedy is the fact that each day we continue to see young gay men who are newly infected with HIV. Today in San Francisco, we lose three men a day to AIDS, and we estimate that there are three new seroconversions each day. Three new infections a day is, of course, substantially lower than the 20 or more new infections a day that were occurring in the early 1980s. The men who were infected at that time are now dying, and so, as time passes, the number of deaths decreases as the large bolus of patients from the early 1980s dies.

This dropping death rate results in the false assumption that the AIDS epidemic is decreasing in San Francisco. Three new infections a day of a fatal, preventable disease is clearly unacceptable. Instead of the AIDS epidemic decreasing in severity, in San Francisco we are rapidly moving to a steady-state endemic infection.

While the dynamics of the AIDS epidemic has changed among gay men, we have seen a steady increase in the number of infected intravenous drug users and their partners in the United States and the rapid spread of HIV Infection in Africa and Southeast Asia. The numbers presented at the Xth International AIDS Meeting in Yokohama are daunting. The fastest growth of the AIDS epidemic worldwide is now in Southeast Asia, and the number of AIDS cases in that region increased eightfold last year. This means that for every 100 cases of AIDS reported in 1993, there were 800 cases reported in 1994.

---

* This paper was presented to the German Sexually Transmitted Diseases Society in Essen, Germany, in October 1994

Increased Survival

As depressing as the continued spread of the AIDS epidemic may be, there have been scientific advances which have resulted in a substantial increase in the survival of HIV-infected patients. In 1981, a young man in San Francisco suffering from AIDS had a life expectancy of approximately 6 months. Today that same man suffering from the same disease can expect to live 43 months and perhaps longer. This sevenfold increase is due to five identifiable factors: natural selection, prophylaxis against opportunistic infections, aggressive physician management, patient empowerment, and antiretroviral therapy.

Natural Selection

The theory of natural selection predicts that with the appearance of any new threat to the survival of an organism, there will be individuals in that population who have genes which partially or completely protect them from this new challenge. Had AIDS occurred 1000 years ago, we would all be the descendants of individuals who could survive this new environmental challenge, and the disease would not be as catastrophic as it currently appears. This evolutionary challenge was seen in Europe after the introduction of syphilis in the fifteenth century and in Polynesia after the introduction of tuberculosis in the sixteenth century.

Indeed, recent studies suggest that 12 %–15 % of individuals infected with HIV do not show progression and are asymptomatic with essentially normal CD4 counts 8–12 years after infection. Investigation is currently ongoing in a number of laboratories to explain the mechanisms by which individuals resist the ravages of HIV infection. Work by David Ho [1] suggests that these individuals suppress viral replication to a large degree by both neutralizing antibodies and cell-mediated factors, but the precise nature of the immunological response remains unknown. An alternative theory has been suggested as a result of the presence of a small group of patients in Australia all of whom are long-term nonprogressors, and all of whom were infected at the same time by the same blood donor. This observation would suggest that these individuals received a mutant form of the virus which is not as pathogenic as the naturally occurring wild strain. Future research may demonstrate that both mechanisms are operational in different populations at different times.

Prophylaxis

The single most important factor which has resulted in the increased survival of my patients has been the introduction of prophylaxis against pneumocystis pneumonia (Table 1). Pneumocystis resulted in 60 % of all of the AIDS cases in the early years of the epidemic. Margaret Fischl demonstrated in 1988 [2] that she could successfully prevent the appearance of this life-threatening opportunistic infection by treating patients with trimethoprim/sulfamethoxazole (TMP/SMX) each day. Today, other therapies including Dapsone (100 mg/day) and aerosolized pen-

Table 1. AIDS cases by primary diagnosis (San Francisco, 1981–1987)

Primary Diagnosis	Percentage
Pneumocystis carinii pneumonia	58.0
Kaposi´s sarcoma	30.2
Disseminated cryptococcal infection	3.1
Candida esophagitis	1.5
Non-Hodgkins lymphoma	1.5
Atypical mycobacterial infection	1.3
Cryptosporidiosis	1.3
Cytomegalovirus infection	1.2
Toxoplasmosis	0.6
Primary lymphoma of the brain	0.5
Progressive multifocal leukoencephalopathy	0.4
Disseminated herpes simplex virus infection	0.3
Histoplasmosis	0.1
Isosporiasis	0.1
Lymphoid interstitial pneumonia	0.0
Total	100.0

tamidine (300 mg/month) are used with success. Studies, however, strongly suggest that TMP/SMX is clearly the treatment of choice. Patients are generally started on one DS tablet when the CD4 count drops below 250 or 20 % and are kept on this program without interruption for the remainder of their life.

Desensitization to TMP/SMX

One of the major limiting factors in the use of TMP/SMX to prophylax against *Pneumocystis carinii* pneumonia is the fact that 40 %–50 % of HIV-infected patients challenged with this drug develop an acute drug eruption characterized by a morbilliform eruption, headache, fever, malaise, and arthralgia. In individuals not infected with HIV, only 3 % show drug eruptions to TMP/SMX whereas in HIV-infected patients that number approaches 50 %. An explanation of this fascinating paradox will obviously tell us much about the immunodisregulation in the HIV-infected patient.

Brady Allen and I demonstrated in 1992 that 84 % of patients allergic to TMP/SMX could be successfully desensitized with an 8-day program which induces tolerance [3]. The program begins with a 1:1 million dilution of TMP/SMX, and the patient is dosed four times each day. The concentration of TMP/SMX is increased by one log each day until, at the end of the 8th day, the patient is taking one double-strength tablet which is then continued for life (Tables 2, 3).

Desensitization is often difficult and requires constant medical supervision, persistent encouragement of the patient, antihistamines for control of pruritus and short courses of corticosteroids on the 10th–15th day if a morbilliform eruption appears.

Table 2. Oral outpatient desensitization to TMP/SMX

Day	Bottle	Dilution	Concentration SMX component (mg/ml)	Concentration TMP component (mg/ml)	Volume (cc)[a]
1	1	1 : 1 000 000	0.00002	0.000004	15
2	2	1 : 100 000	0.0002	0.00004	15
3	3	1 : 10 000	0.002	0.0004	15
4	4	1 : 1 000	0.02	0.004	15
5	5	1 : 100	0.2	0.04	15
6	6	1 : 10	2.0	0.4	15
7	7	1 : 1	20.0	4.0	15
8	8	Standard suspension	40.0	8.0	35

SMX, sulfamethoxazole; TMP, trimethoprim
[a]Measured in cubic centimeters orally administered over 24 h

Table 3. Dosing schedule

	Day							
	1	2	3	4	5	6	7	8
Volume at 0 hours (cc)	1	1	1	1	1	1	1	5
Volume at 6 hours (cc)	2	2	2	2	2	2	2	10
Volume at 12 hours (cc)	4	4	4	4	4	4	4	20
Volume at 18 hours (cc)	8	8	8	8	8	8	8	1 DS tablet

Other Prophylactic Programs

Many clinicians, including my group in San Francisco, added acyclovir in a dose of 400 mg twice a day as a routine prophylaxis for recurrent perianal and penile herpes for our patients early in the AIDS epidemic. While it has not been studied, it appears that this program not only reduces the incidence of genital herpes, but also reduces the incidence of oral hairy leukoplakia and herpes zoster. Interestingly, the vast majority of patients placed on 400 mg acyclovir twice a day live out their entire disease course without a herpes eruption and without the emergence of resistant virus, even in the late stages of their disease.

Recently, papers by Cooper [4], Youle [5] and Stein [6] have independently suggested that acyclovir, for reasons that are obscure, increases the survival of HIV-infected patients.

Survival is not due to increased CD4 count, nor is there any, demonstrable synergy between an antiretroviral agent such as AZT (zidovudine) and acyclovir. In all likelihood, acyclovir exerts its beneficial effect by suppressing a herpes virus which is acting as a cofactor, leading to increased HIV disease progression.

The cofactor that is the most likely suspect is cytomegalovirus (CMV), but it could be herpes simplex, Epstein-Barr-Virus, HHV-6 or some other, yet unidentified herpes agent.

Many clinicians prophylax their patients with 100 mg fluconazole four times a day once the patient´s CD4 count drops below 100. The rationale for this untested prophylactic intervention is the hope that this will prevent cryptococcal meningitis. The argument against the routine use of fluconazole is the fact that resistant strains do emerge in some patients, the incidence of cryptococcal meningitis is extremely low, and the cost of the drug is extremely high. Those of us who use this protocol see far less cryptococcal meningitis in our practices than our colleagues who follow the conventional wisdom of waiting for a definitive diagnosis.

Two years ago, rifabutin in a dose of 150 mg twice a day was shown to reduce the incidence of *Mycobacterium avium-intracellulare* (MAI) in HIV-infected patients [7]. It is now recommended that any patient with a CD4 count of less than 100 be placed on rifabutin. In our practice, we choose to use 500 mg/day clarithromycin rather than rifabutin. We began this protocol because of our fear that resistance to rifabutin would translate to resistance to rifampin and limit our treatment of patients with multidrug-resistant tuberculosis. Our experience has been that 500 mg clarithromycin as prophylaxis against *Mycobacterium avium* is extremely well-tolerated and we have not seen the emergence of resistant MAI strains.

Aggressive Physician Management

In the early days of the AIDS epidemic, many physicians were reluctant to provide aggressive care for AIDS patients. This behavior arose both out of fear for their own safety and the erroneous impression that an AIDS patient´s prognosis was so poor that aggressive intervention was of little benefit. Patients with *Pneumocystis carinii* pneumonia were not intubated, patients with gastrointestinal Kaposi´s sarcoma were not given total parenteral nutrition (TPH), and patients with lymphomas were not aggressively treated. We now know that this approach was erroneous. Physicians who have aggressively managed patients have been rewarded by seeing those patients survive for many months longer than previously experienced.

An area where aggressive management is of particular benefit is the aggressive evaluation and treatment of infectious diseases. The rapid diagnosis and treatment of pneumocystis, or bacterial pneumonia, or shigella, or salmonella infections of the gastrointestinal tract, or tuberculosis, or MAI infections of the bone marrow results in rapid improvement and increased longevity. Said simply, compliance with the principles of good infectious disease management is as applicable to the AIDS patient as it is to any other patient in a physician´s practice.

Because of the high mortality rate, physicians have been comfortable advocating treatments with new therapeutic modalities and intervening with prophylactic medications before the long-term, double-blind, placebo-controlled trials are complete. While the trials are certainly essential, it is equally true that the intelligent use of rational therapies in acutely ill patients is a prudent use of the physician´s years of training and experience.

Thus, we have seen that physicians quickly adopted the practice of prophylaxing patients with low CD4 counts with TMP/SMX on the basis of Fischl´s small study in 1988, and the prophylactic use of flucanozole to prevent Cryptococcal meningitis, and the prophylactic use of rifabutin or clarithromycin to prevent MAI before studies were completed or published. These efficacious prophylactic regimens quickly found their places in the practices of physicians who aggressively manage their HIV-infected patients.

Patient Empowerment

Certainly one of the major factors for increasing patient survival has been patient involvement in solving their own health crisis. On an individual level, patients have learned a tremendous amount about AIDS, and many patients have sought out aggressive physicians for consultations or as their primary health-care provider. Patients have participated in clinical trials, assuring the early testing of new and promising therapies.

On an individual level, patients have become far more conscious of safe sex practices, physical exercise, and diet, as well as the benefits of stress reduction and meditation.

Finally, lobbying by individual patients for rapid approval of new therapies by the U.S. Food and Drug Administration has clearly resulted in more rapid approval of drugs. The same type of lobbying at the local, state and federal legislative level has resulted in increased funding for education, prevention, treatment and vaccine development.

Antiretroviral Therapy

AZT (zidovudine) was approved by the U.S. Food and Drug Administration in 1987 based on a study which showed significant increased survival in a group of advanced, HIV-positive patients who had already experienced an episode of pneumocystis. Subsequent studies showed that AZT was beneficial in slowing disease progression in a group of symptomatic patients and in a separate group of asymptomatic patients [7]. AZT was shown to be superior to didanosine (ddI) as initial therapy but ddI was superior to AZT in a group of patients who had been treated with AZT for more than 16 weeks. This paper was the first to suggest that significant resistance to AZT monotherapy occurred after a moderate length of time on AZT drug alone. ddC (zalcitabine) was shown to be superior to ddI in a group of patients who had failed AZT, and a combination of AZT and ddC was shown to be superior to either drug alone in patients with more than 150 CD4 cells. Finally, at the Xth International AIDS Meeting in Yokohama [8], Ann Collier presented data that a combination of AZT, ddC, and a protease inhibitor was superior to AZT and ddC or the protease inhibitor alone.

The Concorde study [9] confirmed the 019 study in asymptomatic, HIV-positive patients and demonstrated that AZT was beneficial in slowing disease progression for the first 18 months. Further, AZT increased the CD4 count for the entire 36 months of follow-up in the Concorde trial. Unfortunately, the Concorde study demonstrated no increased survival in asymptomatic patients at 36 months and showed unequivocally that AZT as monotherapy loses its effectiveness in 18–24 months, suggesting that combinations of antiretroviral agents will be necessary to prevent the emergence of resistance.

Future Prospects

Protease inhibitors are safe and potent inhibitors of retroviral activity. There are now at least 20 different protease inhibitors in early trials worldwide, and they are leading to the hope that we will soon have effective new agents to use in combination with nucleosides to suppress viral burden and to prevent resistance.

There is also exciting preliminary evidence that combinations of certain nucleoside analogues such as AZT and 3TC competitively prevent the emergence of resistance to the second agent. This leads to the speculation that combinations of AZT, 3TC, a non-nucleoside reverse transcriptase inhibitor such as Nevirapine and a protease inhibitor might give significant levels of viral suppression and prevent the emergence of resistant strains.

The refinement of the polymerase chain reaction (PCR) and the development of techniques for quantitative, competitive PCR or branch chain DNA reactions has led to the development of affordable and reproducible techniques for measuring viral load. These techniques are now just becoming available in our clinics and should be useful to us in measuring the effectiveness of antivirals in reducing peripheral viral load and alerting the clinician to the emergence of resistant strains long before there is clinical deterioration.

It has been demonstrated by Fauci, Haase, and others that most HIV replication occurs in lymph nodes and that the peripheral viral load measured on any individual blood sample is at best an indirect measure of viral activity. The true relationship between the amount of virus detected in the blood by PCR and the activity in the node will need to be clarified. The effect, if any, of combination antiretroviral therapy on viral activity in lymph nodes still needs to be demonstrated.

Finally, even more ambitious therapies are under investigation. Thymopentin, a thymic hormone, is being tested in a large cohort of American patients to see if it will prevent CD4 decline and slow disease progression. CD8 expansion to clone and multiply large numbers of CD8 natural killer T-cells has been investigated, and gene therapy with the introduction of HIV genes such as gp 120 incorporated into a non-pathogenic mouse retrovirus to stimulate cytotoxic lymphocytes in HIV patients is currently under way.

While there is much hope for the future, we must all acknowledge that all of these therapies will take time and money. Unfortunately, the bulk of the AIDS epidemic has shifted from the United States and Western Europe, where it was first seen, to Africa, India, and Southeast Asia. In these communities, combinations of antiretroviral treatments and treatment with immune modulating agents such as gene therapy will be financially and logistically impossible. The only hope to stem the carnage of the AIDS epidemic in the developing world is the rapid development of a safe and effective vaccine.

References

1. Ho D (1994) Long-term non-progressors. Int Conf AIDS 1994, August 7–12.10 (1): 50 (abstr PS10)
2. Fischl MA, Dickinson GM, La Voie L (1988) Safety and efficacy of sulfamethoxazole and trimethoprim chemoprophylaxis for Pneumocystis carinii pneumonia in AIDS. JAMA 259: 1185–1189
3. Conant M, Dybul M (1992) Trimethoprim/sulfamethoxazole hypersensitivity and desensitization in HIV disease. Int Conf AIDS 1992, July 19–24.8 (2): B135 (abstr POB 3291)
4. Cooper DA, Pehrson PO, Pedersen C et al (1993) The efficacy and safety of Zidovudine alone or as cotherapy with acyclovir for the treatment of patients with AIDS and AIDS-related complex: a double-blind randomized trial. European Australian Collaborative Group. J AIDS 7: 197–207
5. Youle MS, Gazzard BG, Johnson MA et al (1994) Effects of high-dose oral acyclovir on herpes virus disease and survival in patients with advanced HIV disease: a double-blind, placebo-controlled study. European-Australian Acyolovir Study Group. AIDS 8: 641–649
6. Stein DS, Graham NM, Park LP et al (1994) The effect of the interaction of acyclovir with Zidovudine on progression to AIDS and survival. Analysis of data in the Multicenter AIDS Cohort Study. Ann Intern Med 15: 100–108
7. Volberding PA, Lagakos SW, Koch MA et al (1990) Zidovudine in asymptomatic human immunodeficiency virus infection: a controlled trial in persons with fewer than 500 CD4 positive cells per cubic millimeter. N Engl J Med 322: 941–949
8. Collier AC (1994) Comparative study of Ro 31-8959 and Zidovudine (ZDV) vs ZDV and Zalcitabine (ddC) VS Ro 31-8959, ZDV and ddC. Int Conf AIDS 1994, August 7–12. (abstr 058B)
9. Aboulker JR, Swart AM (1993) Preliminary analysis of the Concorde trial. Lancet 341: 889–890

Antiretrovirale Therapie: Wie beginnen und wie fortsetzen?

S. STASZEWSKI, V. MILLER

In diesem Beitrag soll die Frage nach den optimalen Bedingungen für den Beginn einer antiretroviralen Therapie und die Frage, wie es weitergeht, wenn die begonnene Therapie versagt oder nicht vertragen wird, diskutiert werden. Die praktischen Aspekte werden vor dem Hintergrund des therapeutischen Ziels, der neueren Erkenntnisse zur Replikationsdynamik von HIV-1 und der veränderten Möglichkeiten, die sich aus der Entwicklung neuer Medikamente, neueren Studienergebnissen und Untersuchungsmethoden ergeben, abgehandelt.

Das Ziel der antiretroviralen Therapie

Das ideale Ziel der antiretroviralen Therapie ist die komplette Hemmung der Replikation von HIV-1 im infizierten Patienten. Da die Zerstörung von CD4-Zellen eine Folge der Vermehrung von HIV-1 darstellt, läßt sich die Ausbildung des für AIDS charakteristischen Immundefekts durch eine effektive Hemmung der Virusreplikation vermeiden bzw. hinauszögern.

Die im Patienten befindlichen Viren liegen in verschiedenen Körperkompartimenten als eine heterogene Viruspopulation vor, die sich durch Punktmutationen in ihrem genetischen Apparat unterscheiden [6,15,16,44]. Die Mutationen entstehen kontinuierlich bei der Virusreplikation durch Transkriptionsfehler [14]. Schätzungsweise kann jede im Erbgut des Virus mögliche Mutation zwischen 10 000- und 100 000mal pro Tag gebildet werden [6]. Bestimmte Mutanten, die im Viruspool vorhanden sind, zeigen eine Resistenz gegenüber antiretroviralen Medikamenten [6, 21, 29, 30, 46]. Unter einer antiretroviralen Therapie wird der empfindliche Anteil der Viruspopulation gehemmt. Es kommt jedoch regelmäßig zu einer Selektion der bereits vorhandenen resistenten Mutanten, die sich der Hemmwirkung der eingesetzten Therapie entziehen und die durch ihre Vermehrung letztendlich zu einem Therapieversagen führen können [5, 22, 36, 37, 42]. Resistenzmutationen können zusätzlich unter dem Selektionsdruck einer Therapie neu entstehen, insbesondere wenn diese Therapie nur suboptimal wirkt [5, 22, 36, 37, 42]. Kreuzresistente Mutanten können unter Therapie ebenfalls auftreten [28, 34]. Unter Kombinationstherapien ist es möglich, daß mehrere Mutationen, die zur Resistenz gegenüber allen Kombinationspartnern führen, auftreten [18, 28, 34, 41]. Die Resistenzentwicklung kann jedoch durch Kombinationstherapien zeitlich hinausgezögert werden [22, 36, 38, 41].

Unter diesen Bedingungen ist das therapeutische Ziel einer kompletten Hemmung der Virusreplikation nur durch den Einsatz hochaktiver Substanzen möglich, die in allen Kompartimenten, in denen eine Virusreplikation stattfindet, eine ausreichende Substanzkonzentration erreichen und die in der Lage sind, alle im Viruspool vorkommenden Varianten effektiv zu hemmen. Eine solche Therapie ist z. Z. nur als Kombinationstherapie vorstellbar, in der die Kombinationspartner hinsichtlich der antiretroviralen Aktivität synergistisch und hinsichtlich der Selektion resistenter Mutationen und pharmakokinetischer Eigenschaften komplementär zueinander wirken. Da die Zahl der im Viruspool eines Patienten vorhandenen resistenten Mutanten u. a. von der Anzahl der im Gesamtverlauf seiner HIV-Infektion stattgefundenen viralen Replikationszyklen abhängig ist [6], scheint ein früher Therapiebeginn die Resistenzentwicklung günstig zu beeinflussen [12].

Die Replikationsdynamik von HIV-1 und ihre Implikationen für die Therapie

Frühere Vorstellungen, wonach eine Vermehrung von HIV vornehmlich im symptomatischen Stadium der HIV-Infektion stattfindet, während die asymptomatische Phase durch eine spärliche Virusreplikation gekennzeichnet ist, können heute nicht mehr aufrechterhalten werden. Es gilt heute als gesichert, daß die Virusvermehrung von Anfang an und während des Gesamtverlaufs der HIV-Infektion, unabhängig von den Krankheitsstadien, auf vollen Touren abläuft [13, 34, 44]. Über die längste Zeit der HIV-Infektion werden täglich, vorwiegend in infizierten CD4-Zellen, ca. 1 Mrd. Viren produziert. Während die infizierten Zellen bei der Virussynthese zugrunde gehen, infizieren die neuentstandenen Viren nach ihrer Ausschleusung aus den absterbenden Zellen neue, funktionsfähige CD4-Zellen, die ebenfalls durch die Virusvermehrung zerstört werden. Als Antwort auf die Virusreplikation findet im infizierten Organismus eine ausgeprägte Immunreaktion statt, in deren Verlauf Viruspartikel zusammen mit infizierten bzw. abgestorbenen Zellen abgeräumt und durch neue, funktionsfähige CD4-Zellen ersetzt werden [1, 13, 23, 33, 34, 44]. Die Zahl der täglich abgeräumten Viren entspricht in etwa der Zahl der täglich neugebildeten Viren. Die Zahl der täglich neugebildeten CD4-Zellen entspricht in etwa der Zahl der durch die Virusreplikation zugrundegehenden Zellen [13, 34, 44]. Die aktuelle Virusbeladung und die aktuelle CD4-Zellzahl stellen somit ein „steady state" zwischen Neubildung und Abbau dar. Durch bisher nicht völlig geklärte Mechanismen läßt im Verlauf der HIV-Infektion die körpereigene Immunantwort in ihrer Effektivität nach [32, 45]. Das Resultat ist eine Verschiebung des „steady state" zugunsten einer steigenden Virusbeladung, die zu einer sinkenden CD4-Zellzahl und damit zu dem für AIDS charakteristischen Immundefekt führt.

Für die Therapie der HIV-Infektion ergeben sich aus der Replikationsdynamik des Virus mehrere Implikationen. Da die Zerstörung von CD4-Zellen im wesentlichen eine Folge der HIV-Vermehrung darstellt und der Organismus auch unter den Bedingungen der HIV-Infektion in der Lage ist, weiterhin CD4-Zellen zu produzieren, scheint eine gegen die Virusvermehrung gerichtete Therapie in der Lage zu sein, den Verlust von CD4-Zellen zu verhindern und damit den immunologischen Zustand des Patienten zu erhalten oder gar zu verbessern [10]. Die Möglichkeiten der Restauration der Immunität scheinen jedoch mit dem Ausmaß des Immundefekts zum Zeitpunkt des Therapiebeginns zu korrelieren. Es wird vermutet, daß ab einer bestimmten Stufe der Zerstörung bestimmte CD4-Zellpopulationen nicht wieder neu gebildet werden können. Daraus folgt, daß es günstig ist, mit der antiretroviralen Therapie relativ frühzeitig, noch vor dem Auftreten eines nennenswerten Immundefektes, zu beginnen [10, 12]. Ein früher Therapiebeginn hat zusätzlich den Vorteil, daß die Menge der zu inhibierenden Viren in den Anfangsstadien noch relativ gering ist und daß dadurch das Ziel einer kompletten Hemmung der Virusreplikation besser realisierbar ist als in späteren Phasen, in denen meist eine höhere Virusbeladung vorliegt [6, 10, 12].

Die Initialtherapie vor dem Hintergrund neuer Studienergebnisse und neuer Medikamente

AZT/ddC- und AZT/ddI-Kombinationsstudien (Delta, ACTG 175)

Zwei große Studien (ACTG 175, Delta) haben unabhängig voneinander gezeigt, daß der Beginn der antiretroviralen Therapie mit einer Kombination aus 2 Substanzen zu einem günstigeren klinischen Verlauf führt als die früher übliche Monotherapie mit AZT [8, 9]. Die Substanzen, die in diesen Studien untersucht wurden, waren die Nukleosidanaloga AZT, ddI und ddC. Die Zahl der HIV-assoziierten klinischen Manifestationen wurde bei den mit Kombinationstherapien behandelten Patienten um ca. 40–50 % im Vergleich zur AZT-Monotherapie reduziert. Bei Patienten, die mit AZT vorbehandelt waren, zeigten die Ergebnisse beider Studien zusammengenommen keine eindeutigen Vorteile für eine Umstellung auf Kombinationstherapien. Der Beginn der Behandlung mit einer AZT-Monotherapie ist seit der Veröffentlichung dieser Daten nicht mehr vertretbar.

Für die Studie ACTG 175 liegen die Daten der virologischen Untersuchungen bereits vor [9]. Die virologischen Befunde der Delta-Studie werden zur Zeit noch ausgewertet.

Während die Reduktion der Virusbeladung im Plasma unter der AZT-Monotherapie in der Gruppe der nicht vorbehandelten Patienten ca. 40 % betrug, ließen sich unter den Kombinationen von AZT + ddI oder AZT + ddC Reduktionen um mehr als 90 % vom Ausgangswert erzielen. Die Anstiege der CD4-Zellzahlen und die Dauer des Anstiegs bei den nichtvorbehandelten Patienten waren unter den Kombinationstherapien sowohl in ACTG 175 als auch in der Delta-Studie wesentlich höher bzw. länger als unter der AZT-Monotherapie, deren Wirkung in den meisten Studien nach ca. 24 Wochen nicht mehr nachweisbar ist.

Neue antiretrovirale Substanzen

Seit der Planung dieser Studien wurde eine Reihe von neuen Substanzen von der amerikanischen FDA für die Therapie der HIV-Infektion zugelassen. Zu nennen sind die beiden Nukleosidanaloga d4T und 3TC sowie die Proteaseinhibitoren Saquinavir, Ritonavir und Indinavir. Weitere Substanzen wie die nichtnukleosidalen Reverse-Transkriptase-Inhibitoren Nevirapin, Delavirdin, Lovirid und

Tabelle 1. Antiretrovirale Substanzen die z. Z. in der Klinik angewandt werden bzw. die sich noch in der klinischen Prüfung befinden

Substanzgruppe	Urspr. Name/ Chem. Abkürzung	Generikum	Handelsname	Status
Nukleosid-analoga	AZT (azidothymidine)	Zidovudin	Retrovir	FDA zugelassen
	ddC (dideoxycytidine)	Zalcitabin	Hivid	FDA zugelassen
	ddI (dideoxyinosine)	Didanosin	Videx	FDA zugelassen
	d4T (didehydrodeoxy-thymidine)	Staduvin	Zerit	FDA zugelassen
	3TC (amino-hydroxymethyl-oxathiolanyl-pyrimidinone)	Lamivudin	Epivir	FDA zugelassen
	1592U89			Phase I/II
NNRTI	R-89439 (z-APA)	Lovirid		Phase III
	U-90152 (BHAP)	Delavirdin		Phase III
	R-91767 (8-Cl-TIBO)	Tivirapin		Phase II
	SI-RG-587	Nevirapin	Viramun	Phase III
	HBY-097			Phase II
Protease Inhibitor	Ro 31-8959	Saquinavir	Invirase	FDA zugelassen
	MK-G39 (L-735, 524)	Indinavir Sulfate	Crixivan	FDA zugelassen
	ABT-538	Ritonavir	Norvir	FDA zugelassen
	AG-1343	Nelfinavir	Viracept	Phase II
	1263W94			Phase I/II

HBY 097, die Proteaseinhibitoren Nelfinavir und 141 W 94 sowie das Nukleosidanalogon 1592 U 89 befinden sich in klinischen Prüfungen (s. Tabelle 1).

AZT/3TC-Kombinationsstudien (NUCA 3001, NUCB 3001)

In 2 unabhängig voneinander durchgeführten Studien bei nicht vorbehandelten Patienten zeigte die Kombination von 3TC + AZT einen mehr als 48 Wochen anhaltenden Anstieg der CD4-Zellen und eine Langzeitreduktion der Virusbeladung um ca. 1 Log 10. Diese Ergebnisse waren signifikant besser als die in den Kontrollgruppen (AZT-Monotherapie) erhobenen Befunde [7, 20].

Virologische Untersuchungen an HIV-1-Isolaten aus diesen Studien ergaben eine relativ schnelle Resistenzentwicklung gegen 3TC und gleichzeitig eine Verzögerung der Entwicklung einer Resistenz gegen AZT [22]. Die Ursache für die Resistenz gegen 3TC ist die Selektion einer Mutation im Codon 184 (M 184 V) im Genbereich der reversen Transkriptase. Diese Mutation kann eine bestehende phänotypische Resistenz gegen AZT zurückbilden [22]. Es gibt laborexperimentelle Hinweise dafür, daß die M 184 V-Mutation die Transkriptionsgenauigkeit der reversen Transkriptase erhöht und dadurch die Entstehung neuer Mutationen mengenmäßig reduziert [43]. Die ausgeprägte Aktivität der 3TC + AZT-Kombination in den Studien ist das Resultat eines bisher nicht ganz geklärten synergistischen Kombinationseffektes, der trotz der Resistenz gegen 3TC nachweisbar ist.

Obwohl die einzelnen Kombinationsstudien mit 3TC + AZT für sich genommen nicht groß genug waren, um den Vorteil der Kombination klinisch zu demonstrieren, zeigt die Metaanalyse aller mit 3TC durchgeführten Kombinationsstudien, daß die Kombination von 3TC + AZT im Vergleich zu den Kontrollgruppen eine statistisch hochsignifikante Reduktion der Progression zu ARC und AIDS um 49 % bewirkt [39]. Eine Subgruppenanalyse bei AZT-vorbehandelten und AZT-naiven Patienten führte zu den gleichen Ergebnissen. Zusammen mit den immunologischen und virologischen Veränderungen läßt diese klinische Auswertung den Schluß zu, daß die AZT/3TC-Kombination eine weitere wichtige Möglichkeit für die Initialtherapie der HIV-Infektion ist.

Kombinationsstudie mit d4T/ddI (AI 460-001)

Eine ähnlich gute Aktivität bezüglich CD4-Zellzahlen und Virusbeladung wurde kürzlich für die Kombination von d4T + ddI in einer Pilotstudie bei nicht vorbehandelten Patienten, die verschiedene Dosierungen beider Substanzen erhielten, gezeigt [35]. Die gemeinsame Auswertung aller Studienarme ergab im Vergleich zum Ausgangswert einen Anstieg der CD4-Zellzahlen um 80–90 Zellen/µl. Gleichzeitig fand sich eine Reduktion der Virusbeladung um ca. 2 Log 10. Die Wirksamkeit der Kombinationstherapie war auch nach 52 Wochen unvermindert nachweisbar. Im allgemeinen wurde die d4T/ddI-Kombination gut vertragen. Nur bei einem von 75 Patienten trat eine medikamentenassoziierte periphere Neuropathie auf. Die Ergebnisse dieser Studie sind vielversprechend. Es muß jedoch bedacht werden, daß die Patientenzahl klein war.

Kombinationsstudien mit Proteasehemmer

Kombinationsstudie mit AZT/Indinavir (Protokoll 019)

Mittlerweile liegen die Ergebnisse einer kontrollierten Initialtherapiestudie mit dem Proteaseinhibitor Indinavir vor [21, 36]. Unter einer initialen Kombinationstherapie mit AZT + Indinavir ließ sich eine über 24 Wochen anhaltende Reduktion der Virusbeladung um > 2 Log 10, begleitet von einem signifikanten Anstieg der CD4-Zellzahlen, erzielen. Nach 24 Wochen lag die Virusbeladung bei 50 % der

Patienten aus der Kombinationsgruppe unter der Nachweisgrenze des Tests (< 200 Kopien/ml quantitative HIV-1-PCR). In dieser Studie wurde zum ersten Mal gezeigt, daß eine komplette Hemmung der Virusreplikation durch eine wirksame Therapie annäherungsweise möglich ist.

Kombinationsstudie mit AZT/ddC/Ritonavir

In einer offenen Pilotstudie erhielten 29 nicht vorbehandelte Patienten eine Dreifachkombination mit AZT/ddC/Ritonavir. Es wurde ein Abfall der Virusbeladung um > 2 Log 10 gemessen, der von einem signifikanten Anstieg der CD4-Zellen begleitet war [25]. Trotz der geringen Patientenzahl bestätigen diese Ergebnisse die potentielle Bedeutung von Proteaseinhibitoren in der Initialtherapie.

Optionen für die Initialtherapie

In der Praxis bestehen für die Initialtherapie der HIV-Infektion folgende durch Studienergebnisse belegte Möglichkeiten:
- AZT + ddC
- AZT + ddI
- AZT + 3TC
- d4T + ddI
- AZT + Indinavir
- AZT + ddC + Ritonavir

Zur Zeit liegen keine vergleichenden Studien über den Einsatz der verschiedenen Kombinationsmöglichkeiten für die Initialtherapie vor. Die Entscheidung für die eine oder andere Kombination sollte individuell erfolgen. Aspekte wie Verträglichkeit und pharmakologische Interaktionen mit anderen Substanzen sind in die Entscheidung einzubeziehen.

Studien, die die Dreifachkombinationen AZT + 3TC + Lovirid oder AZT + 3TC + Indinavir mit einer Zweifachkombination aus AZT + 3TC vergleichen, werden z. Z. durchgeführt und können in absehbarer Zeit zu einer Erweiterung der Liste empfohlener Initialtherapien führen.

Zeitpunkt des Therapiebeginns

Die früher übliche AZT-Monotherapie wurde zunächst für Patienten mit einer CD4-Zellzahl unter 500 Zellen/µl empfohlen. Später wurde die Empfehlung auf eine CD4-Zellzahl von 200/µl festgelegt. Da die AZT-Monotherapie generell nicht mehr durchgeführt werden soll, ist die Frage des Zeitpunkts eines Therapiebeginns wieder offen. Die Frage nach dem optimalen Zeitpunkt für den Therapiebeginn kann nicht losgelöst von den eingesetzten Substanzen diskutiert werden. Vor dem Hintergrund, daß die empfohlenen Kombinationstherapien und die z. Z. in Entwicklung befindlichen Substanzen deutlich aktiver und länger wirksam sind als die AZT-Monotherapie, ist eine Optimierung der Behandlungsresultate durch einen früheren Therapiebeginn besser realisierbar als in der Vergangenheit [10, 12]. Da die Zahl der zur Verfügung stehenden Substanzen ständig wächst, ist die Sorge um fehlende Reservemedikamente bei Versagen der Initialtherapie nicht berechtigt. In der gegenwärtigen Situation kann für den Beginn einer antiretroviralen Therapie keine verbindliche CD4-Zellzahl festgelegt werden.

Harte Indikationen für einen Therapiebeginn sind:
- kontinuierlicher Abfall von CD4-Zellen, unabhängig von der absoluten CD4-Zellzahl,
- hohe (> 10.000 Kopien/ml) bzw. kontinuierlich steigende Virusbeladung,
- schwer verlaufende Primärinfektion,
- Vorliegen HIV-assoziierter Symptome.

Mit allen Patienten, auch mit denen, auf die die o. g. Kriterien nicht zutreffen, sollte die Möglichkeit, den bestehenden Zustand mit Hilfe einer antiretroviralen Therapie zu erhalten bzw. zu verbessern, besprochen werden. Patienten, die sich zunächst gegen eine Therapie entscheiden, sollten in 3monatigen Abständen klinisch, virologisch und immunologisch untersucht werden, um den kritischen Zeitpunkt für den Therapiebeginn nicht zu verpassen.

Wie soll die Therapie fortgesetzt werden?

Grundsätzlich sollte jede begonnene Therapie so lange fortgesetzt werden, wie sie wirksam ist. Ein Therapiewechsel sollte erst dann erfolgen, wenn die begonnene Behandlung aufgrund einer Resistenzentwicklung unwirksam geworden oder nicht vertragen wird. Die Überprüfung von Wirksamkeit und Verträglichkeit erfolgt durch regelmäßige klinische, immunologische und virologische Untersuchungen.

Virologisches Monitoring

Messungen der Virusbeladung im Plasma eignen sich für die Beurteilung der Wirksamkeit von antiretroviralen Therapien. Die Hemmung der Virusreplikation läßt sich innerhalb kurzer Zeit am Abfall der HIV-1-RNA-Konzentration im Plasma ablesen [7, 24–26, 35, 41]. Zur Verhinderung einer Resistenzentwicklung sollte man die maximal mögliche Reduktion der Virusreplikation anstreben [6, 41]. Das Kriterium für eine effektive Therapie mit den heute zur Verfügung stehenden Medikamenten ist daher eine initiale Senkung der Virusbeladung im Plasma um mindestens das 10- bis 100fache des Ausgangswertes (1–2-Log 10-Reduktion) innerhalb der ersten 2–4 Therapiewochen, die über einen längeren Zeitraum (> 6 Monate) nachweisbar bleibt. Je niedriger die Virusmenge zum Zeitpunkt des Therapiebeginns ist, desto wahrscheinlicher ist eine Reduktion der Virusbeladung unter die Nachweisgrenze. Eine Senkung der Virusbeladung im Plasma um weniger als 1 Log 10 spricht für eine suboptimale Therapie. Ein kontinuierlicher Wiederanstieg der Virusbeladung im Plasma nach einer initialen Senkung ist ein Hinweis für das Versagen einer Therapie.

Immunologisches Monitoring

Verschiedene Studien mit neueren antiretroviralen Medikamenten und Kombinationstherapien haben gezeigt, daß eine signifikante Hemmung der Virusreplikation in der Regel mit einem relevanten Anstieg der CD4-Zellzahlen korreliert [13, 24, 25, 35, 44]. Umgekehrt führt ein Anstieg der Virusbeladung zu einem Abfall der CD4-Zellzahlen.

Ein Abfall der CD4-Zellzahlen unter einer antiretroviralen Therapie ist ein Hinweis auf eine ungenügende Wirkung der Therapie, insbesondere wenn er mit einem Anstieg der Virusbeladung korreliert.

Klinisches Monitoring

Da die Virusvermehrung zu einer Zerstörung der CD4-Zellen führt, ist sie letztendlich die Ursache für den sich entwickelnden Immundefekt, der sich in Krankheitsprogredienz und im Auftreten von opportunistischen Infektionen bzw. Neoplasien äußert. Der Wirksamkeitsverlust einer Therapie kann sich häufig in einer Zunahme von Allgemeinsymptomen und in einer merkbaren Krankheitsprogression manifestieren.

Resistenzuntersuchungen im Rahmen des Therapiemonitorings

Die virologischen, immunologischen und klinischen Verläufe lassen auf die Wirksamkeit bzw. Unwirksamkeit einer Therapie schließen. Sie geben jedoch keine Informationen über die Ursache des Therapieversagens. Mögliche Ursachen für eine Verschlechterung der Parameter können opportunistische Infektionen, Tumoren oder die Entwicklung einer viralen Resistenz sein. Die unterschiedlichen Untersuchungsmethoden können auch sich widersprechende Resultate zeigen (z. B. sinkende CD4-Zellzahlen bei gleichzeitiger ausreichender Reduktion der Virusbeladung). Eine Abklärung der Ursachen, die zu einer Verschlechterung führen, ist im Hinblick auf die zu ergreifenden Maßnahmen von Bedeutung. Hat sich als Ursache für die Verschlechterung eine AIDS-Manifestation herauskristallisiert, so muß diese behandelt werden. Eine Änderung der antiretroviralen Therapie ist in solchen Fällen meist nicht erforderlich. Handelt es sich bei der Ursache hingegen um eine Resistenzentwicklung, so muß die laufende Therapie abgesetzt und durch eine neue ersetzt werden. Resistenzuntersuchungen sind daher für die differentialdiagnostische Abklärung eines progredienten Verlaufs von Bedeutung.

Die Resistenz von HIV gegen antiretrovirale Medikamente läßt sich genotypisch und phänotypisch charakterisieren. Die genotypische Resistenzbestimmung basiert auf dem Nachweis von spezifischen Punktmutationen, die zu einer Resistenz gegenüber spezifischen Substanzen führen können [26, 28, 34]. Der Nachweis von Resistenzmutationen besagt jedoch nicht, ob auch tatsächlich eine Resistenz vorliegt. Ein Rückschluß auf das Ausmaß einer Resistenz und auf das Vorliegen einer Kreuzresisistenz ist mit Hilfe genotypischer Verfahren ebenfalls nicht möglich.

Die phänotypische Resistenzbestimmung beruht hingegen auf der Messung von inhibitorischen Konzentrationen (IC 50/IC 95) antiretroviraler Substanzen gegenüber den patientenspezifischen Viruspopulationen im Vergleich zu einem Wildtypvirus [17, 46]. Sie erfaßt im Gegensatz zu genotypischen Resistenzbestimmungen das Ausmaß der Resistenz und das Vorliegen von Kreuzresistenzen. Mit Hilfe phänotypischer Resistenzbestimmungen lassen sich Substanzen identifizieren, gegen die die Viruspopulation des Patienten resistent geworden ist. Gleichzeitig können Substanzen ermittelt werden, gegen die eine Empfindlichkeit besteht. Eine erste, auf Gentechnologie beruhende standardisierte Methode zur phänotypischen Resistenzbestimmung wurde entwickelt.

Folgetherapien

Eine Reihe von Studien hat gezeigt, daß Patienten, die mit AZT weiterbehandelt sind, von einer Umstellung auf eine andere Therapie profitieren können. Folgende Umstellungsmöglichkeiten sind durch Studien belegt:
- Umstellung von AZT auf ddI [9, 19],
- Umstellung von AZT auf d4T [2],
- Umstellung von AZT auf AZT + ddI [8, 9],
- Umstellung von AZT auf AZT + 3TC [40],
- Umstellung von AZT auf AZT + ddC + Saquinavir [4],
- Umstellung von AZT auf AZT + 3TC + Indinavir [18, 22].

Für Patienten, die AZT nicht mehr vertragen, kommt am ehesten eine Umstellung auf ddI oder d4T in Frage. Da Monotherapien mit den heute verfügbaren Medikamenten grundsätzlich unzureichend sind, sollten diese Patienten ddI bzw. d4T in Kombination mit anderen Medikamenten erhalten. Zweifach- oder Dreifachkombinationen mit diesen Substanzen unter Einbeziehung eines Proteaseinhibitors sind z. Z. die günstigsten Kombinationsmöglichkeiten.

Bei Patienten, die AZT vertragen, hat die Umstellung von AZT auf AZT + 3TC bei guter Verträglichkeit zu langanhaltenden Anstiegen der CD4-Zellzahlen und zu signifikanten Reduktionen der Virusbeladung geführt [40]. Mit der Kombination von AZT + 3TC + Indinavir ließ sich bei 90 % der mit AZT vorbehandelten Patienten kein Virus im Plasma mehr nachweisen.

Bei Patienten, die mit AZT und z. T. mit AZT + ddC vorbehandelt wurden, führte die Kombination von AZT + ddC + Saquinavir zu einem Abfall der Virusbeladung um 0,7 Log 10 und zu einem Anstieg der CD4-Zellen [4]. Diese Dreifachkombination war effektiver als die Zweifachkombinationen von AZT + Saquinavir oder AZT + ddC.

In einer Mitteilung von Hoffmann-La-Roche wurde über einen signifikanten Überlebensvorteil durch die Kombination von ddC + Saquinavir im Vergleich zu einer ddC-Mono- bzw. Saquinavir-Monotherapie berichtet. Die Kombination von Saquinavir + ddC führte insgesamt zu einer geringeren und langsameren Progression als die beiden Monotherapien.

Wegen der ungenügenden Bioverfügbarkeit der gegenwärtigen Darreichungsform muß man beim Einsatz von Saquinavir damit rechnen, daß der therapeutische Effekt nur bei einem Teil der Patienten eintritt. Eine neue galenische Form mit einer verbesserten Bioverfügbarkeit ist bereits entwickelt worden und wird z. Z. getestet.

Patienten, die bereits mit mehreren Nukleosidanaloga bzw. mit Nukleosidkombinationen behandelt wurden, können auf Nukleosidkombination + Proteaseinhibitor umgestellt werden.

Bei Patienten mit fortgeschrittenem Immundefekt, die mit Nukleosidanaloga vorbehandelt wurden, führte die zusätzliche Gabe von Ritonavir zu einer deutlichen Verzögerung der Krankheitsprogression [3, 11]. Die Progressions- und die Mortalitätsrate wurden unter Ritonavir um 50 % reduziert.

Bei der Vielfalt der Kombinationsmöglichkeiten empfiehlt sich bei vorbehandelten Patienten die Durchführung von Resistenzuntersuchungen zur Ermittlung der optimal wirksamen Therapie.

Zusammenfassung

Mit den heute zur Verfügung stehenden antiretroviralen Medikamenten läßt sich die Virusbeladung im Plasma gegenüber dem Ausgangswert um mehr als 90 % senken. Ein frühzeitiger Therapiebeginn ermöglicht eine fast komplette Hemmung der Virusreplikation und verzögert die Selektion von resistenten Virusmutanten. Die Behandlung der HIV-Infektion sollte von Anfang an mit einer Kombinationstherapie erfolgen. Das Kriterium für eine effektive Therapie mit den heute zur Verfügung stehenden Medikamenten ist eine initiale Senkung der Virusbeladung im Plasma um mindestens das 10- bis 100fache des Ausgangswertes (1–2-Log 10-Reduktion) innerhalb der ersten 2–4 Therapiewochen, die über einen längeren Zeitraum (> 6 Monate) nachweisbar bleibt. Das Versagen einer Therapie kann durch eine regelmäßige Überwachung, die virologische, immunologische und klinische Untersuchungen einschließt, ermittelt werden. Unter Hinzunahme von phänotypischen Resistenzuntersuchungen läßt sich die Ursache eines progredienten Verlaufs differentialdiagnostisch abklären und die Therapie ermitteln, gegen die die Viruspopulation des Patienten resistent bzw. noch empfindlich ist. Als Folgetherapien sollten bevorzugt Kombinationen unter Einschluß von Proteaseinhibitoren zum Einsatz kommen.

Literatur

1. Borrow P, Lewicki H, Hahn BH et al. (1994) Virus-specific CD8+ cytotoxic T-lymphocyte activity associated with control of viremia in primary human immunodeficiency virus type I infection. J Virol 68: 6103–6110
2. Bristol-Myers Squibb 019 Study (1995) Oral presentation. Eighth International Conference on Antiviral Research, Santa Fe/NM
3. Cameron B, Heath-Chiozzi M, Krevcik S et al. (1996) Prolongation of life and prevention of AIDS in advanced HIV immunodeficiency with ritonavir. 3rd Conference on Retroviruses and Opportunistic Infections, Washington, DC
4. Collier AC, Coombs RW, Schoenfeld DA et al. (1996) Treatment of human immunodeficiency virus infection with saquinavir, zidovudine and zalcitabine. N Engl J Med 334: 1011–1017

5. Condra JH, Schleif WA, Blahy OM et al. (1995) In vivo emergence of HIV-1 variants resistant to multiple protease inhibitors. Nature 374: 569–571
6. Coffin JM (1995) HIV population dynamics in vivo: implications for genetic variation, pathigenesis, and therapy. Science 267: 483–489
7. Eron JJ, Benoit SL, Jemsek J et al. (1995) Treatment with lamivudine, zidovudine, or both in HIV-positive patients with 200 to 500 CD4+ cells per cubic millimeter. N Engl J Med 333: 1662–1669
8. Gazzard B, on behalf of the DELTA International Co-ordinating Committee (1996) Further results of the European/Australian DELTA trial. 3rd Conference on Retroviruses and Opportunistic Infections, Washington, DC
9. Hammer S (1996) Virologic markers and outcome in ACTG 175, 3rd Conference on Retroviruses and Opportunistic Infections, Washington, DC
10. Havlir DV, Richman DD (1996) Viral dynamics of HIV: Implications for drug development and therapeutic strategies. Ann Intern med 124: 984–994
11. Heath-Chiozzi M, Leonard J, Henry D et al. (1996) Anti-HIV activity and lymphocyte surrogate marker response dynamics to ritonavir therapy in advanced HIV imunodeficiency. 3rd Conference on Retroviruses and Opportunistic Infections, Washington, DC
12. Ho DH (1995) Time to hit HIV, early and hard. N Engl J Med 333: 450–451
13. Ho DD, Neumann AU, Perelson AS et al. (1995) Rapid turnover of plasma virions and CD4 lymphocytes in HIV-1 infection. Nature 373: 123–126
14. Holland JJ, De La Torre JC,. Steinhauer DA (1992) RNA virus populations as quasispecies. Curr Top Microbiol Immunol 176: 1–20
15. Hu DJ, Dondero TJ, Rayfield MA et al. (1996) The emerging genetic diversity of HIV. JAMA 275: 210–216
16. Hu DJ, Dondero TJ, Rayfield MA et al. (1996) The emerging genetic diversity of HIV: The impotance of global surveillance for diagnostics, research, and prevention. J Am Med Ass 275: 210–216
17. Japour AJ, Mayers DL. Johnson VA et al. (1993) Standardized peripheral blood mononuclear cell culture assay for the determination of drug susceptibilites of clinical human immunodeficiency virus type 1 isolates. Antimicr Agents Chemother 30: 1095–1100
18. Johnson VA, Quinn JB, Benoit SL et al. (1996) Drug resistance and viral load in NUCA 3002: Lamivudine (3TC) (high or low dose)/zidovudine (ZDV) combination therapy versus ZDV/dideoxycytidine (ddC) combination therapy in ZDV-experienced (>=24 weeks) patients (CD4 cells 100–300/mm3). 3rd Conference on Retroviruses and Opportunistic Infections, Washington, DC
19. Kahn JO, Lagakos SW, Richman DD et al. (1992) A controlled trial comparing continued zidovudine with didanosine in human immunodeficiency virus infection. N Engl J Med 327: 581–587
20. Katlama C, Ingrand D, Loveday C et al. (1996) Safety and efficacy of lamivudine/Zidovudine combination in antiretroviral naive HIV-1 infected patients. JAMA (in press)
21. Kozal MJ, Shah N, Shen N et al. (1996) Extensive polymorphisms observed in HIV-1 clade B protease gene using high density oligonucleotide arrays: implicatons for therapy. Nature Med (in press)
22. Larder BA, Kemp SD, Harrigan PR (1995) Potential Mechanism for sustained antiretroviral efficacy of AZT-3TC combination therapy. Science 373: 117–122
23. Mackewicz CE, Yang LC, Lifson JD et al. (1994) Non-cytolytic CD8 T-cell anti-HIV responses on primary HIV-1 infection. Lancet 344: 1671–1673
24. Massari F, Staszewski S, Berry P et al. (1995) A double-blind, randomized trial of indinavir (MK-639) alone or with zidovudine alone in zidovudine naive patients. 35th ICAAC, San Francisco/CA
25. Mathez D, De Truchis P, Gorin I et al. (1995) Ritonavir AZT, DDC, as a triple combination in AIDS patients. 35th ICAAC, San Francisco/CA
26. Mellors JW, Larder BA, Schinazi RF (1995) Mutations in HIV-1 revers transcriptase and protease associated with drug resistance. Intern Antiviral News
27. Moyle GJ (1995) Resistance to antiretroviral compounds: Implications for the clinical management of HIV infection. Immunol Infect Dis 5: 170–182
28. Moyled GJ (1996) Use of viral resistance patterns to antiretroviral drugs in optimising selection of drug combinations and sequences. Drugs (in press)
29. Nàjera I, Richman DD, Olivares L et al. (1994) Natural occurence of drug resistance mutations in the reverse transcriptase of human immunodeficiency virus type 1 isolates. AIDS Res Hum Retroviruses 10: 1479–1488

30. Nàjera I, Holguin A, Quinones-Mateu ME et al. (1995) Gene quasispecies of human immunodeficiency virus: Mutations associated with drug resistance in virus from patients undergoing no drug therapy. J Virol 69: 23–31

31. Nijhuis M, de Jong D, van Leeuwen R et al. (1996) The rise in HIV-1 RNA load during 3TC/AZT combination therapy is associated with the selection of viruses resistant to both 3TC and AZT. 3rd Conference on Retroviruses and Opportunistic Infections, Washington, DC

32. Nowak MA, Bangham CRM (1996) Population dynamics of immune responses to persistent viruses. Science 272: 74–79

33. Pantaleo G, Demarest JF, Soudeyns H et al. (1994) Major expansion of CD8+ T cells with a predominate Vβ usage during the primary immune response to HIV. Nature 370: 463–467

34. Perelson AS, Neumann AU, Markowitz M et al. (1996) HIV-1 dynamics in vivo: Viron clearance rate, infected cell life-span, and viral generstion time. Science 271: 1582–1586

35. Pollard R, Peterson D, Hardy D et al. (1996) Antiviral effect and safety of stavudine (d4T) and didanosine (ddI) combination therapy in HIV-infected subjects in an ongoing pilot randomized double-blinded trial. HIV-Update 96, Lausanne

36. Richman DD, Havlir D, Corbeil J et al. (1994) Nevirapine resistance mutations of human immunodeficiency virus type 1 selected during therapy. J Virol 68: 1660–1666

37. Schuurman R, Nijhuis M, van Leeuwen R et al. (1995) Rapid changes in human immunodeficiency virus type 1 RNA load and appearance of drug-resistant virus populations in persons treated with lamivudine (3TC). J Infect Dis 171: 1411–1419

38. Staszewski S, Massari FE, Kober A et al. (1995) Combination therapy with zidovudine prevents selection of human immunodeficiency virus type 1 variants expressing high-level resistance to L-697, 661, a nonnucleoside reverse transcriptase inhibitor. J Infect Dis 171: 1159–1165

39. Staszewski S, Katlama C, Eron J et al. (1996) Reductions in HIV-1 disease progression for Retorvir/Epivir relative to control treatments: a meta-analysis. HIV-Update 96, Lausanne

40. Staszewski S, Loveday C, Picazo JJ et al. (1996) Safety and efficacy of lamivudine/zidovudine combination in zidovudine-experienced HIV-1 infected patients. JAMA (in press)

41. Staszewski S, Berry P, Kahn J et al. A multicenter, double-blinded, randomized, 24 week study of indinavir sulfate, an HIV-1 protease inhibitor, administrated alone and in combination with zidovudine in HIV-1 seropositive patients (Manuscript in prep)

42. Wainberg MA, Salomon H, Gu Z et al. (1995) Development of HIV-1 resistance to (-)2´-deoxy-3´-thiacytidine in patients with AIDS or advanced AIDS-related complex. AIDS 9: 351–357

43. Wainberg MA, Drospoulos WC, Salomon H et al. (1996) Enhanced fidelity of 3TC-selected mutant HIV-1 reverse transcriptase. Science 271: 1282–1285

44. Wei X Gnosh SK, Taylor ME et al. (1995) Viral dynamics in human immunodeficiency virus type 1 infection. Nature 373: 117–122

45. Wolinsky SM, Korber BT, Neumann AU et al. (1996) Adaptive evolution of human immunodeficiency virus-type 1 during the natural course of infection. Science 272: 537–542

46. Zhang LQ, Simmonds P, Ludlam CA et al. (1991) Detection, quantification and sequencing of HIV-1 from plasma of seropositive individuals and from factor VIII concentrates. AIDS 5: 675–681

Therapie opportunistischer Infektionen

M. Hartmann

Protozoen

Pneumocystis – carinii – Pneumonie

Die Pneumocystis – carinii – Pneumonie (PcP) ist die häufigste AIDS-definierende Erkrankung in den USA und Europa, obwohl die Inzidenz der Erkrankung als Folge der primärprophylaktischen Behandlung der PcP und der antiretroviralen Therapie gesunken ist.

Patienten mit PcP haben häufig unspezifische Beschwerden wie Fieber, Müdigkeit, Gewichtsverlust über Wochen bis Monate vor Auftreten von respiratorischen Symptomen. Charakteristisch sind Fieber, nichtproduktiver Husten und Kurzatmigkeit vor allem bei Belastung. Eine durchgeführte primärprophylaktische Behandlung kann die Symptomatik verschleiern. In der Röntgenthoraxaufnahme zeigt sich oft eine diffuse interstitielle Infiltration aller Abschnitte der Lunge. Bei Patienten mit Pentacarinataerosolprophylaxe sind fokale Infiltrationen im Oberlappen relativ häufig, ein Spontanpneumothorax tritt gelegentlich als Folge eines zystischen oder kavitären Prozesses auf. Eine Sputuminduktion zur Diagnostik der PcP mit einer 3 %-NaCl-Lösung ist in der Regel notwendig. Sie ist in bis zu 77 % positiv, sensitiver ist die bronchoalveoläre Lavage und die transbronchiale Lungenbiopsie.

Als „First-line-Präparat" für PcP stehen Trimethoprim-Sulfamethoxazol (TMP-SMX) und Pentamidinisethionat zur Verfügung. Die **Ko**mbination von **Trim**ethoprim und Sulfameth**oxazol** (**Cotrimoxazol**) wirkt besser als die Einzelsubstanzen, da zwei aufeinanderfolgende Schritte der Tetrahydrofolsäuresynthese gehemmt werden. Beide Substanzen werden gut aus dem Gastrointestinaltrakt resorbiert, die Dosierung beträgt für Trimethoprim 20 mg/kg/Tag und für Sulfamethoxazol 100 mg/kg/Tag, in 4 Dosen aufgeteilt. Bei parenteraler Gabe (in 250 ml 5 %iger Dextrose) sollte die Infusion über 30 – 60 min erfolgen. Die Therapiedauer beträgt 3 Wochen. Die häufigsten Nebenwirkungen sind meist makulopapulöse Exantheme oft verbunden mit Fieber, sowie Knochenmarktoxizität und Transaminasenerhöhung. Trotz Exanthem kann die antibiotische Therapie nicht selten bei gleichzeitiger Kortikoidgabe fortgesetzt werden. Meist treten die Nebenwirkungen zwischen Tag 6 und 14 der Therapie auf.

Pentamidin (Pentacarinat) wird seit den 40er Jahren zur Behandlung von Trypanosoma rhodesiense, Trypanosoma gambiense und Leishmania donovani benutzt. Pentamidin hemmt in vitro die Dihydrofolatreduktase und Glykolyse. Die übliche Dosierung von Pentamidin beträgt 4 mg/kg/Tag. Da Pentamidin aus dem

Gastrointestinaltrakt nicht resorbiert wird, ist eine i.v.-(i.m.-) Medikation notwendig (in 250 ml 50 %iger Dextrose über 1 h). Die Therapiedauer beträgt 3 Wochen. Häufige **Nebenwirkungen** sind Neutropenie, Blutdruckabfall, Hypoglykämie, Hyponatriämie und Transaminasenerhöhungen. Die Pentacarinataerosoltherapie der PcP ist nur bei leichten Formen der PcP zu empfehlen (600 mg/Tag).

Daneben wurde auch Dapson (100 mg/Tag) in Kombination mit Trimethoprim (Trimono, 20 mg/kg/Tag) eingesetzt. **Hauptnebenwirkungen** sind Exantheme, hämolytische Anämie (**cave:** Glukose-6-Phosphat-Dehydrogenase-mangel), Photosensibilisierung und Methämoglobinbildung. Interaktionen von Trimethoprim mit Rifampicin/Rifabutin (verminderte Halbwertszeit) sind beschrieben. Antazida (auch DDI) behindern die Resorption erheblich.

Trimetrexat (NeuTrexin) hemmt die Dihydrofolatreduktase 1500mal stärker als TMP. Zusätzlich muß Leukovorin gegeben werden. Die Dosierung beträgt 45 mg/m^2/Tag + Folinsäure (4mal 20 mg/m^2). Die wichtigsten **Nebenwirkungen** sind Knochenmarkstoxizität und Transaminasenerhöhung. Trimetrexat ist in den USA zur Behandlung der schweren und mittelschweren PcP bei Unverträglichkeit von Cotrimoxazol und Pentamidin zugelassen.

Atovaquon (Wellvone) ist ein Hydroxynaphthoquinon und hemmt die Pyrimidinsynthese der Plasmodien, Pneumozysten und Toxoplasmen durch die Reduktion der Aktivität der Dihydroorotase. Die Wirkung scheint bei Plasmodien auf einer selektiven Inhibierung des mitochondrialen Elektronentransports zu beruhen. Die Dosierung beträgt 3mal 750 mg/Tag (zu fettreichen Mahlzeiten). Häufigste **Nebenwirkung** ist das Auftreten eines Exanthems, seltener eine Erhöhung der Transaminasen oder der Amylase. Die Proteinbindung beträgt 99 %. Die Resorption ist zur Zeit noch suboptimal, eine i.v.-Applikation sowie eine Suspensionslösung werden erprobt. Über die Wirksamkeit von Kombinationstherapien gibt es nur Einzelberichte. In wenigen Fällen führte Atovaquon zu einer Erhöhung des AZT-Spiegels. Die Therapietageskosten liegen bei ca. 70 DM.

Clindamycin (Sobelin) kann in einer Dosierung von 4mal 600 mg/Tag + Pyrimethamin (Daraprim, 15 mg/Tag) gegeben werden. In den USA ist die Kombination mit Primaquin (15–20 mg/Tag) beschrieben.

Eflornithin, ein Hemmer der Dekarboxylase, wurde ebenso bei PCP mit Erfolg angewandt (400 mg/kg/Tag). **Hauptnebenwirkung** ist die Knochenmarktoxizität.

Behandlungsstrategien

TMP-SMX (Cotrimoxazol), meist als i.v.-Präparation im 6stündlichen Abstand, ist das Mittel der ersten Wahl. Bei Patienten mit anamnestischer Unverträglichkeit von Cotrimoxazol (oder Sulfonamiden) oder bei Patienten, die die Flüssigkeitszufuhr der TMP-SMX-Infusionen nicht tolerieren, kann Pentamidin gegeben werden. Diese Patienten sollten während und kurz nach der Infusion intensiv überwacht werden (Blutdruckabfall). Ein Ansprechen der Therapie ist nach 4–6 Tagen zu erwarten, gelegentlich verschlechtert sich der Allgemeinzustand zu Beginn der Therapie. Bei einer Verschlechterung nach 4 Tagen oder fehlender klinischer Verbesserung nach 7 –12 Tagen sollte Therapiewechsel angestrebt

werden. Bei Unverträglichkeit von TMP-SMX und Pentamidin (bzw. Therapieversagen) ist die Therapie der Wahl Atovaquon oder Trimetrexat. Die Therapiedauer sollte 3 Wochen betragen, eine lebenslange Sekundärprophylaxe muß sich
anschließen, da ohne Prophylaxe in 60 % der Fälle innerhalb eines Jahres mit
einem Rezidiv zu rechnen ist. Zusätzlich zur antibiotischen Therapie sollten bei
Patienten mit einer Verringerung des arteriellen pO_2 auf < 70 mm Hg Kortiko-
steroide gegeben werden. Die Steroidtherapie sollte innerhalb von 72 h nach der
antibiotischen Therapie begonnen werden, die Dosis beträgt 2mal 40 mg Prednison oder ein entsprechendes Äquivalent an Tag 1-5, 1mal 40 mg an Tag 6–10 und
1mal 20 mg an Tag 11–21. Dadurch wurde die Letalität deutlich vermindert.

Wie auch bei der Therapie werden zur Sekundär- und zur Primärprophylaxe
der PcP TMP-SMX (3- bis 7 mal 960 mg/Tag) empfohlen. Diese Behandlungsform
stellt auch eine Prophylaxe bezüglich der Toxoplasmose und bakteriellen Infektionen dar. Nicht lebensbedrohende Reaktionen auf Sulfonamide sind keine ab-
solute Kontraindikation für eine Prophylaxe mit Cotrimoxazol. Eine Hyposensibilisierung kann versucht werden.

Zur Prophylaxe der PcP wird häufig die Pentacarinataerosoltherapie (2mal 150
mg/mtl. oder 1mal 300 mg/mtl.) durchgeführt. An Nebenwirkungen tritt Hustenreiz, seltener ein Bronchospasmus auf. Während der Prophylaxe kann der Sputum-
nachweis bei PcP negativ sein, es treten auch atypische Röntgenbefunde auf,
gehäuft werden Spontanpneumothorax und extrapulmonale Pneumozystosen
beobachtet.

Dapson scheint in einer Dosis von 2mal 100 mg/Woche wirksam zu sein.
Geprüfte Kombinationen sind Dapson (100 mg/Woche) + Pyrimethamin (25 mg/
Woche) oder Dapson (50 mg/Tag) + Pyrimethamin (50 mg/Woche) und Folin-
säuresubstitution. Es besteht auch eine Wirksamkeit gegenüber der Toxoplasmose.

Toxoplasmose

Da die zerebrale Toxoplasmose bei AIDS-Patienten meist eine reaktivierte Infektion ist, sind vor allem IgG-seropositive Patienten betroffen. Ein IgM-Anstieg wird
sowohl beim Reinfekt als auch bei der Neuinfektion selten gesehen. Üblicherweise
treten multiple bilaterale hypodense ringförmige kontrastmittelanreichernde
Läsionen im CT auf. Weitere Differentialdiagnosen bei solitären Veränderungen:
primäres ZNS-Lymphom, progressive multifokale Leukoenzephalopathie (PML),
Candidaabszesse, Kryptokokkose, Tuberkulom oder Kaposi-Sarkom. Bis zum
Ansprechen dieser Läsionen auf die Therapie vergehen zwischen 20 Tagen und
6 Monaten; die meisten Patienten zeigen in der 3. Woche Verbesserungen im CT.
Bei typischen Läsionen sollte 10–14 Tage auf ein Ansprechen der Therapie gewar-
tet werden.

Schon bei V. a. zerebrale Toxoplasmose sollte unverzüglich eine Therapie
begonnen werden, gegebenenfalls zusätzlich Corticosteroide (z.B. Dexamethason
16 mg/Tag). Eine der Standardtherapien bei zerebraler Toxoplasmose ist die Kombination von Pyrimethamin und Sulfadiazin. Diese Kombination ist synergistisch

wirksam und hemmt den Folsäuremetabolismus der Parasiten. Es gibt verschiedene Dosierungsschemata.

Pyrimethamin (Daraprim) ist ein wirkungsvoller Dihydrofolatreduktasehemmer und das Schlüsselmedikament bei der Behandlung der Toxoplasmoseenzephalitis. Die Halbwertszeit von Pyrimethamin liegt zwischen 20 und 175 h, die Serumkonzentration schwankt intraindividuell. Bei einer Dosis von 100 mg Pyrimethamin ist in allen Fällen mit einem ausreichendem Serumspiegel zu rechnen. Der Spiegel im Liquor liegt zwischen 10 und 25 % der Serumkonzentration. Als wichtigste Nebenwirkung von Pyrimethamin ist die Knochenmarktoxizität zu nennen. Meist wird deshalb eine Dosierung von 50–100 mg/Tag empfohlen, initial oft mit einer „loading dose" von 200 mg.

Folinsäure (Leucovorin) kann im menschlichen Organismus, im Gegensatz zum Parasiten, aufgenommen und zu Folsäure verstoffwechselt werden (**cave:** folsäurehaltige Multivitaminpräparate). Sie sollte während der Therapie substituiert werden (10–50 mg/Tag in 2–4 Dosen, ggf. i.v.). Bei 65-90 % der Patienten spricht diese Kombinationstherapie an, es treten jedoch in bis zu 40 % Nebenwirkungen auf, die zu einem Therapieabbruch führen. Bei sulfonamidassoziierten Hautreaktionen kann nach Therapie eine Hyposensibilisierung versucht werden. Außer allergischen Reaktionen auf Sulfadiazin ist als weitere wichtige **Nebenwirkung** die Nephrotoxizität zu nennen. Durch Auskristallisieren von Sulfadiazin im Urogenitaltrakt kann es zu kolikartigen Schmerzen und zu akutem Nierenversagen kommen. Antazida (auch in Form von DDI) behindern die Resorption erheblich, da beide Medikamente nur in saurem Milieu ausreichend aufgenommen werden. Die Dosierung von Sulfadiazin beträgt 6000–8000 mg/die, eventuell mit einer Dosisverminderung nach 2 Tagen auf 2000–4000 mg/Tag.

Als Alternative zu Sulfadiazin hat sich Clindamycin bewährt. An Nebenwirkungen treten Diarrhöen, seltener pseudomembranöse Kolitiden auf. Die Dosierung beträgt 4 mal 600 mg/Tag p. o. oder i.v.

Atovaquon (s. auch PcP) hat in vitro auch eine Auswirkung auf die Zystenform von Toxoplasma gondii. Die übliche Dosierung beträgt bei der Toxoplasmose 4mal 750 mg/Tag.

Azithromycin (Zithromax, 1200–1500 mg/Tag) reichert sich in Hirngeweben in 10fach höherer Konzentration als im Blut an. Es ist in vitro hoch wirksam gegen Toxoplasma gondii (auch in Zystenform). In vivo ist vor allem mit der Kombination von Pyrimethamin, Clindamycin oder Doxycyclin von einem Therapieerfolg berichtet worden. Auch Clarithromycin (Klacid, Mavid) ist wirksam. Kombinationstherapien werden mit Clarithromycin (2000 mg/Tag) + Pyrimethamin (75 mg/Tag) oder Minocyclin (200 mg/Tag) durchgeführt. AZT-Spiegelverminderung unter Clarithromycintherapie wurde gesehen. Roxithromycin (Rulid) zeigt ebenfalls ein gute In - vitro - Wirksamkeit, wurde jedoch nur in geringer Fallzahl bei Toxoplasmose eingesetzt.

Vereinzelt wird über ein therapeutisches Ansprechen auf Tetracycline (Doxycyclin 200 mg/Tag + Pyrimethamin oder Minocyclin + Sulfadiazin) berichtet. Bei intakter Blut-Liquor-Schranke ist die Penetration jedoch gering. Cotrimoxazol ist ebenfalls mit Erfolg zur Therapie der Toxoplasmose verwandt worden, vor allem bei Koinfektion mit Pneumocystis carinii. Weitere untersuchte Medikamente sind Folsäurereduktasehemmer (Trimetrexat, Piritrexin), Pentamidin oder Rifabutin.

Unter den Zytokinen gibt es Berichte über die Wirksamkeit von Interferon α, -β, TNF und Interleukin 1 und 2.

Da die Initialtherapie fast nur auf Tachyzoiten wirksam ist, schließt sich eine lebenslange Erhaltungstherapie an. Idealerweise sollte die Sekundärprophylaxe auch gegen Pneumocystis carinii wirksam sein. Es wird u. a. Pyrimethamin (25–50 mg/Tag) + Folinsäure (10–20 mg/Tag) + Sulfadiazin (2mal 1000 mg/Tag) oder Clindamycin (4mal 300 mg/Tag) empfohlen. Eine Monotherapie mit Pyrimethamin reicht häufig nicht aus. Weitere Therapieempfehlungen beinhalten Cotrimoxazol forte (1mal 1/Tag), Atovaquon (4mal 750 mg/Tag), Clarithromycin (2mal 1g/Tag) oder Azithromycin (1200–1500 mg/Tag).

Antikonvulsiva (z. B. Carbamazepin oder Phenytoin) können nach Akuttherapie der Toxoplasmose häufig abgesetzt werden.

Eine Primärprophylaxe kann bei CD4-Zellzahlen unter 100 (150)/µl und positiver Toxoplasmenserologie mit Cotrimoxazol in einer Dosierung von 3- bis 7mal 960 mg/ Woche empfohlen werden. Weitere Möglichkeiten sind Dapson (50 mg/Tag) + Pyrimethamin (50 mg/Woche), oder Dapson 1mal 100 mg/Woche bzw. 2mal 100 mg/Woche + Pyrimethamin 1mal 25 mg/Woche bzw. 2mal 25 mg/ Woche. Pyrimethamin als Monotherapie scheint in einer Dosierung von 25 mg/ Tag unwirksam zu sein.

Bezüglich der Primärprophylaxe sollten die Patienten darauf hingewiesen werden, beim Umgang mit rohem Fleisch den Kontakt mit Mund und Schleimhäuten zu unterlassen und Fleisch nicht roh zu verzehren. Ebenso sind bei Kontakt mit Katzenkot Handschuhe zu tragen und regelmäßige Desinfektionen der Katzentoilette durchzuführen.

Kryptosporidiose

Die Kryptosporidiose verläuft beim Immunkompetenten meist selbstlimitierend, chronische Verlaufsformen sind jedoch bekannt, gelegentlich treten Epidemien auf. Es gibt keine kausale Behandlung der Krytosporidienenteritis. Eine symptomatische Therapie kann z. B. mit Loperamid (Imodium: bis 12 mg/Tag), Tinctura opii 1 % oder Octreotid (Sandostatin: z. B. 3mal 0,05 mg /Tag s.c) durchgeführt werden. Gleichzeitig sollten nichtsteroidale Antiphlogistika gegeben werden. Ein Therapieversuch mit bovinem Hyperimmunkolostrum führte im Einzelfalle zum Erfolg. Ebenso ist Azithromycin (900 mg/Tag, laktosefrei!), Albendazol (Escazole, 2mal 400 mg/Tag) und Paromomycin (Humatin, 2-4 g/Tag, ACTG 192) in geringen Fallzahlen erfolgreich eingesetzt worden.

Isosporiasis

Die Isosporiasis tritt in Endemiegebieten (Haiti/Afrika) in bis zu 20 % der Bevölkerung auf. Eine Therapie mit Cotrimoxazol forte (4mal 1/Tag) ist meist erfolgreich.

Mikrosporidien

Bei Nachweis von Mikrosporidien kann Albendazol (Escazole, 2mal 400 mg) versucht werden.

Mykosen

Die orale Candidose tritt in etwa 70–90 % am häufigsten auf, gefolgt von der ösophagalen Candidose mit ca. 20 % und der Kryptokokkose mit 5–10 %. In Endemiegebieten erreicht die Histoplasmose etwa 20 %.

Candidose

Die Candidosen zählen zu den häufigsten Infektionen bei HIV. Während die oropharyngeale Candidose im Frühstadium der Infektion beispielsweise mit Nystatin oder Amphotericin B (Ampho Moronal) lokal behandelt werden kann, ist bei ausgeprägten Formen eine lokale Therapie nicht ausreichend. Dann stehen Fluconazol (Diflucan, 100–400 mg/Tag) oder Itraconazol (Sempera, bis 400 mg/Tag) zur Verfügung. Bei rezidivierendem Verlauf ist eine Suppressionstherapie notwendig. Darunter können sich fluconazolunempfindliche Stämme von Candida albicans, C. krusei oder Torulopsis glabrata selektionieren. Diese Infektionen sollten mit Itraconazollösung (Sporonox, Janssen) oder mit Amphotericin B (parenteral, s. Kryptokokkose) behandelt werden.

Die Durchführung einer Primärprophylaxe wird kontrovers beurteilt. Die Behandlung sollte bei 50–200 CD4-Zellen/µl mit Fluconazol (50–100 mg/Tag oder 3mal 100 mg/Woche) beginnen. Sie schützt jedoch nicht vor einer Histoplasmose oder Kokzidioidomykose. Bei Kombination mit Rifabutin/Rifampicin ist auf eine Fluconazolspiegelverminderung zu achten. Fluconazol seinerseits kann den Phenytoinspiegel erhöhen.

Kryptokokkose

Die Kryptokokkose wird häufig bei CD4-Zellzahlen unter 100/µl gefunden. Bei disseminierten Infektionen lassen sich im peripheren Blut und im Liquor meist Cryptococcus-neoformans-Antigen in einem hohen Titer nachweisen. Auffälligkeiten im CT finden sich in etwa 1/3 Drittel der Fälle, meist sieht man eine Atrophie oder zerebrale Ödeme. Im Röntgenthorax können diffuse oder fokale interstitielle Infiltrate auffallen.

Die Therapie der Wahl wird sehr kontrovers beurteilt. Während in den USA auch Mono- oder Zweifachkombinationen (vorwiegend Amphotericin B und Fluconazol) empfohlen werden, wird hierzulande eine Kombination von Amphotericin B [(0,3 – 1.0mg/kg/Tag, eventuell liposomale Präparation (Ambisome) oder in Fettemulsion (z. B. 20 % Lipidlösung, 1–2 mg/ml gelöst)] mit Flucytosin (Ancotil, 4mal 150 mg/kg/Tag) und Fluconazol (400 mg/Tag), seltener Itraconazol verwendet. Darunter wurden hohe und andauernde Remissionsraten erreicht (cave: Nephrotoxizität). Fluconazol sollte in der obigen Dosierung als lebenslange Erhaltungstherapie gegeben werden. Obwohl die Azole die Blut-Liquor-Schranke nicht überwinden, können sie Rezidive verhindern.

In neueren klinischen Studien (siehe ICAAC 1995, San Francisco) wurden Bradikininagonisten (RMP-7 + Amphotericin B), Amphotericin B-Derivate (KY-62) aber auch neue Azole (UR-9746, SCH-56592) mit Erfolg erprobt.

Viren

Herpes - simplex - Virus

Mit fortschreitender Immundefizienz können die HSV-induzierten Erosionen persistieren oder durch fortschreitende Nekrosen zu Ulzerationen führen. Beim Herpes simplex persistens et exulcerans mit einer Erkrankungsdauer von über 1 Monat besteht nach CDC-Definition Vollbild AIDS. Im Rahmen der hämatogenen Streuung kann es zu einer HSV-Hepatitis, Pneumonie oder Enzephalitis kommen. Superinfektionen durch Candida spp. oder Koinfektionen der chronischen Ulzerationen mit CMV sind häufig.

Neben der Lokaltherapie mit Farbstoffen oder Antiseptika ist die Therapie der Wahl der HSV-Infektion Aciclovir in einer Dosierung von 5mal 200-800 mg, bei schweren Infektionen 30 mg/kg Körpergewicht i. v.. Auch unter einer Suppressionstherapie mit Aciclovir kann ohne klinische Symptomatik HSV nachgewiesen werden. Bewährt haben sich ebenfalls Famciclovir (Famvir, 3mal 500 mg für 7 Tage) oder Valaciclovir (Valtrex, 3mal 1000 mg). Nicht selten werden durch längere Therapie thymidinkinasenegative HSV-Stämme selektioniert. Auch bei in-vitro Sensibilität kann die Therapie bei großer Tumormasse erfolglos bleiben. Bei aciclovirresistenten Infektionen besteht die Möglichkeit der Therapie mit Foscarnet (Foscavir) z.B. in einer Dosierung von 3mal 60 mg/kg Körpergewicht. Erste Resistenzen auf Foscarnet sind isoliert worden.

Zytomegalievirus

Die Initialtherapie der CMV-Retinitis besteht in der 2- bis 3wöchigen Gabe von Ganciclovir (2mal 5 mg/kg/Tag i.v., die Erhaltungstherapie beträgt 1mal 5 mg/kg/Tag, 5mal 6 mg/kg/Woche oder 3mal 10 mg/kg/Woche). Ganciclovir (Cymeven) ist ein Nukleosidanalogon, das sich von Aciclovir nur durch eine Carboxylgruppe unterscheidet. Es ist auch gegen HSV 1, HSV 2 und VZV, weniger gegen EBV wirksam. Die Ansprechrate beträgt ca. 80 %. Gesichtsfeldausfälle können reversibel sein, wenn diese durch ein Begleitödem bedingt waren. Bereits nach 3 Monaten können bei 10 % virusresistente Stämme auftreten. An **Nebenwirkungen** ist vor allem eine Neutropenie, seltener einer Thrombopenie zu nennen, die während der Initialtherapie oder in der frühen Phase der Erhaltungstherapie auftreten. Die Neutropenie verstärkt sich bei gleichzeitiger Gabe von AZT. In der Sekundärprophylaxe hat sich eine orale Darreichungsorm (Cytovene) als gut verträglich erwiesen. Der Therapieerfolg ist noch nicht ausreichend. Die Bioverfügbarkeit liegt unter 10 %. Die intravitreale Gabe wird zur Zeit erprobt.

Die Alternative zu Ganciclovir ist Foscarnet (Phosphonoformat, PFA, Foscavir). Die Initialdosierung beträgt 3mal 60 mg/kg/Tag, die Erhaltunddosis 1mal 90 mg/kg/Tag. Die Konzentration im Liquor entspricht ca. 40 % der Serumkonzentration. Die Hauptnebenwirkungen sind Nephrotoxizität, Anämie, Hypokalzärnie und Hypophosphatämie. Es ist auf eine ausreichende Hydratisierung zu achten. Orale Foscarnetstudien sind geplant. Intravitreales liposomal gebundenes Foscarnet ist erfolgreich eingesetzt worden. Kombinationstherapien mit Ganciclovir sind möglich.

Eine Primärprophylaxe wird üblicherweise nicht durchgeführt.

Bakterien

Bakterielle Pneumonien

Vor allem bei i.v.-drogenabhängigen Patienten werden gehäuft bakterielle Pneumonien gesehen. An Erregern lassen sich Pneumokokken, Haemophilus influencae, Moraxella catarrhalis, Streptokokken der Gruppe B, Staphylococcus aureus, Legionellen und Mycoplasma pneumoniae nachweisen. Die Symptome kommen meist plötzlich und bestehen in Fieber, produktivem Husten, Atemnot und Pleuraschmerzen. In der Regel fällt eine Leukozytose, eine Erhöhung der BSG und eine arterielle Hypoxämie auf. Das Röntgenbild ist meist auffällig mit fokalen lobären oder segmentalen Verdichtungen, seltener diffusen Infiltrationen. Die Sputumkultur ist meist positiv, die Blutkultur in 40–80 %. Die wichtigste **Differentialdiagnose is**t die Pneumocystis-carinii-Pneumonie. Häufig muß eine empirische Therapie begonnen werden. Cotrimoxazol ist wirksam gegen Pneumokokken, Haemophilus influenzae, Moraxella catarrhalis und Pneumocystis carinii. Bei Unverträglichkeit von Cotrimoxazol kann mit einem Cephalosporin der 2. oder 3. Generation, Ampicillin oder einem Aminoglykosid therapiert werden.

Möglichst früh im Verlauf der HIV-Infektion (CD4 > 350/µl) sollte eine Impfung gegen Pneumokokken (Pneumovax) durchgeführt werden.

Mycobacterium tuberculosis

Eine kutane Anergie ist bei Patienten mit AIDS related complex (ARC) und AIDS häufig, nur 10–40 % der Patienten haben einen positiven Tuberkulintest zur Zeit der Tuberkulosediagnose. Patienten im frühen Stadium der HIV-Infektion reagieren bis zu 79 % auf PPD. Bei entsprechendem klinischem Verdacht sollte Sputum, Urin, Blut, Lymphknotenmaterial, Knochenmark und Leber auf TB untersucht werden. Bei HIV-assoziierter pulmonaler Tuberkulose ist in der Hälfte der Fälle der Nachweis von säurefesten Stäbchen negativ. Häufig muß eine empirische antituberkulostatische Therapie vor Sicherung der Diagnose begonnen werden.

Die Behandlung der Tuberkulose bei HIV-Infektion entspricht der klassischen antituberkulostatischen Therapie. Eine adäquate Therapie über einen Zeitraum von mindestens 6 Monaten wird wegen Nebenwirkungen oft abgebrochen. Bei HIV-Patienten treten in einem höheren Prozentsatz Transaminasenerhöhungen und Exantheme auf.

Die Centers for Disease Control (CDC) empfehlen zur Behandlung der Tuberkulose Isoniazid (300 mg/Tag) + Rifampicin (600 mg/Tag bei Patienten über 50 kg) + Pyrazinamid (20-30 mg/kg/Tag) + Ethambutol (25 mg/kg/Tag) für die ersten zwei Monate. Danach sollten Isoniazid und Rifampicin für mindestens 4 Monate weiter gegeben werden. Erniedrigte Serumspiegel der Antituberkulostatika wurden bei HIV-Patienten beobachtet.

Bei multiresistenten Tuberkulosen kann empirisch bis zum Vorliegen des Antibiogramms mit Ethambutol [15mg/kg/Tag] + Rifampicin (s. o.) + Amikacin (Biklin, 2mal 7,5 mg/kg/Tag) + Ciprofloxacin (2mal 750 mg/Tag] therapiert werden.

Infektionen mit Mycobacterium bovis sollten nach dem Antibiogramm behandelt werden.

Auf Arzneimittelwechselwirkungen von Rifampicin mit Ketoconazol und Fluconazol sollte geachtet werden, da sowohl bei Rifampicin als auch bei Azolen eine Wirkstoffspiegelerniedrigung eintreten kann. Gleichzeitige Antazidaeinnahme kann die INH-Aufnahme vermindern.

Bei allen asymptomatischen HIV-Patienten sollte ein Screeningtest auf Tuberkulosereaktivität [5 (-10) i.E. PPD, intrakutan] durchgeführt werden. Bei allen HIV-positiven Patienten mit einer Reaktion > 5 mm oder neu auftretendem positivem Tuberkulintest oder bei Kontakt mit offener Lungentuberkulose empfehlen die CDC eine primärprophylaktische Monotherapie mit INH (s.oben) für 6 Monate. Bei Intoleranz auf INH kann mit Rifampicin (s.oben) therapiert werden.

Disseminierte MAI-Infektion

Bei Patienten mit Mykobakteriämie lassen sich in der Hälfte der Fälle Mykobakterien im Stuhl nachweisen, bei Patienten mit positivem Nachweis vom Mykobakterien im Stuhl besteht in zwei Drittel der Fälle eine disseminierte Infektion.

Mycobacterium avium intracellulare ist gegen die gängigen Antituberkulostatika (mit Ausnahme von Ethambutol) resistent. In Kombination steigt jedoch die bakterizide Wirkung über die Summe der Hemmung der Einzelsubstanzen. Ein Therapievorschlag besteht in der Kombination von Rifabutin (Mycobutin, 2–4mal 150 mg/Tag), Clarithromycin (Klacid, Mavid, 2mal 500 mg/Tag), Ethambutol (3mal 400 mg/Tag) oder Ciprofloxacin (2mal 750 mg/Tag).

In-vitro-Ergebnisse sind erfolgversprechend für liposomal verkapseltes Kanamycin, Amikacin und Aminoglykoside. In Prüfung sind TNF, Interleukin 2 und Interferon-γ.

Bei Patienten mit CD4 < 200/µl hat sich Rifabutin (300 mg/Tag) in der Primärprophylaxe als wirksam erwiesen, besonders in der Subgruppe CD4 < 75/µl. Resistenzen wurden nicht beobachtet. In den USA wird ab CD4 < 100/µl Rifabutin empfohlen. Transaminasenerhöhungen und Uveitiden wurden beobachtet. Wie

Rifampicin kann Rifabutin die mikrosomalen hepatischen Enzyme erhöhen. Dies betrifft z. B. die gleichzeitige Gabe von Trimethoprim, oralen Kontrazeptiva, Kortikosteroiden, Clarithromycin, Fluconazol, Methadon oder Dapson. Der Spiegel von AZT kann sich ebenfalls verringern.

Alternativ können Clarithromycin (2mal 500 mg/Tag) oder Azithromycin (3mal 500 mg/Woche) gegeben werden. Darunter sind gehäuft Resistenzen gesehen worden.

Weitere atypische Mykobakterien

Bei Patienten mit HIV-Infektion werden ebenfalls disseminierte Infektionen mit Mycobacterium kansasii (am häufigsten), M. gordonae, M. fortuitum, M. chelonei, M. haemphilum und M. xenopi berichtet. Die klinischen Manifestationen entsprechen der MAI-Infektion. Die einzelnen Stämme sind unterschiedlich sensitiv für die bislang genannten Antituberkulostatika. Die antimykobakterielle Therapie versagt bei diesen Infektionen nicht selten.

Labordiagnostik der Mykobakteriosen

S. Rüsch-Gerdes

Die Tuberkulose nimmt nicht nur in den Entwicklungsländern zu, sondern auch in den Industrieländern ist mit einer zunehmenden Inzidenz zu rechnen. Hinzu kommt, daß durch den Einsatz neuer Methoden immer mehr ubiquitäre (atypische) Mykobakterien isoliert werden, die für den Menschen nur fakultativ pathogen oder sogar apathogen sind. Die Tuberkulose sollte also auch heute nicht nur wieder in differentialdiagnostische Überlegungen mit einbezogen werden, sondern es muß bei jedem Nachweis von Mykobakterien entschieden werden, ob es sich um Tuberkulosebakterien oder um ubiquitäre Mykobakterien handelt.

Nachweis von Mykobakterien

Der Nachweis von ubiquitären Mykobakterien unterscheidet sich nicht von dem Nachweis der Tuberkulosebakterien.

Untersuchungsgut

Das Material und die Versendung sollte den Richtlinien des Deutschen Zentralkomitees zur Bekämpfung der Tuberkulose, der Deutschen Gesellschaft für Hygiene sowie den DIN-Normen entsprechen. Gewebeproben oder Abstriche sollten nie in Transportmedium gegeben, sondern nur mit etwas physiologischer Kochsalzlösung (0,5–1 ml) versetzt werden. Magensaft und Magenspülwasser müssen immer in Phosphatpuffer gegeben werden; die hierfür notwendigen Röhrchen mit dem Puffer stellt jedes Laboratorium zur Verfügung. Zum Nachweis von Mykobakterien bei immunsupprimierten Patienten ist vor allem Venenblut das geeignete Material. Für das radiometrische Verfahren werden hierfür 5 ml Zitrat- oder Heparinblut benötigt.

Nachweisverfahren

Der bakteriologische Nachweis erfolgt auch heute noch in erster Linie durch die Mikroskopie und die Kultur.

Mikroskopie

Der mikroskopische Nachweis ist allerdings nicht spezifisch, da es nicht möglich ist, zwischen Tuberkulosebakterien und atypischen Mykobakterien zu unterscheiden. Außerdem kann nicht zwischen lebenden und toten Bakterien unterschieden werden. Weiterhin muß eine hohe Keimzahl vorliegen, um ein positives Ergebnis zu erhalten. Allerdings steht das Ergebnis in sehr kurzer Zeit zur Verfügung, so daß es heute immer noch die erste Untersuchung sein sollte. Daneben sollte aber immer der Nachweis der Erreger mit Hilfe der Kultur erfolgen.

Kulturverfahren

Vor der Beimpfung der Kulturen muß jedes Material, mit Ausnahme von steril gewonnenem Untersuchungsgut, vorbehandelt werden. Mykobakterien wachsen sehr viel langsamer als die im Material vorhandenen Begleitkeime. Sie würden also auf den Kulturen von diesen Keimen überwuchert werden. In den letzten Jahren wurden die alten Vorbehandlungsmethoden durch N-Acetyl-L-Cystein-NaOH ersetzt, das zu einer Mehrausbeute von Tuberkulosebakterien, aber vor allem von ubiquitären Mykobakterien führte. Zahlreiche Untersuchungen haben gezeigt, daß durch die Kombination von festen und flüssigen Nährmedien die Sensitivität nochmals deutlich gesteigert werden kann. Im Flüssigmedium hat sich in den letzten Jahren das radiometrische Verfahren durchgesetzt. Es beruht auf der Messung des $^{14}CO_2$, das durch wachsende Bakterien aus markierter Palmitinsäure freigesetzt und als Wachstumsindex bestimmt wird. Daneben gibt es zahlreiche andere Flüssigmedien, wie z. B. das Kirchner-Medium und den MB-Check.

Die Sensitivität dieser Medien ist annähernd identisch, allerdings führt der Einsatz des radiometrischen Verfahrens zu einer erheblichen Verkürzung der Nachweiszeit. Im Durchschnitt liegt ein positives Ergebnis mit Hilfe der Festkultur nach ca. 4 Wochen, mit dem Bactec-System dagegen schon nach 10–12 Tagen vor.

Tierversuch

Durch die Kombination fester und flüssiger Medien und durch die schonendere Vorbehandlung ist die Ausbeute an Mykobakterien so gesteigert worden, daß ein zusätzlicher Tierversuch die Sensitivität nicht mehr erhöht. Aus diesem Grund wird auch in Deutschland der Tierversuch in der TB-Diagnostik nicht mehr eingesetzt.

„Polymerase chain reaction" (PCR) und Direktsonden

Diese Methoden basieren auf den Nachweis von DNA oder RNA aus der Bakterienzelle. Hierfür wird die Nukleinsäure durch bestimmte Verfahren vermehrt, so daß schon eine geringere Anzahl von Mykobakterien ausreicht, um ein positives Ergebnis zu erzielen. Ein weiterer Vorteil ist die Schnelligkeit; das Ergebnis liegt bereits in 1–2 Tagen vor. Allerdings sind diese Methoden z. Z. noch nicht für jedes Untersuchungsgut ausreichend evaluiert worden, so daß auf die konventionellen Methoden noch nicht verzichtet werden sollte. Außerdem wird eine Kultur zur Empfindlichkeitsprüfung benötigt.

Immunologische Nachweismethoden

Zur Zeit gibt es keine ausreichend sensitiven und spezifischen immunologischen Methoden in der TB-Diagnostik.

Typendifferenzierung

Bei jedem Nachweis von Mykobakterien sollte immer eine Typendifferenzierung erfolgen, da es neben den Tuberkulosebakterien (M. tuberculosis, M. bovis, BCG) noch ca. 70 verschiedene Mykobakterienarten gibt. Dies geschieht heute mit konventionellen Methoden (Kombination von biochemischen Reaktionen, Temperaturverhalten usw.) und mit Hilfe molekularbiologischer Verfahren. So stehen seit einigen Jahren Gensonden zur Verfügung, mit denen in sehr kurzer Zeit (1 1/2 h) eine Differenzierung vorgenommen werden kann. Allerdings gibt es diese Sonden z. Z. nur für die Tuberkulosebakterien *M. gordonae, M. kansasii* und für den *M.-avium*-Komplex.

Tabelle 1 zeigt die am häufigsten isolierten ubiquitären Mykobakterien und ihre klinische Bedeutung.

Tabelle 1.   Mykobakterien und ihre klinische Bedeutung

Gruppe	Art	Klinische Relevanz
Photochromogene Pigmentbildung nur unter Licht	M. kansasii	häufig pathogen
	M. marinum	häufig pathogen (Haut)
Skotochromogene Pigmentbildung bereits im Dunkeln	M. gordonae	häufig nichtpathogen
	M. xenopi	häufig nichtpathogen
	M. flavescens	häufig nichtpathogen
	M. szulgai	häufig pathogen
	M. scrofulaceum	häufig pathogen
Nichtchromogene	M. avium/intracellulare	häufig pathogen, vor allem bei HIV-Patienten
	M. malmoense	häufig pathogen
	M. terrae	häufig nichtpathogen
	M. nonchromogenicum	häufig nichtpathogen
Schnellwachsende	M. chelonae	häufig nichtpathogen
	M. fortuitum	häufig nichtpathogen

Da ubiquitäre Mykobakterien überall in der Umwelt vorkommen können und damit auch im Untersuchungsgut nachgewiesen werden, muß immer geklärt werden, ob es sich um eine Zufallsisolierung (Kolonisation) oder aber um eine Infektion handelt. Für eine Infektion müssen folgende Kriterien erfüllt sein:

1. Mehrere Isolate desselben Keimes in ausreichender Koloniezahl.
2. Es muß ein klinisches Bild für eine Mykobakteriose vorhanden sein.

Um vor allem die 2. Forderung zu erfüllen, muß eine enge Zusammenarbeit zwischen dem Laboratorium und dem behandelnden Arzt bestehen.

Beim Vorliegen einer Mykobakteriose der Haut (vor allem beim Nachweis von *M. marinum*) sollte der Patient nach Vorhandensein eines Aquariums gefragt werden. Da diese Mykobakterien von Fischen übertragen werden, sollte immer das Aquariumwasser auf Mykobakterien untersucht werden, um Reinfektionen zu vermeiden.

Resistenzbestimmung

Da in den letzten Jahren auch in Deutschland multiresistente Stämme isoliert werden, sollte von jedem Erstisolat eine Empfindlichkeitsprüfung durchgeführt werden. Die konventionelle Resistenzbestimmung erfolgt in der Regel mit dem Löwenstein-Jensen-Nährboden. Es vergehen aber ca. 4 Wochen, bis ein Ergebnis vorliegt.

Mit dem radiometrischen Verfahren liegt das Resultat dagegen bereits nach 4–6 Tagen vor. Allerdings sind die genannten Methoden uneingeschränkt nur für Tuberkulosebakterien anwendbar. Nur für diese wurden die **in vitro** gewonnenen Daten mit denen **in vivo** korreliert. So kann es beim Vorliegen einer Mykobakteriose zu einer Negativierung kommen, auch wenn nach der Sensibilitätsprüfung nicht damit zu rechnen ist. Dafür gibt es noch keine befriedigende Erklärung. Die Resistenzbestimmung kann aber wertvolle Hinweise für die Typenbestimmung liefern; sie ist ein aussagekräftiger Screening-Test.

Bei der konventionellen Empfindlichkeitsprüfung werden Einzelsubstanzen getestet. Da die meisten Stämme von Tuberkulosebakterien empfindlich sind, erhält man mit dieser Methode zuverlässige Ergebnisse. Bei polyresistenten Stämmen und bei ubiquitären Mykobakterien, die oft natürlicherweise resistent sind, werden nicht nur Einzelsubstanzen, sondern auch Chemotherapeutika in Kombinationen getestet. Auf diese Weise können Interaktionen zwischen den einzelnen Substanzen erkannt und therapeutisch genutzt werden.

Für diese Testung sollten Flüssigmedien verwendet werden, damit es u. a. bei der Herstellung der Medien nicht zur Inaktivierung der Substanzen kommt. Auch für diese Empfindlichkeitsprüfung wird im allgemeinen das Bactec-System eingesetzt. Außerdem kann mit dieser Methode die Wirksamkeitsprüfung neuer Medikamente auf Mykobakterien verhältnismäßig schnell durchgeführt werden.

Klinik und Therapie der atypischen Mykobakteriosen bei AIDS

J. R. Bogner

Ein großer Teil der Morbidität, Mortalität und Einschränkung der Lebensqualität wird in den späten Stadien des AIDS-Vollbildes durch die Infektion mit atypischen Mykobakterien verursacht. Während Mykobakteriosen als AIDS-Erstmanifestation nach der Statistik des AIDS-Zentrums in Deutschland kumulativ nur bei 6,4 % der Fälle angegeben wurden [1], schätzt man die Häufigkeit des Auftretens im gesamten Verlauf von AIDS eher in der Größenordnung von etwa 30–50 % aller Patienten.

Von den 1420 in 1993 gemeldeten AIDS-Fällen hatten 111 eine Mykobakteriose als Erstmanifestation (7,8 %). Dabei handelte es sich sowohl um atypische als auch um typische Mykobakteriosen. Nur 3,3 % wurden mit einer Mycobacterium-avium-intracellulare-(MAI-)Infektion als Erstmanifestation gemeldet. Neben den Zytomegalovirusmanifestationen gehört die atypische – also die Mykobakteriose – zu den typischen Spätmanifestationen bei stark eingeschränktem Immunstatus.

Während noch vor einigen Jahren an der Therapierbarkeit der Erkrankung erhebliche Zweifel bestanden, zeigen die Therapieerfolge der letzten Jahre, daß auch diese Manifestation durchaus mit Erfolg behandelt werden kann.

Neben Fragen der Pathogenese (Ort der primären Kolonisation, Wege und Zeitdauer der Dissemination) und Diagnostik (welche Kulturen bei welchen Symptomen?) bestehen aber dennoch nach wie vor Fragen bei der Gestaltung einer optimalen Therapie (Zahl, Art und Kombination der einzusetzenden Tuberkulostatika). Solange Studienergebnisse hierzu nicht vorliegen, wird es weiterhin notwendig sein, Erfahrungen aus der empirischen Therapie für die Erarbeitung von Empfehlungen heranzuziehen, wie dies beispielsweise in einer Übersicht von Masur [6] geschehen ist.

Diagnostik

Die Erreger gehören in die Gruppe der säurefesten Stäbchen und unterscheiden sich vom Tuberkuloseerreger M. tuberculosis durch ihr ubiquitäres Vorkommen, ihre fakultative Pathogenität und mikrobiologische Besonderheiten wie Temperaturabhängigkeit des Wachstums, Pigmentproduktion und Chromogenität. Quantitativ spielen die AIDS-Erreger aus der Gruppe M. avium und M. intracellulare (MAI oder MAC für den Mykobacterium-avium-Komplex) eine Rolle. Eine retrospektive Analyse von 324 Patienten mit Mykobakteriosen bei AIDS in Deutschland ergab, daß in 66 % (n = 214) MAI vorlagen [8, 9]. Andere atypische Mykobakterien spielten quantitativ eine eher untergeordnete Rolle (Tabelle 1).

Tabelle 1. Atypische Mykobakterienspezies bei 324 Patienten mit Mykobakteriosen bei AIDS in Deutschland [8]

Spezies	Patientenzahl	[%]
M. avium	214	66
M. kansasii	19	6
M. xenopii	32	10
M. fortuitum	10	3
Sonstige	16	5
Nicht differenzierbar	32	10
Mehr als 1 Spezies	13	4

Fragen nach dem zeitlichen Ablauf von der Kolonisation bis zur disseminierten symptomatischen Infektion sowie Fragen nach Kofaktoren hierfür (Immunstatus, Zweitinfektionen) sind derzeit Gegenstand einer prospektiven multizentrischen Diagnostikstudie im Rahmen der IdkF/GASG (Intensivierung der klinischen Forschung, German AIDS Study Group).

Nicht jeder kulturelle Nachweis von MAI bei AIDS-Patienten gilt als beweisend für eine Therapieindikation. Bei asymptomatischen Patienten mit Nachweis von MAI aus der Stuhlkultur oder aus dem Sputum stellt sich jedoch die Frage, ob durch eine frühzeitige Therapie, ggf. noch während der asymptomatischen Zeit, die Dissemination der Erkrankung und das Auftreten von Symptomen verhindert oder hinreichend hinausgezögert werden kann.

Auch bei positiver Kultur aus dem peripheren Blut besteht bei asymptomatischen Patienten zunächst nicht notwendigerweise eine Behandlungsindikation. Bei Patienten mit Symptomen und gleichzeitigem Nachweis von MAI aus der Blutkultur ist allerdings die Behandlungsindikation unumstritten.

Aufgrund der besonderen Wachstumseigenschaften von MAI kann der kulturelle Nachweis bis zu 8 Wochen in Anspruch nehmen. Da der mikroskopische Nachweis nur sehr selten und bei sehr hoher Erregerdichte gelingt, ist nach wie vor die Kultur als Standard in der Diagnostik anzusehen.

Die Speziesdifferenzierung erfolgt einerseits aufgrund von kulturellen Eigenschaften, andererseits durch den Einsatz von Gensonden. Ob eine schnellere Diagnostik bei ausreichender Sensitivität durch die PCR-Untersuchung peripheren Blutes ermöglicht werden kann, ist ebenfalls Gegenstand der oben erwähnten IdkF-Diagnostikstudie.

Im klinischen Verdachtsfall einer MAI-Infektion wird die mehrfache Entnahme von Blutkulturen empfohlen.

Symptomatik

Alle Symptome einer MAI-Infektion zeichnen sich dadurch aus, daß sie für sich genommen uncharakteristisch sind und durchaus auch bei anderen opportunistischen Manifestationen von AIDS vorkommen können. In Tabelle 2 ist die Häufigkeit verschiedener Symptome wiedergegeben.

Sehr häufig vorliegende konstitutionelle Symptome sind Fieber, Gewichtsverlust und Nachtschweiß. Dabei sind Art und Verlauf des Fiebers äußerst heterogen: von der milden Subfebris bis hin zu Fieberschüben mit Schüttelfrost.

Tabelle 2. Symptome und Befunde bei Patienten mit atypischen Mykobakteriosen [8]

Symptom	[%]
Husten	63
Fieber	57
Gewichtsverlust	39
Pathologisches Thoraxröntgenbild	25
Splenomegalie	23
Lymphadenopathie	21
Nachtschweiß	17

Mögliche gastrointestinale Symptome sind Diarrhö, Inappetenz, Übelkeit mit/ ohne Erbrechen und abdominelle Schmerzen. Auch Malabsorption und Subileuszeichen können bei massivem Befall mesenterialer Lymphknoten vorkommen.

Husten und Dyspnoe sowie ein pathologischer Thoraxröntgenbefund können auf eine pulmonale Beteiligung bei disseminierter Erkrankung oder auch auf eine (noch) lokalisierte Infektion der Lunge hinweisen.

Häufig anzutreffende pathologische Laborergebnisse sind Anämie (bis unter 8 g/dl) und eine Erhöhung der alkalischen Phosphatase. Die CD4-Zahl ist charakteristischerweise stark erniedrigt und liegt in verschiedenen Studien im Median zwischen 10 und 50 CD4-Lymphozyten/µl [2, 3, 9]. Bei Patienten mit mehr als 100 CD4-Lymphozyten/µl ist die MAI-Infektion eine Seltenheit.

Therapie

Studien, die sich mit der Überlebenszeit von Patienten mit MAI-Infektion beschäftigt haben, zeigen, daß das Auftreten dieser opportunistischen Infektion mit einer deutlich reduzierten Überlebenszeit einhergeht [3]. Aus dieser Tatsache und der Einschränkung der Lebensqualität durch die symptomatische Erkrankung ergibt sich die Behandlungsindikation.

Wie bei der Infektion mit Mycobacterium tuberculosis ist auch bei MAI-Infektion anzuraten, die antimykobakterielle Therapie wegen der hohen Erregerzahl zur Vermeidung einer Resistenzentwicklung als Kombinationstherapie zu verabreichen.

Substanzen, für die in vivo (und in vitro) eine Aktivität gegen MAI belegt ist, sind u. a. Clarithromycin, Azithromycin, Clofazimin, Ethambutol, Ciprofloxazin, Amikazin und Rifabutin [6].

Kontrollierte vergleichende Studien, die eine Aussage dazu machen, welche Kombinationsbehandlung bei höchster Effektivität und Verträglichkeit empfohlen werden kann, sind nach wie vor nicht in ausreichender Zahl verfügbar. Nach verschiedenen nichtkontrollierten Untersuchungen und klinischer Erfahrung gibt es allerdings genügend Informationen für die Erarbeitung von Empfehlungen, die z. B. von der „Task force on prophylaxis and therapy for mycobacterium avium complex" erarbeitet wurden [6].

Die Empfehlung enthält 6 Richtlinien:
1. Außerhalb von kontrollierten klinischen Prüfungen sollte die Behandlung auf keinen Fall weniger als 2 Substanzen umfassen.

2. Jede Kombination sollte entweder Clarithromycin oder Azithromycin enthalten. Als 2. Medikament wird von vielen Experten Ethambutol empfohlen. Als 3. Medikament kommen in Frage: Clofazimin, Rifabutin oder Ciprofloxacin. Isoniazid und Pyrazinamid haben wegen fehlender Wirksamkeit keinen Platz in der MAI-Therapie.
3. Patienten, die während der Rifabutin-Prophylaxe eine disseminierte MAI-Infektion entwickeln, sollen genauso behandelt werden wie Patienten ohne Prophylaxe, da es bei solchen Isolaten keinen Hinweis auf ein verändertes Empfindlichkeitsmuster gibt.
4. Bei klinischem und mikrobiologischem Erfolg sollte die Therapie lebenslang fortgesetzt werden.
5. Konventionelle Resistenztestungen, die für M. tuberculosis verwendet werden, sollten für MAI nicht angewendet werden. Der Nutzen der Resistenztestung für die Therapieentscheidung ist unklar.
6. Wenn während einer Rifabutin-Behandlung Hinweise auf eine typische Tuberkulose entstehen, muß an die Möglichkeit einer Rifampicin/Rifabutin-Resistenz gedacht werden.

Insbesondere unter Beachtung von Punkt 2 ist die derzeit am häufigsten angewandte Dreierkombination: Clarithromycin 1000 mg/Tag, Rifabutin 300–450 mg/Tag und Ethambutol 800–1200 mg/Tag.

Die wichtigsten Nebenwirkungen von Clarithromycin sind Diarrhö, Übelkeit, abdominelle Schmerzen, Transaminasenerhöhungen und Ototoxizität. Bei Rifabutin sind Exanthem, Schwindel, Übelkeit, Transaminasenerhöhungen und hämatologische Nebenwirkungen zu beachten. Darüber hinaus sind in Kombination mit Fluconazol Fälle von Uveitis bekannt geworden. Bei Ethambutol ist auf eine Störung des Farbsehens und die Möglichkeit einer Retrobulbärneuritis zu achten.

Prophylaxe

Die Häufigkeit einer MAI-Bakteriämie kann bei HIV-Infizierten mit weniger als 200 CD4-Lymphozyten/μl durch eine Rifabutin-Prophylaxe bei einer mittleren Prophylaxedauer von etwa 7 Monaten auf etwa die Hälfte gesenkt werden [7]. Ein Rückschluß auf die Verbesserung der Lebensqualität ist hieraus nicht unmittelbar möglich. Die Überlebenszeit unterschied sich in Behandlungsgruppen und Placebogruppen nicht signifikant.

Allerdings konnten klinische Indikatoren wie Fieber, Gewichtsverlust, Anämie und AP-Erhöhung in den Prophylaxegruppen signifikant gesenkt werden.

Die U.S.-Task Force schlägt deshalb für Patienten mit weniger als 100 CD4-Lymphozyten eine Rifabutin-Prophylaxe vor. Allerdings müssen Kosten/Nutzen-Analyse und Verträglichkeit genau abgewogen werden: Eine sehr hohe Zahl von Patienten muß behandelt werden, um für eine geringe Zahl von Patienten einen marginalen Benefit zu erreichen.

In Deutschland gibt es bislang keine Empfehlung, die eine Rifabutin-Prophylaxe nahelegt. In individuellen Fällen und von Zentrum zu Zentrum wird die Frage der MAI-Prophylaxe unterschiedlich gehandhabt.

Diskussion

Wenngleich immer noch eine Unzahl von Fragen zur Mikrobiologie, Pathogenese, Diagnostik und Therapie der MAI-Infektion bei AIDS offen ist, so hat sich doch in den letzten Jahren ein Konsensus zur Behandelbarkeit und Behandlungsform herausgebildet. Während die in der Blutkultur nachgewiesene symptomatische MAI-Infektion üblicherweise mit einer Dreierkombination (z. B. Clarithomycin, Ethambutol, Rifabutin) behandelt wird, ist für (noch) lokalisierte Kolonisation und Infektion sowie für die asymptomatische Bakteriämie die Behandlungsindikation umstritten.

Kontrollierte Studien zur Frage von Wirksamkeit, Verträglichkeit und komparativer Effektivität unterschiedlicher Behandlungskombinationen stehen noch aus. Gegenstand der Untersuchungen muß neben der Frage, wie die Lebensqualität positiv beeinflußt werden kann, auch die Untersuchung unterschiedlicher Überlebenszeiten sein.

Literatur

1. AIDS-Zentrum des BGA (1993) 112. Quartalsbericht IV/93 und persönliche Mitteilung Dr. O. Hamouda
2. Havlik JA Jr, Horsburgh CR Jr, Metchock B, Williams PP, Fann SA, Thompson SE (1992) Disseminated Mycobacterium avium complex infection: Clinical identification and epidemiological trends. J Infect Dis 165: 577–580
3. Horsburgh CR Jr (1991) Mycobacterium avium complex infection in the acquired immunodeficiency syndrome. N Engl J Med 324: 1332–1338
4. Horsburgh CR Jr, Havlik JA, Ellis DA et al. (1991) Survival of patients with acquired immune deficiency syndrome and disseminated Mycobacterium avium complex infection with and without antimycobacterial therapy. Am Rev Respir Dis 144: 557–559
5. Inderlied CB, Kemper CA (1992) Disseminated mycobacterium avium complex infection. In: Volberding P, Jacobson MA (eds) AIDS Clinical Review 1992, New York, pp 131–172
6. Masur H and the Public Health Service Task Force on Prophylaxis and Therapy for Mycobacterium Avium Complex (1993) Recommendations on prophylaxis and therapy for disseminated mycobacterium avium complex disease in patients infected with the human immunodeficiency virus infection. N Engl J Med 329: 898–904
7. Nightingale SD, Cameron DW, Gordin FM et al. (1993) Two controlled trials of rifabutin prophylaxis against mycobacterium avium complex infection in AIDS. N Engl J Med 329: 828–833
8. Runge J, Arastéh K, Sadri I et al. for the German AIDS Study Group (GASG) (1993) Tuberculosis and atypical mycobacterial infections in AIDS. Results of a german multicenter study. Abstract WS-B10-1 at IX. International Conference on AIDS, Berlin
9. Runge J, Arastéh K, Sadri I et al. for the German AIDS Study Group (GASG) Tuberculosis and atypical mycobacterial infections in AIDS. Results of a german multicenter study. Infection (in preparation)

Papillomvirusassoziierte Erkrankungen bei HIV-positiven Patienten

G. Gross

Die Beteiligung der immunologischen Abwehr bei HPV-induzierten Krankheiten wurde erstmals bei Patienten mit Epidermodysplasia verruciformis, einer hereditären Hauterkrankung, die mit Immundefekten einhergeht, beobachtet. Die Infektion mit bestimmten HPV-Typen zusammen mit ultravioletter Bestrahlung führt bei Patienten mit Epidermodysplasia verruciformis häufig zu Hautkrebs, insbesondere zu Stachelzellkarzinomen vom Typ des Bowen-Karzinoms. Auch bei organtransplantierten Patienten unter immunsuppressiver Therapie wird die Entstehung von Stachelzellkarzinomen, die mit Papillomvirus in Verbindung gebracht werden, beschrieben [30]. Glücklicherweise ist die Zahl HPV-assoziierter Krebsformen bei iatrogen immunsupprimierten Patienten relativ klein. Mit der HIV-Epidemie allerdings hat die Bedeutung der Immunsuppression als Kofaktor für HPV-induzierte Erkrankungen dramatisch zugenommen.

Viele Patienten mit HPV-Infektion und Immunschwäche wegen HIV-Infektion haben möglicherweise ein erhöhtes Risiko für die Entwicklung HPV-assoziierter maligner Tumoren der Haut, insbesondere der hautnahen Schleimhäute des Genitale (insbesondere Cervix uteri) und auch des Anus.

Interaktionen zwischen HPV- und HIV-Infektionen

Die Tatsache, daß immundefekte Patienten ein vermehrtes Risiko aufweisen, HPV-assoziierte Tumoren zu entwickeln, läßt sich über mehrere Mechanismen erklären. Die reduzierte T-Zellimmunität hat weitreichende Effekte auf eine Vielzahl von Antigenen, HPV-spezifische Antigene eingeschlossen. Möglicherweise ist bei HIV-positiven Patienten ein löslicher Faktor aus CD8-Zellen dafür verantwortlich, daß die T-Helferzellantwort auf verschiedene Antigene, u. a. auch HPV-Antigene, vermindert ist [6].

Ein weiterer Mechanismus, der bei Patienten mit Immunsuppression und HIV-Infektion eine Rolle spielen kann, ist die Transaktivierung von HIV-Promotoren durch das HPV-16 E-Protein. Dies deutet auf eine mögliche direkte Interaktion zwischen HIV und HPV hin [9].

Auch die bei HIV-Patienten nachgewiesenen Schwankungen in der Konzentration der Zytokine IL-2 und IL-4 können eine pathogenetische Rolle spielen [49].

Die von Epithelzellen sezernierten Zytokine haben sehr wahrscheinlich eine duale Rolle bei der Modulation der Immunreaktion gegen Virusinfektionen einerseits und bei der Regulation des Epithelzellwachstums andererseits. Lösliche autokrine und parakrine Faktoren sind in der Lage, auf die HPV-Genexpression

Einfluß zu nehmen. Störungen im Gleichgewicht dieser Faktoren, wie sie bei HIV-Infektionen beobachtet werden, können auch auf den Verlauf der HPV-Infektion Einfluß nehmen.

HPV-Infektionen der Haut

Mit zunehmendem Grad der Immunsuppression nimmt die Zahl der klinisch nachweisbaren Viruswarzen der Haut zu [32].

Im Gegensatz zu HIV-negativen Patienten weisen HIV-positive Patienten disseminiertere, größere und insbesondere therapieresistente Warzen mit einer extremen Rezidivneigung auf (eigene Beobachtung). Histologische und immunzytochemische Untersuchungen zeigen, daß bei zunehmender Abschwächung der zellulären Immunität die Virusproduktion unter Ausbildung reifer Viruspartikel massiv ansteigt. Damit nimmt auch die Infektiösität dieser Warzen zu (Gross, persönliche Beobachtung). Besonders im Gesichtsbereich können Warzen sehr störend sein. Mikrotraumen im Rahmen der täglichen Rasur können zu disseminierten Verrucae vulgares führen, die im Bartbereich und auch perioral bzw. perinasal auch als Verrucae filiformes imponieren (Abb. 1). Diese Läsionen sind abzugrenzen von Mollusca contagiosa, die ebenfalls in diesem Bereich bei HIV-Patienten mit sehr niedrigen CD4-Zahlen (< 50) häufig beobachtet werden und insbesondere kosmetische und auch psychische Probleme hervorrufen (Abb. 1).

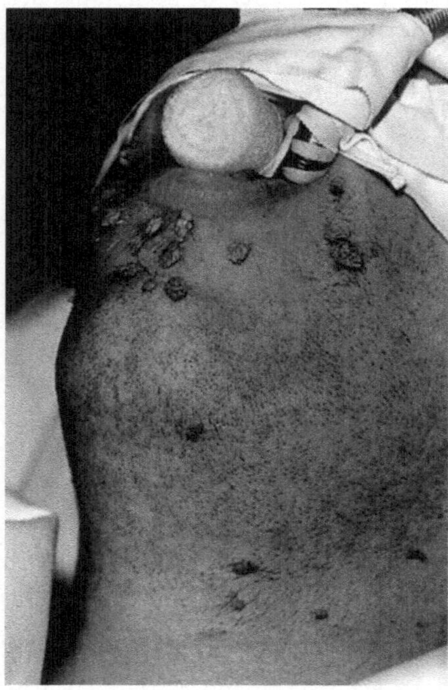
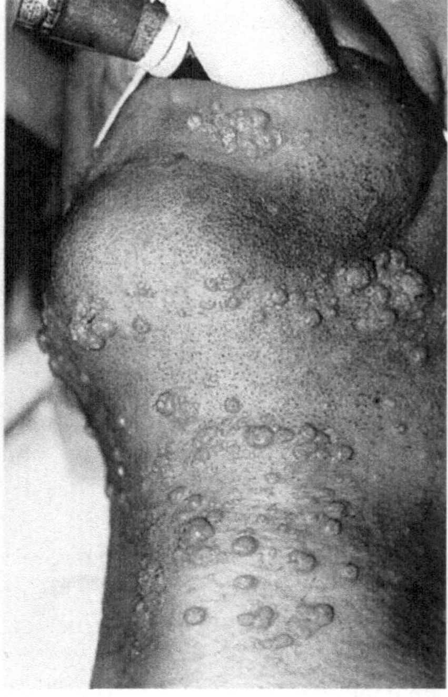

Abb. 1a   **Abb. 1b**

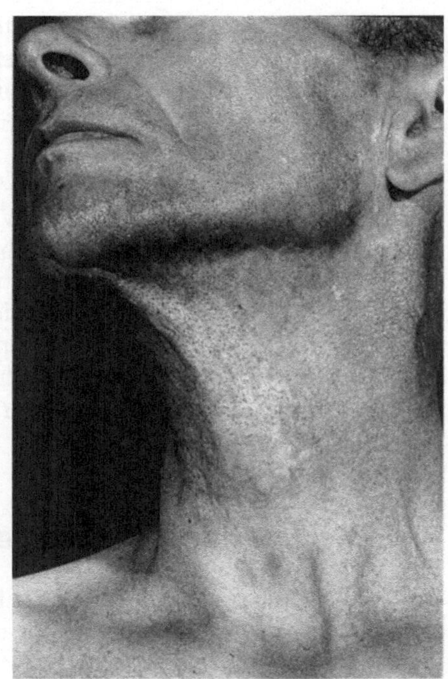

Abb. 1a–c. Verrucae vulgares bzw. Verrucae filiformes im Bartbereich und perioral; **b** Mollusca contagiosa (gleiche Lokalisation wie **a**); **c** gleicher Patient wie **b**; 4 Wochen nach CO_2-Laser-Swift-Therapie und adjuvanter Interferon-β-Geltherapie (Fiblaferon, 5mal täglich)

Unerwartet selten beschrieben wurde in der Literatur das Auftreten von Epidermodysplasia verruciformis bei HIV-positiven Patienten [2, 44]. Prose et al. [44] beschrieben einen fünfjährigen Jungen mit Pityriasis-versicolor-ähnlichen flachen Effloreszenzen im Gesicht, am Stamm und an den oberen Extremitäten und konnten HPV-5 nachweisen.

Weitere 4 Fälle wurden von Berger et al. [2] beschrieben, wobei auch hier bereits bekannte HPV-Typen wie HPV-5 und HPV-8 identifiziert werden konnten.

Andererseits sind im Serum von HIV-Patienten ähnlich wie bei an M. Hodgkin erkrankten Patienten häufiger Antikörper gegen EV-spezifische Viren wie HPV-8 nachgewiesen worden [52].

Therapie

Die gesteigerte Rezidivneigung von Viruswarzen bei HIV-positiven Patienten und die oftmals disseminierten Läsionen lassen sich durch adjuvante lokale Immuntherapie beeinflussen. Zur Abtragung von Viruswarzen ist besonders die Kryotherapie geeignet. Umschriebene Warzen können auch mit Podophyllotoxin touchiert werden. Bei ausgedehnten Viruswarzen, insbesondere im Gesichtsbereich, hat sich der Einsatz des CO_2-Laser-Swiftlase zusammen mit der lokalen Interferon-Geltherapie besonders bewährt (Abb. 1) (eigene Beobachtung). Die adjuvante Interferon-β-Geltherapie (5mal tägliches Auftragen 3–4 Wochen postoperativ) führt zu einer weitgehenden Rezidivfreiheit, wie sich auch für ausgedehnte Mollusca contagiosa bei HIV-Patienten zeigen ließ [19]. Dies steht im Gegensatz zur parenteralen und intraläsionalen Monotherapie mit Interferon-α, die bei abwehrgeschwächten HIV-positiven Patienten und auch Cannabisabhängigkeit wesentlich schlechtere Ergebnisse erbringt als bei immunkompetenten Patienten [23].

Retinoide wie z. B. Tigason und Neo-Tigason (Acitretin) können zu einer Verkleinerung der teilweise riesenhaften Viruswarzen beitragen, führen allerdings nicht zur völligen Abheilung, wie sich bei stark immunsupprimierten Patienten zeigen ließ [21]. Auch die systemische (subkutane) Interferontherapie, kombiniert mit ablativen Verfahren wie Kryotherapie, Elektrokauter oder CO_2-Laser sind hilfreich; allerdings liegen hierzu keine kontrollierten Studien vor.

Bei HIV-positiven, abwehrgeschwächten Patienten mit Hautwarzen oder Epidermodysplasia verruciformis sollte dringend Lichtschutz eingehalten und auf PUVA-Therapie verzichtet werden.

HPV-Infektionen der Mundschleimhaut

Orale HPV-Infektionen umfassen Schleimhautwarzen, die floride epitheliale Hyperplasie (M. Heck), Condylomata acuminata und die orale floride Papillomatose (Abb. 2).

Von besonderem Interesse ist der Nachweis von HPV-7 in Schleimhautwarzen HIV-positiver Patienten und der Nachweis desselben Virustyps in warzenförmigen Effloreszenzen der Gesichtshaut [11, 18]. HPV-7 wurde bisher bei immun-

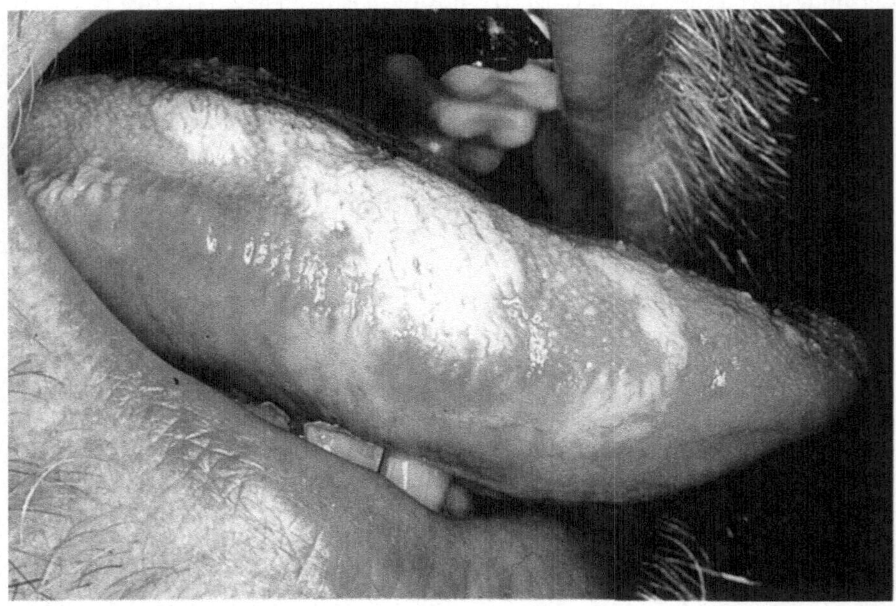

Abb. 2a

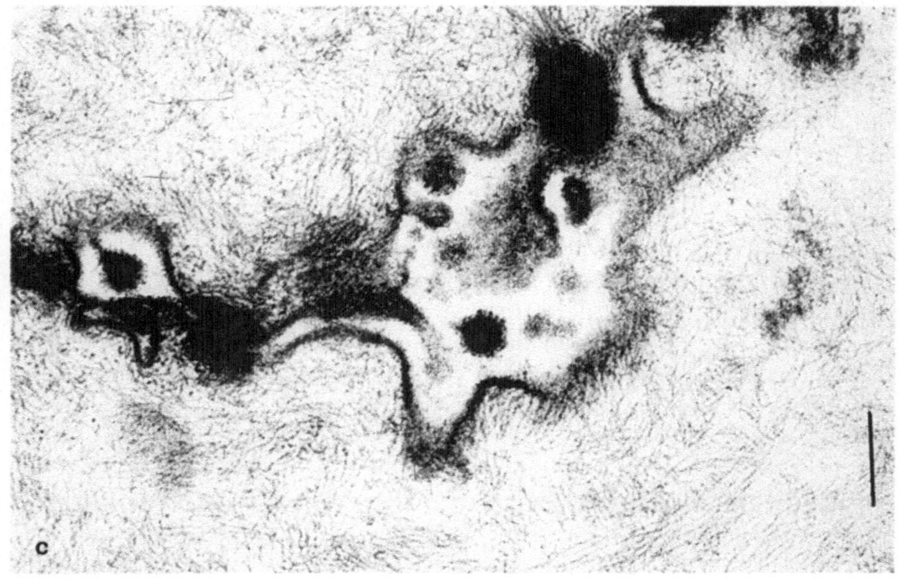

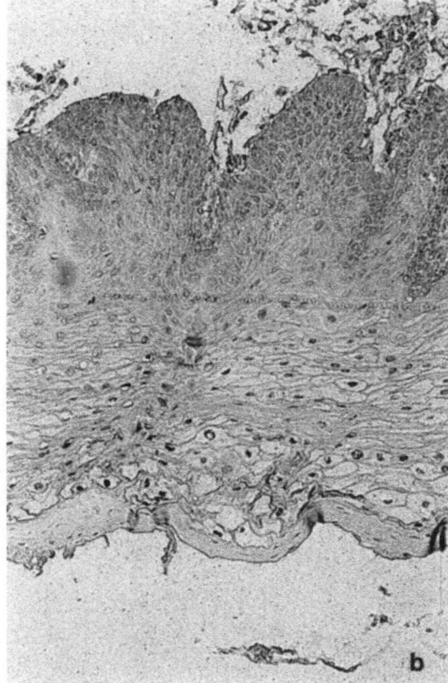

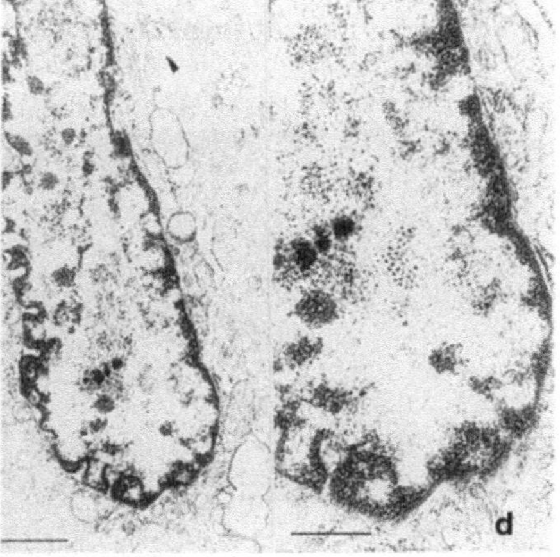

Abb. 2a–d. **a** Orale Haarleukoplakie (OHL) des lateralen Zungenrandes; **b** Immunzyto-chemischer EBV-Nachweis (APAAP-Methode) an in Paraffin eingebettetem Gewebsschnitt aus einer OHL; **c** Elektronenmikroskopischer EBV-Partikelnachweis im Interzellularspalt zwischen 2 Keratinozyten einer OHL; **d** Papillomvirus-partikel in 2 Zellkernen aus einer OHL (*Balken* entspricht 1000 nm)

kompetenten Schlachtern, Geflügelhändlern und Fischern in sog. „Schlachterwarzen" der Hände identifiziert [39].

Die als HIV-Markerläsion charakterisierte orale Haarleukoplakie (OHL) wurde erstmals 1984 von Greenspan et al. [17] beschrieben und insbesondere mit dem Epstein-Barr-Virus in Verbindung gebracht. Papillomvirus wurde gleichzeitig mit EBV in Untersuchungen, insbesondere elektronenmikroskopisch oder über Dotblot-Hybridisierung identifiziert [22]. Snijders et al. [50] konnten mittels PCR allerdings in keinem von 12 untersuchten Fällen HPV-DNA-Sequenzen nachweisen, während in 12 von 12 Fällen EBV-DNA nachweisbar war.

Die Therapie oraler HPV-Infektionen bei HIV-positiven Patienten ist besonders problematisch. Auch hier kann eine adjuvante Immuntherapie empfohlen werden. Zur Abtragung bieten sich besonders der CO_2-Laser oder die Kryotherapie an. Hohe Dosen von Aciclovir wurden zur Therapie der OHL vorgeschlagen. Ein dauerhafter Erfolg ist jedoch nicht zu erwarten [46].

Anogenitale HPV-Infektionen und intraepitheliale Neoplasien

Im Vergleich zu anderen immunsupprimierten Patienten, wie Nierentransplantatempfängern, sind anogenitale HPV-Infektionen bei HIV-positiven Patienten häufiger. Weitere Charakteristika HIV-positiver Patienten mit HPV-Infektionen sind Infektionen mit verschiedenen Virustypen, ausgeprägtere multifokale Krankheitszeichen, schnelle Progression der HPV-assoziierten Erkrankungen und insbesondere die ausgeprägte Therapieresistenz und die Neigung zu Rezidiven.

Ein weiteres Kennzeichen der anogenitalen HPV-Infektion bei HIV-positiven Patienten ist das hohe Ausmaß atypischer Läsionen bei Männern und Frauen (Abb. 3).

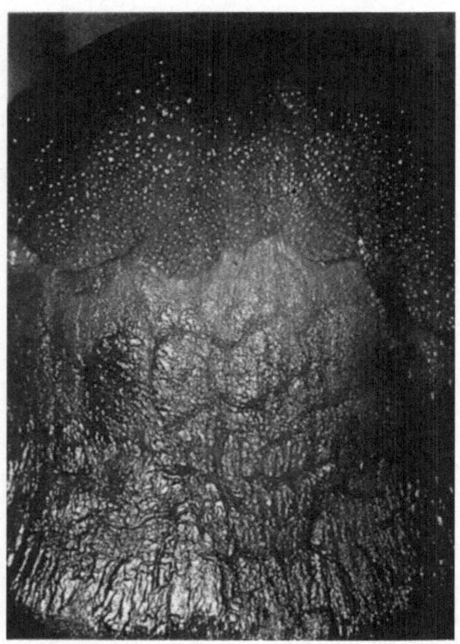

Abb. 3. Sogenannte flachkondylomatöse Effloreszenz der Glans penis

Anogenitale HPV-Infektionen bei Männern

Während bei HIV-positiven heterosexuellen Männern keine Unterschiede zu HIV-negativen Patienten bezüglich der Lokalisation der sichtbaren HPV-assoziierten Läsionen im Anogenitalbereich bestehen, finden sich bei HIV-positiven homosexuellen Männern HPV-assoziierte Läsionen vor allem im Perianalbereich und auch im Analkanal und im Bereich der Linea dentata [41]. Typisch sind ausgedehnte und multiple Läsionen im Analbereich, die oftmals zirkulär angeordnet sind (Abb. 4). Anders als bei immunkompetenten und bei heterosexuellen Patienten klagen HIV-positive Homosexuelle häufiger über Schmerzen und Blutungen, vor allem bei Befall des Analkanals, und gelegentlich auch über Urinretention, sofern die Harnröhre befallen ist. Riesenhaftes Wachstum der Condylomata acuminata im Perianalbereich mit Ausbildung

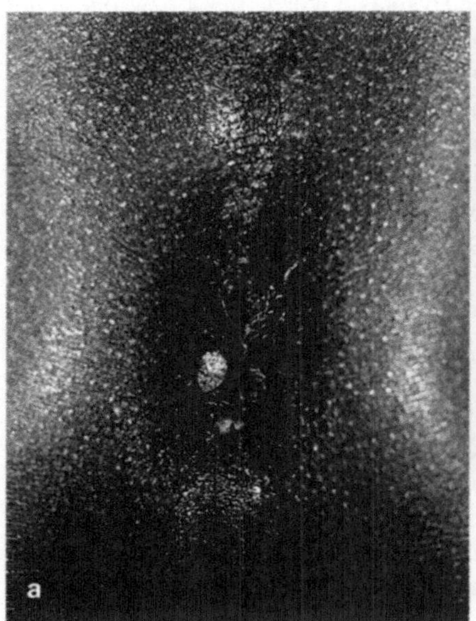

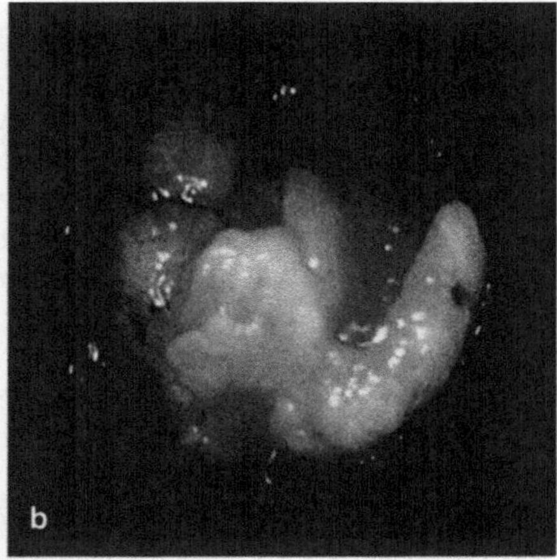

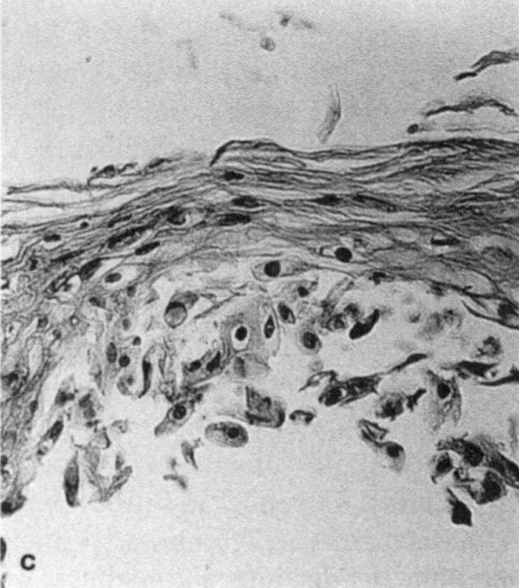

Abb. 4a–c.　Kleine Condylomata acuminata der perianalen Haut bei farbigem HIV-positivem Mann; **b** zirkuläre Kondylomatosis des Analepithels; **c** L 1-Strukturproteinnachweis von HPV in Zellkernen des Analepithels (Nachweis der Infektiosität)

sog. Buschke-Löwenstein-Tumoren wurde bisher bei HIV-Patienten nicht beobachtet. Störungen der Immunabwehr sind möglicherweise nicht ausschlaggebend bei der exzessiven Proliferation dieser seltenen Tumoren, in denen
regelmäßig DNA-Sequenzen der HPV-Typen 6 bzw. seltener HPV-11 gefunden
werden [4, 10, 16].

Anogenitale Warzen wurden bei 40 % homosexueller Männer mit HIV-Infektionen gefunden im Vergleich zu 27 % ohne HIV-Infektion (P < 0,04) [13]. Im
Analbereich wurde HPV-DNA bei 50–60 % HIV-seropositiver Männer identifiziert, während bei 15–29 % der HIV-negativen Männer Analabstriche HPV-DNA-
positiv waren [5, 10, 33, 37, 42]. Bei Einsatz der Polymerasekettenreaktion (PCR)
ist HPV-DNA in 78–92 % aller HIV-seropositiven homosexuellen Männer im
Analbereich nachweisbar. Die Zahlen für das Vorliegen einer sog. analen Dysplasie
(anale intraepitheliale Neoplasie = AIN) schwanken laut Literaturangaben weit
zwischen 3 und 61 % bei homosexuellen Männern [5, 15, 35, 37, 42], wobei die AIN
bei HIV-infizierten Männern häufiger nachweisbar ist. Kiviat et al. [33] fanden
Hinweise auf AIN bei 26 % HIV-seropositiver Männer im Vergleich zu 8 % HIV-
seronegativer Männer; AIN mit schwerer Dysplasie wurde bei 4 bzw. 0,5 % der
untersuchten Personen identifiziert.

Das Risiko, an AIN zu erkranken, lag bei HIV-seropositiven Männern mit CD4-
Zahlen < 500 × 10⁶/l 2,5mal höher als bei HIV-seropositiven Männern mit CD4-
Zahlen > 500 × 10⁶/l. Offensichtlich existieren ätiologische Ähnlichkeiten zwischen
Vorstufen des Anal- und des Zervixkarzinoms [38]. Dysplasien der Analmukosa
bei vorbestehenden analen Condylomata acuminata wurden bei gehäuftem pas-
sivem Analverkehr und bei Nachweis von HIV sowie niedriger CD4/CD8-Ratio
gesehen. Nichtsexuelle Risikofaktoren umfassen Rauchen [7, 8, 27, 28] sowie
schwere Immunsuppression [42]. Auch iatrogen immunsupprimierte Patienten,
wie z. B. nach Nierentransplantation, weisen häufiger dysplastische Veränderungen im Anogenitalbereich auf [43].

Die Entstehung der AIN wurde als Teil eines multifokalen Erkrankungs-
prozesses mit gleichzeitigem Befall von Zervix, Vagina, Vulva und Anus bei Frauen
[47] diskutiert. Zur AIN beim Mann wurde in ähnlicher Form die multifokale
HPV-Erkrankung bei Einbeziehung des Anus, der perianalen Zone und des Penis
in Erwägung gezogen [53]. Obwohl die Quelle analer Warzen oft ungeklärt bleibt,
scheint die HPV-Infektion der Entwicklung von AIN zeitlich vorauszugehen [41,
51], wobei bisher keine Daten zur Latenzzeit existieren.

Den Zusammenhang zwischen HPV und Analkarzinom belegen außer klinischen Beobachtungen und epidemiologischen Studien auch Laborstudienergeb-
nisse mit Nachweis von HPV-DNA und HPV-Antigenen in Analkarzinomen. Am
häufigsten wurde in Analkarzinomen HPV Typ 16 identifiziert, wobei die Nach-
weisrate abhängig war von der Sensitivität des verwendeten Testverfahrens [26].
In einer Studie von Higgins et al. [26] konnte HPV-RNA in 47 von 63 (75 %) Analkarzinomen und in 5 von 6 (83 %) Fällen von AIN III identifiziert werden. In
keinem von 6 untersuchten analen Adenokarzinomen und in keinem von 11
untersuchten Rektumadenokarzinomen wurde jedoch HPV-RNA nachgewiesen.
Am häufigsten war HPV Typ 16 identifiziert worden, wobei insbesondere der
RNA-Nachweis von E 6- und E 7-Protein hinweisend dafür ist, daß HPV eine kausale Rolle bei der Entstehung dieser Tumoren spielt. Ein klinisches Zeichen für

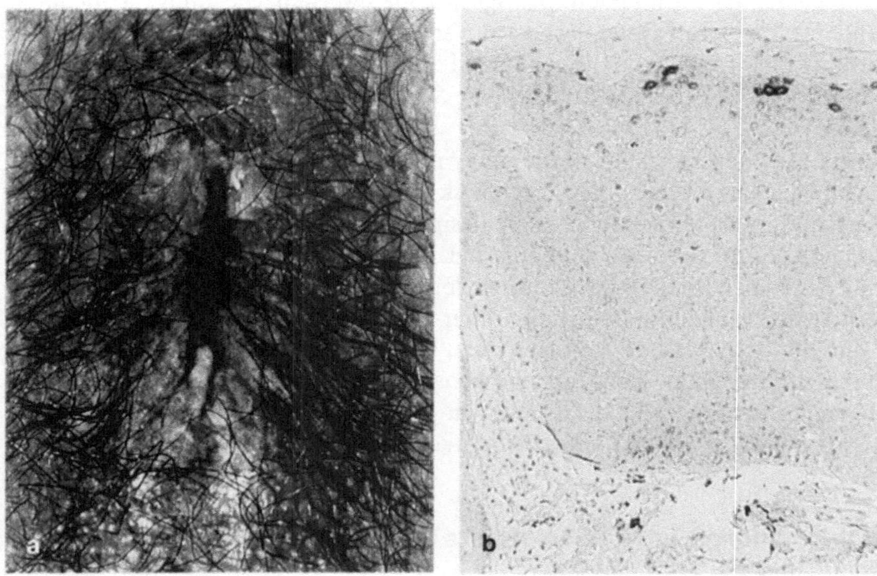

Abb. 5a, b Perianale fleckförmige Pigmentierungen; **b** Histologie aus **a**: Perianale intraepitheliale Neoplasie (PAIN) 3. Grades. HPV-DNA-Nachweis über In-situ-Hybridisierung in Kernen der oberflächlichen Zellschichten

die Infektion mit HPV-16 in der Perianalzone scheint der Nachweis von pigmentierten, vorwiegend makulösen und papulösen Effloreszenzen der perianalen Haut bzw. des Analrings zu sein [24].

Untersuchungen der perianalen Haut erbrachten bei 29 von 95 HIV-positiven Männern den Nachweis pigmentierter makulöser und papulöser Veränderungen, wobei 27 von 72 homosexuellen Männern und nur 2 von 23 heterosexuellen Männern diese Pigmentierungen aufwiesen. Bei 5 von 20 homosexuellen HIV-positiven Männern ließ sich histologisch eine schwere perianale intraepitheliale Neoplasie (PAIN III) nachweisen, wohingegen sich in keinem von 2 untersuchten heterosexuellen Männern diese schweren Dysplasiezeichen fanden (Gross et al., in Vorbereitung).

Therapie analer Condylomata acuminata und analer intraepithelialer Neoplasie bei HIV-positiven Männern

Eine endoskopische Untersuchung unter Zuhilfenahme eines Anoskops sollte erst nach Entfernung sichtbarer äußerer Läsionen erfolgen, um die HPV-Infektion nicht nach proximal zu verschleppen. Sichtbare Läsionen der Analmukosa sollten mittels Knipsbiopsie und Histologie untersucht werden [20].

Zur Therapie stehen Kryotherapie mit flüssigem Stickstoff, Elektrokauter, Lokalbehandlung mit Trichloressigsäure oder der CO_2-Laser zur Verfügung. Kontraindiziert ist die Therapie mit Podophyllin. Auch für Podophyllotoxin kann bisher keine Empfehlung ausgesprochen werden. Die adjuvante Behandlung mit Interferon systemisch kann versucht werden (subkutane Injektion in die Bauchhaut). Ein eindeutiger Vorteil dieser zusätzlichen Behandlung ist bisher jedoch über placebokontrollierte Studien ebenfalls nicht nachgewiesen worden.

Die routinemäßige Abnahme von Analabstrichen für zytologische Untersuchungen entsprechend der Diagnostik zervikaler HPV-Infektionen ist derzeit ebensowenig zu empfehlen wie die Essigsäuretouchierung mit 5- oder 3 %iger Essigsäure zum Nachweis subklinischer Läsionen im Analbereich. Die Behandlung der analen Kondylome und auch der AIN bei HIV-Patienten ist bisher nicht standardisiert. Follow-up-Studien über die Behandlung sind nicht publiziert. Sollte der behandelnde Arzt sich dazu entschließen, keine invasive Therapie durchzuführen, muß dringend eine konsequente Beobachtung dieser Patienten angeraten werden, z. B. im Abstand von 3–6 Monaten, um der Entwicklung von AIN und eines Analkarzinoms zuvorzukommen.

HPV-Infektionen und HPV-assoziierte intraepitheliale Neoplasien der weiblichen anogenitalen Region

Größtenteils treffen die Überlegungen, die für die analen HPV-Infektionen und AIN bei HIV-positiven Männern beschrieben wurden, auch für HPV-assoziierte Erkrankungen an der Cervix uteri bei HIV-positiven Frauen zu. Bereits Anfang der 80er Jahre wurden Studien mit hoher Fallzahl publiziert, die zeigten, daß die Prävalenz der zervikalen HPV-Infektionen und auch der HPV-assoziierten intraepithelialen Neoplasien (CIN) bei HIV-positiven Frauen im Vergleich zu HIV-negativen Frauen gesteigert ist [14, 36, 48].

In einer Studie an 67 Frauen, von denen 35 HIV-positiv waren, wies die Hälfte eine zervikale HPV-Infektion (über Southern-blot-Hybridisierung) auf. Im Vergleich dazu war bei 25 % der HIV-negativen Frauen eine HPV-Infektion an der Cervix uteri nachweisbar [14]. Die Studien von Feingold et al. [14] und die von Johnson et al. [31] deuten darauf hin, daß, ähnlich wie bei analer HPV-Infektion und AIN beim Mann, ein besonderes Risiko auch für die HIV-infizierte Frau vor allem bei fortgeschrittener Immunsuppression besteht. In der Studie von Feingold et al. [14] hatten 73 % der HIV-positiven symptomatischen Frauen eine HPV-Infektion im Vergleich zu 18 % asymptomatischen HIV-seropositiven Frauen. Elf von 22 (50 %) der symptomatischen HIV-positiven Frauen hatten Zervikalläsionen verglichen mit 3 von 13 (25 %) der asymptomatischen HIV-positiven Frauen. Die HPV-assoziierte CIN ist somit sehr häufig [14].

Seit dem 1. Januar 1993 haben die Centers for Disease Control der Vereinigten Staaten die AIDS-Falldefinition um das invasive Zervixkarzinom bei HIV-positiven Frauen erweitert. Vorausgesetzt, die Prävalenz der HPV-Infektionen und der HPV-assoziierten Erkrankungen ist bei HIV-positiven Frauen erhöht, müßte ebenfalls eine erhöhte Inzidenz des Zervixkarzinoms bei dieser Population beobachtet werden. Bis heute konnte jedoch eine signifikante Zunahme der Zahl der mitgeteilten Zervixkarzinomfälle unter HIV-positiven Frauen nicht bewiesen werden.

Hierfür existiert eine Reihe von Erklärungen:

1. Infolge der zytologischen (Papanicolaou-) Screeninguntersuchungen werden bei den meisten Frauen Vorstadien des Zervixkarzinoms entdeckt und behandelt, bevor sich ein invasives Karzinom entwickelt.
2. Wie bei analen HPV-Infektionen bzw. AIN beim Mann sterben HIV-positive Frauen, bevor die vorbestehende CIN sich in ein invasives Karzinom der Zervix entwickelt hat.

Das Verhalten des Zervixkarzinoms bei HIV-positiven Frauen scheint aggressiver als bei HIV-negativen Frauen zu sein, wie z. B. in einem Fallbericht eines Zervixkarzinoms mit rasch folgender disseminierter Karzinomatose innerhalb von 3 Monaten trotz Chemotherapie mit Cisplatin, Bleomycin und Mitomycin beschrieben wird [45].

Diagnostisches Vorgehen und Therapie bei CIN HIV-positiver Frauen

Zytologische Screeninguntersuchungen nach Papanicolaou sollten bei sexuell aktiven Frauen (mit Risiko für eine HIV-Infektion) jährlich erfolgen. Bei Frauen mit besonderem Risiko, d. h. mit häufig wechselnden Sexualpartnern, bzw. bei Frauen mit symptomatischer HIV-Erkrankung und Frauen mit CD4-Zahlen < 500/mm³ Blut, sollte öfter kontrolliert werden, z. B. alle 6 Monate.

Angesichts der multifokalen HPV-Infektion im Anogenitalbereich ist eine gründliche Untersuchung mit Hilfe eines Kolposkops dringend erforderlich, einschließlich der Vulva und der Vagina und auch des Anus (Anoskopie). Bei Nachweis einer Läsion über Kolposkopie (Essigsäuretouchierung) sollte eine bioptische bzw. histopathologische Untersuchung und Sicherung der Diagnose durchgeführt werden. Die Behandlung erfolgt entsprechend dem Ausmaß der Erkrankung entweder lokal mittels Podophyllotoxin, Trichloressigsäure, 5-Fluorouracil, Kryotherapie oder Lasertherapie. Nach der Therapie muß eine Kontrolle der Zervikalzytologie und der Kolposkopie im Abstand von 3 Monaten erfolgen.

Bei 3 hintereinander unauffälligen zytologischen und kolposkopischen Untersuchungen kann der Follow-up im Abstand von 6 Monaten fortgesetzt werden. Auf jeden Fall sollte jährlich kontrolliert werden. Auch hier ist es dringend erforderlich, eine Partneruntersuchung durchzuführen. Bei Nachweis von Läsionen beim Mann ist eine Therapie und Kondomschutz angezeigt.

Bedeutung von HPV bei der Pathogenese des Kaposi-Sarkoms

Das Kaposi-Sarkom ist bei weitem die häufigste AIDS-assoziierte Neoplasie. Bereits in der Anfangsphase der Epidemie bei homosexuellen Männern in den USA wurde es bei jedem 5. AIDS-Fall nachgewiesen. Da mehr als 90 % aller Patienten mit AIDS und Kaposi-Sarkom in den Vereinigten Staaten homosexuelle Männer sind, wurde nach Kofaktoren gesucht, die mit dem Lebensstil dieser Bevölkerungsgruppe kompatibel sind. Neben Zytomegalieviren wurden dabei auch Papillomviren als Kandidaten angesehen [1, 29]. Dies erfolgte insbesondere wegen gehäuftem Nachweis von HPV 16 und 18 in der Anorektalschleimhaut homosexueller Männer aus Europa und aus den USA und der möglichen Assoziation dieser Viren mit AIN und Analkarzinom (5, 15].

Bis heute ist die Ätiopathogenese des Kaposi-Sarkoms ungeklärt. Bereits 1987 konnte u. a. von Ambinder et al. [1] gezeigt werden, daß CMV-DNA-Sequenzen nicht in Kaposi-Sarkomgewebe nachweisbar sind. In gleicher Form konnten Biggar et al. [3] die zuvor mitgeteilten Nachweisergebnisse von HPV-Typ 16-DNA und HPV-assoziierten Antigenen [29, 40] widerlegen. Auch serologische Untersuchungen zum Nachweis von HPV-16/E 7-Antikörpern bei HIV-seropositiven Männern konnten die Hypothese der HPV-Genese des Kaposi-Sarkoms nicht unterstützen [25].

Zusammenfassung

Während die HPV-Infektion nach bisher vorliegenden Beobachtungen den Verlauf der HIV-Infektion nicht signifikant verändern kann, führt die HIV-induzierte Immunsuppression zu ausgeprägteren anogenitalen klinischen HPV-assoziierten Bildern im Anogenitalbereich. Dort lokalisierte Warzen sind vermehrt infektiös, sprechen schlechter auf Therapie an und neigen häufiger zu Rezidiven.

Bei ausgeprägter Immunsuppression werden gehäuft HPV-assoziierte intraepitheliale Neoplasien der Zervix uteri, der Vulva und der Analschleimhaut beobachtet. Mit Zunahme der Immunsuppression muß deshalb bei längeren Überlebenszeiten der HIV-infizierten Patienten mit einer weiteren Zunahme HPV-assoziierter maligner Tumoren nicht nur der Cervix uteri, sondern auch des äußeren Genitale bei beiden Geschlechtern und ganz besonders des Analkarzinoms bei homosexuellen HIV-positiven Männern gerechnet werden.

Literatur

1. Ambinder BJ, Neumann C, Hayward GS et al. (1987) Lack of association of cytomegalovirus with endemic African Kaposi's sarcoma. J Infect Dis 156: 193
2. Berger TG, Sawchuk WS, Leonardi C, Langenberg A, Tappero J, Leboit PE (1991) Epidermodysplasia verruciformis – associated papillomavirus infection complicating human immunodeficiency virus disease. Br J Dermatol 124: 79
3. Biggar RJ, Dunsmore N, Kurman RJ et al. (1992) Failure to detect human papillomavirus in Kaposi's sarcoma. Lancet 339: 1604
4. Boshart M, zur Hausen H (1986) Human papillomavirus in Buschke-Löwenstein tumors: physical state of the DNA and identification of a tandem duplication in the noncoding region of a human papillomavirus subtype. J Virol 58: 963
5. Caussy D, Goedert JJ, Palefsky J (1990) Interaction of human immunodeficiency and papillomaviruses: Association with anal epithelial abnormality in homosexual men. Int J Cancer 46: 214
6. Clerici U, Roilides E, Via CS, Pizzo PA, Shearer GM (1992) A factor from CD8 cells of human immunodeficiency virus-infected patients suppresses HLA self-restricted T-helper cell response. Proc Natl Acad Sci USA 89: 8424
7. Daling JR, Sherman KJ, Hislop TG, Maden C, Mandels MT, Beckman AM, Weiss NS (1992) Cigarette smoking and the risk of anogenital cancer. Am J Epidemiol 135: 180
8. Daniell HW (1985) Causes of anal carcinoma. J Am Med Assoc 254: 358

9. Desaintes C, Hallez S, Van AP, Buray A (1992) Transcriptional activation of several heterologous promoten by the E6 protein of human papillomavirus type 16. J Virol 66: 325

10. De Villiers EM (1989) Prevalence of HPV 7 papillomas in the oral mucosa and facial skin of patients with human immunodeficiency virus. Arch Dermatol 125: 1590

11. De Villiers EM, Schneider, A, Gross, G, zur Hausen H (1986) Analysis of benign and malignant urogenital tumors for human papillomavirus infection by labelling cellular DNA. Med Microbiol Immunol 174: 281

12. Douglas JM, Rogers U, Judson FN (1986) The effect of asymptomatic infection with HTLV 3 on the response of anogenital warts to intralesional treatment with recombinant alpha-2 interferon. J Infect Dis 154: 331

13. Evans BA, Dawson SG, McLean KA et al. (1986) Sexual lifestyle and clinical findings related to HLTV-III/LAV status in homosexual men. Genitourin Med 62: 384

14. Feingold AR, Vermund SH, Burk RD et al. (1990) Cervical cytological abnormalities and papillomavirus in women infected with human immunodeficiency virus. J Acquir Immune Defic Syndr Hum Retrovirol 3: 896

15. Frazer IH, Medley G, Crapper RM, Brown TC, Mackay IR (1986) Association between anorectal dysplasia, human papillomavirus and human immunodeficiency virus infection in homosexual men. Lancet II: 657

16. Gissmann L, Gross G (1985) Association of HPV with human tumors. Clin Dermatol 3: 124

17. Greenspan D, Greenspan JS, Conant M, Petersen V, Silverman SJR, de Souza Y (1984) Oral hairy leukoplakia in male homosexuals: Evidence of association with both papillomavirus and a herpes groups virus. Lancet II: 831

18. Greenspan D, de Villiers EM, Greenspan JS, de Souza YG, zur Hausen H (1988) Unusual HPV types in oral warts in association with HIV infection. J Oral Pathol 17: 482

19. Gross G (1993) Peeling mit dem CO_2-Laser Swiftlase. Laser stoppt Kondylome und Riesenmollusken. Therapiewoche 27: 2230

20. Gross G (1994) Treatment of human papillomavirus infection. In: Mindel A (ed) Genital warts. Human papillomavirus infection. Arnold, London Boston Melbourne Auckland, p 198

21. Gross G, Pfister H, Hagedorn M, Stahn W (1983) Effect of oral armatic retinoid (Ro10-9359) on human papillomavirus-2-induced common warts. Dermatologica 166: 48

22. Gross G, Wiegand H, Zentgraf H (1987) Epstein-Barr-Virus-Nachweis in oraler haariger Leukoplakie bei AIDS-Patienten, in Leukoplakien und unauffälligen Zungenepithelien. Z Hautkrankh 63: 44

23. Gross G, Roussaki A, Ikenberg H, Drees N (1991) Genital warts do not respond to systemic recombinant interferon alpha-2a treatment during cannabis consumption. Dermatologica 183: 203

24. Gross G, Berg B, Mausch HE (1993) Perianal pigmented bowenoid maculosis and intraepithelial neoplasia in a HIV-positive homosexual man. First description of a peculiar lesion. IXth International Conference on AIDS. IVth STD World Congress, Berlin, 6.–11. Juni 1993 (Abstract-Book)

25. Gross G, Pfister H, Wagner B, Brockmeyer N (1994) Prevalence of antibodies to HPV 16-E7-protein does not differ between AIDS-patients with and without Kaposi´s sarcoma. Genitourin Med 70: 70

26. Higgins GD, Uzelin DM, Phillips GE, Pietersen AS, Burrell CJ (1991) Differing characteristics of human papillomavirus RNA-positive and RNA-negative anal carcinomas. Cancer 68: 561

27. Holly EA, Whittemore AS, Aston DA, Ahn DK, Nickoloff BJ, Kristiansen JJ (1989) Anal cancer incidence: Genital warts, anal fissure, or fistula, hemorrhoids, and smoking. J Natl Cancer Inst 81: 1726

28. Holmes F, Borek D, Owen-Kummer M et al. (1988) Anal cancer in women. Gastroenterology 95: 107

29. Huang YQ, Li JJ, Rush MG et al. (1992) HPV-16-related DNA sequences in Kaposi´s sarcoma. Lancet 339: 515

30. Jablonska S (1990) Human papillomaviruses in skin carcinomas. In: Pfister H (ed) Papillomaviruses and human cancer. CRC-Press, Boca Raton/FL, p 45

31. Johnson JC, Burnett AF, Willet GD, Young MA, Doniger J (1992) High frequency of latent and clinical human papillomavirus cervical infection in immunocompromised human immunodeficiency virus infected women. Obstet Gynecol 79: 321

32. Judson FN (1992) Interactions between human papillomavirus and human immunodeficiency virus infection. In: Munoz N, Bosch FX, Shah KV, Meheus A (eds) The epidemiology of cervical cancer and human papillomavirus. IARC Scionlific Publ No. 119, pp 199–207

33. Kiviat N, Rompalo A, Bowden R et al. (1990) Anal human papillomavirus infection among human immunodeficiency virus seropositive and seronegative men. J Infect Dis 162: 358

34. Laga M, Icenogle JP, Marsella R et al. (1992) Genital papillomavirus infection and cervical dysplasia – opportunistic complications of HIV infection. Jut J Cancer 50: 45

35. Law CL, Quassim M, Thompson CH, Rose BR, Grace J, Morris BJ, Cossart YE (1991) Factors associated with clinical and subclinical anal human papillomavirus infection in homosexual men. Genitourin Med 67: 92

36. Maiman M, Fruchter RG, Serur E, Remy JC, Feuer G, Boyce J (1990) Human immunodeficiency virus infection and cervical neoplasia. Gynecol Oncol 38: 377

37. Melbye M, Palefsky J, Gonzales J, Biggar RJ, Danish Cancer Registry (1990) Immune status as a determinant of human papillomavirus detection and its association with anal epithelial abnormalities. Papillomavirus Workshop (May 1990, Heidelberg, Germany) (Abstract-Book)

38. Melbye M, Sprogel P (1991) Aetiological parallel between anal cancer and cervical cancer. Lancet II: 657

39. Melchers W, de Mare S, Kuttert E, Galama J, Walboomers J, van den Brulet T (1993) Human papillomavirus and cutaneous warts in meat handlers. J Clin Microbiol 31: 2547

40. Nickoloff BJ, Huang YQ, Li JJ, Friedman-Kien AE (1992) Immunhistochemical detection of papillomavirus antigens in Kaposi´s sarcoma. Lancet 339: 548

41. Oriel D (1971) Anal warts and anal coitus. Br J Ven Dis 47: 373

42. Palefsky JM, Greenblatt RM, Ahn DK, Hollander H (1990) Anal intraepithelial neoplasia and anal papillomavirus infection among homosexual males with group IV HIV disease. J Am Med Assoc 263: 2911

43. Penn I (1986) Cancers of the anogenital region in renal transplant recipients. Cancer 58: 611

44. Prose NS, Knebel-Doeberitz C, Miller C, Milburn PB, Heilmann E (1990) Widespread flat warts associated with human papillomavirus type 5: A cutaneous manifestation of human immunodeficiency virus infection. Arch Dermatol 23: 978

45. Rellihan MA, Dooley DP, Burke TW, Berkland ME, Longfield RN (1990) Rapidly progressing cervical cancer in a patient with human immunodeficiency virus infection. Gynecol Oncol 36: 435

46. Schöfer HF, Ochsendorf FR, Helm EB, Milbradt R (1987) Treatment of oral "hairy" leukoplakia in AIDS patients with vitamin A (topically) or Acyclovir (systemically). Dermatologica 174: 150

47. Scholefield JH, Hickson WGE, Smith JHF, Rogers K, Sharp F (1992) Anal intraepithelial neoplasia: part of a multifocal disease process. Lancet II: 1271

48. Schrager LK, Friedland GH, Maude D et al. (1992) Cervical and vaginal squamous cell abnormalities in women infected with human immunodeficiency virus. J Acquir Immune Defic Syndr Hum Retrovirol 2: 570

49. Shearer G, Clerici M (1992) TH1 and TH2 cytokine production in HIV infection. Eight International Conference on AIDS, Amsterdam, The Netherlands (Abstract-Book)

50. Snijders PJF, Schulten EAJM, Mullink H et al. (1990) Detection of human papillomavirus and Epstein-Barr-Virus DNA sequences in oral mucosa of HIV-infected patients by the polymerase-chain-reaction. Am J Pathol 137: 659

51. Sonnex C, Kocjan G, Kelly G et al. (1991) Anal human papillomavirus infection in heterosexuals with genital warts – prevalence and relation with sexual behaviour. Br Med J 303: 1243

52. Steger G, Olszewsky M, Stockfleth E, Pfister H (1990) Prevalence of antibodies to human papillomavirus type 8 in human sera. J Virol 64: 4399

53. Syrjänen SM, von Krogh G, Syrjänen K (1989) Anal condylomas in men. 1. Histopathological and virological assessment. Genitourin Med 65: 216

Diagnostische Kriterien und Therapie der Neurolues

R. Malessa, M.W. Agelink, L. Mertins, N. H. Brockmeyer

Während in Europa auch im letzten Jahrzehnt die Zahl der gemeldeten Syphilis-
fälle weiter rückläufig war, ist es in den USA seit 1985 zu einem drastischen
Anstieg der Inzidenz dieser Erkrankung gekommen, zeitlich korreliert mit der
Zunahme von HIV-Infektionen. Auch die Prävalenz der Neurosyphilis ist seit
Einsetzen der HIV-Epidemie angestiegen.

Die Diagnose einer Neurosyphilis ist bereits beim immunkompetenten Patienten nicht immer einfach zu stellen. Es gibt keinen Liquortest, der sowohl hoch-
sensitiv als auch hochspezifisch wäre. Deshalb basiert die klinische Diagnostik auf
der Beurteilung der Kombination klinischer, serologischer und liquordiagnostischer Parameter. Der direkte Erregernachweis spielt in der Routinediagnostik
keine Rolle, der sensitive Infektionsversuch am Kaninchen findet allenfalls im
Rahmen wissenschaftlicher Untersuchungen Verwendung. Selbst ein negativer
Inokulationstest schließt das Vorliegen einer Neurosyphilis nicht sicher aus.
Amplifikation und Nachweis von Treponema-pallidum-spezifischen Nuklein-
säurestrukturen mit der PCR-Technik befinden sich in der Erprobung, der zu-
künftige Stellenwert dieser neuen Methode im Rahmen der Neurosyphilis-
diagnostik ist derzeit noch nicht abzuschätzen.

Diagnose der Neurosyphilis

- Klinik: „Chamäleon"
- Serum: TPHA, FTA-ABS, VDRL, 19-S-IgM-FTA-ABS
- Liquor: TPHA, FTA-ABS, VDRL, 19-S-IgM-FTA-ABS
- Liquoranalyse: Pleozytose, Proteinerhöhung, oligoklonale Banden
- *Erregernachweis*

Epidemiologische Studien berichten über eine hohe Koinzidenz zwischen HIV-
Infektion und Syphilis; die Angaben schwanken je nach Kollektiv zwischen 20 und
75 %. Dies wird nicht nur durch den gemeinsamen sexuellen Übertragungsweg
erklärt, sondern auch dadurch, daß eine Koinfektion die Übertragungswahr-
scheinlichkeit beider Erkrankungen erhöht. Vor diesem Hintergrund ist es
erstaunlich, daß die Prävalenz der Neurosyphilis bei HIV-infizierten Patienten
gering zu sein scheint, sie wird derzeit auf etwa 1 % geschätzt.

Es liegt nahe, darüber nachzudenken, ob sich eine Neurosyphilis bei gleichzeitiger HIV-Erkrankung dem Nachweis entziehen kann. Dazu einige grundsätz-

liche Überlegungen: Die korrekte Diagnose einer Neurosyphilis bei der HIV-Infektion setzt voraus, daß man die klinischen Besonderheiten, die sich aus der Koinfektion ergeben können, kennt. Erste klinische Beobachtungen entsprachen der Erwartung, daß sich eine Neurosyphilis bei Patienten mit Immundefizit durch atypische, rasch progressive und z. T. schwere Verläufe auszeichnen würde. Dann folgten Berichte, die keine relevanten Unterschiede im Verlauf finden konnten. Inzwischen scheinen folgende Besonderheiten für die Neurosyphilis bei HIV-Infektion gesichert:

1. Viele HIV-infizierte Patienten entwickeln eine Neurosyphilis, obwohl sie früher adäquat wegen einer primären oder sekundären Syphilis antibiotisch behandelt worden waren. Das ist nicht verwunderlich, wenn man bedenkt, daß bereits beim immunkompetenten Patienten in frühen Phasen der Syphilis vitale Treponemen in bis zu 40 % der Fälle ins ZNS gelangen und dort persistieren können. Das ZNS fungiert hier quasi als immunologische Nische und schützt vor treponemiziden Penicillinkonzentrationen. Während ein intaktes Immunsystem die weitere Vermehrung dieser Erreger normalerweise zu verhindern vermag, kommt es bei HIV-infizierten Patienten mit progredienter Immundysregulation im Zeitverlauf offensichtlich häufiger zu einer intrathekalen Reaktivierung.
2. Eine Koinfektion von Syphilis und HIV ist mit einer bislang ungeklärten Zunahme okulärer Syphilismanifestationen assoziiert.
3. Asymptomatische Neurosyphilitiden bei HIV-infizierten Patienten sind möglich. Diesem Sachverhalt wurde bisher wenig Beachtung geschenkt. Doch legt er nahe, daß die Neurosyphilis bei der HIV-Infektion auch einen sehr blanden klinischen Verlauf nehmen kann.

Wenn mitigierte Verlaufsformen möglich sind, dann könnte es sehr leicht zu Verwechslungen zwischen neurosyphilisinduzierten und primär HIV-assoziierten neurologischen Störungen kommen, die häufig als Konzentrationsstörungen, rekurrente Kopfschmerzen oder Einbuße der kognitiven Leistungsfähigkeit imponieren.

Tabelle 1 zeigt klinische, serologische und liquordiagnostische Merkmale der Neurosyphilis bei immunkompetenten Patienten und stellt die jeweiligen Charakteristika der HIV-Infektion bzw. HIV-assoziierter neurologischer Komplikationen gegenüber. Liquorveränderungen, vergleichbar mit denen bei Neurosyphilis, gibt es bei der HIV-Infektion auch ohne begleitende Neurosyphilis. Man

Tabelle 1. Gegenüberstellung klinischer, serologischer und liquordiagnostischer Merkmale der Neurosyphilis bei immunkompetenten Patienten und Charakteristika der HIV-Infektion selbst (Erläuterung im Text)

	Neurosyphilis	HIV-1 Infektion und assoziierte neurologische Komplikationen
Klinik	Chamäleon	Chamäleon
Serologie	Diagnostisch wegweisend	Zuverlässigkeit eingeschränkt
Liquor	Leichte bis mäßige Pleozytose, Eiweißanstieg	Leichte bis mäßige Pleozytose, Eiweißanstieg

findet sie bereits bei einem großen Teil asymptomatischer HIV-Patienten. Entsprechend schwierig kann die Bewertung einer Pleozytose im Einzelfall sein.

Serologische Befunde, nach wie vor unverzichtbarer Bestandteil der Syphilisdiagnostik, können bei HIV-infizierten Patienten unzuverlässig sein. Häufig sieht man eine unspezifische polyklonale B-Zellstimulation, die zu der bei HIV-Patienten bekannten Hypergammaglobulinämie führt und im Einzelfall die Reaktivierung einer früheren Infektion vortäuschen kann. Inzwischen ist bekannt, daß bei HIV-seropositiven Patienten mit Syphilis nicht selten besonders hohe Lipoid-Antikörper (VDRL-Test) nachweisbar sind, die jedoch auch falsch-positiv sein können, und daß ein Titerabfall nach Therapie deutlich verzögert eintreten kann. Andererseits kann bei der HIV-Infektion aber auch die spezifische Immunantwort auf ein neues oder reaktiviertes Antigen herabgesetzt und folglich ein Antikörperanstieg vermindert oder deutlich verzögert sein (bei akuter Toxoplasmaenzephalitis wundert sich niemand mehr über das häufige Ausbleiben signifikanter Titersprünge im Serum oder über das etwaige Fehlen von Toxoplasmaantikörpern im Liquor). Auch bei manifester HIV-assoziierter Syphilis sieht man vereinzelt keine oder eine nur verspätet einsetzende serologische Reaktion.

In den Fällen, in denen Liquorbefunde und Serologie keine eindeutige Differenzierung zulassen, hängt die Verdachtsdiagnose entscheidend von der Beurteilung des klinischen Bildes ab. Wenn es jedoch tatsächlich blande Formen der Neurosyphilis im Rahmen der HIV-Infektion gibt, könnten diese Gefahr laufen, als primär HIV-assoziierte Komplikationen verkannt zu werden. Wir haben deshalb eine Studie konzipiert, um folgende Fragen zu klären:

1. Gibt es bei HIV-infizierten Patienten Manifestationen der Neurosyphilis, die weder serologisch, liquordiagnostisch noch klinisch diagnostiziert werden können?
2. Ist eine empirische antibiotische Therapie in Zweifelsfällen vertretbar und differentialdiagnostisch von Nutzen?

Methodik

Die vorliegende prospektive Studie wurde in enger Zusammenarbeit mit der Dermatologischen Klinik der Essener Universitätsklinik durchgeführt. Das initiale Screening beinhaltete die Erhebung des Immunstatus, eine detaillierte neurologische Untersuchung und Exploration sowie die Bestimmung der Syphilisserologie bei 223 HIV-seropositiven Männern. Dabei wurde der Treponema-pallidum-Hämagglutinationstest (TPHA) als Suchtest verwendet, der FTA-ABS als Bestätigungstest. Abbildung 1 zeigt die relevanten Ergebnisse im Überblick.

72 HIV-Patienten (32 %) hatten ein positives TPHA-Testergebnis. Bei 23 dieser Patienten (32 %) fanden sich bei gezielter Exploration neurologische Auffälligkeiten im Sinne von rekurrenten Kopfschmerzen („anders als früher"), Konzentrationsminderung und/oder Einschränkungen der kognitiven Leistungsfähigkeit. Gleichartige neurologische Beschwerden fanden sich auch bei 96 Patienten in der Gruppe der HIV-infizierten Patienten mit negativem TPHA

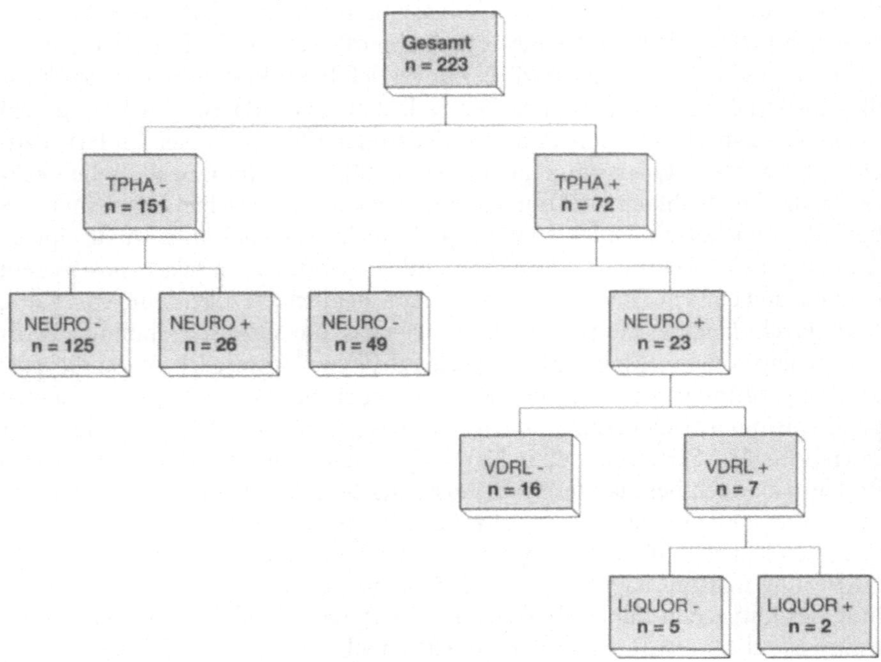

Abb. 1. Ergebnisse der Syphilisserologie bei 223 HIV-positiven Patienten im Überblick (vgl. Text).

Tabelle 2. Demographische und immunologische Daten der Patienten mit gesicherter (Nr. 1 u. 2) und möglicher Neurosyphilis (Nr. 3–7)

Patienten Nr.	1	2	3	4	5	6	7
Alter (Jahre)	25	38	26	30	35	36	36
WR-Stadium	5	4	2	2	4	4	2
Leukocyten (/µl)	4300	6200	4300	8000	7300	4000	6200
CD 4-Zellzahl (/µl)	270	480	550	590	350	350	1200
CD 4/CD 8-Quotient	0,3	0,3	0,8	0,3	0,2	0,3	1,4
Frühere Syphilis	sekundär	primär	primär	primär	primär	primär	primär

Test. Insgesamt 7 HIV-seropositive Patienten hatten einen reaktiven VDRL-Test und/oder einen positiven 19 S-IgM-FTA-ABS-Befund im Serum.

In Tabelle 2 sind demographische und immunologische Daten dieser 7 Patienten zusammengefaßt. Nur 2 von ihnen zeigten einen reaktiven VDRL-Test im Liquor, der als sicheres Indiz für das Vorliegen einer aktiven Neurosyphilis zu werten ist, in den übrigen 5 Fällen waren sowohl der VDRL-Test als auch der 19 S-IgM-FTA-ABS-Test im Liquor negativ, eine aktive Neurosyphilis somit weniger wahrscheinlich, aber nicht ausgeschlossen. Alle 7 Patienten wurden unab-

hängig von einem reaktiven oder nichtreaktiven Liquor-VDRL-Befund hoch-
dosiert antibiotisch behandelt. In 6 Fällen gaben wir Penicillin G i.v. in einer
Dosierung von 4mal 10 Mio. I.E./Tag über einen Zeitraum von 14 Tagen, in einem
Fall wurde die Therapie wegen einer Penicillinallergie auf die i.v. Gabe von 4mal
500 mg Erythromycin/Tag über den gleichen Zeitraum umgestellt[1].

Die Struktur des Programms der anschließenden 9-monatigen Verlaufsuntersuchung ist in Tabelle 3 dargestellt. Die Liquordiagnostik beinhaltete die Bestimmung der Zellzahl, der Gesamtproteinkonzentration, des Albumin-Liquor-Serum-
Quotienten und des Delpech-Index sowie den Nachweis oligoklonaler Banden. Um
mögliche Veränderungen kognitiver Parameter zu objektivieren, wurde zusätzlich
zur klinischen Evaluation eine elektrophysiologische Untersuchung, die Ableitung
akustisch evozierter, ereigniskorrelierter Potentiale (P 300) vorgenommen. Details
zu dieser Methodik werden zusammen mit den Ergebnissen besprochen.

Tabelle 3. Struktur der 9-monatigen Verlaufsuntersuchung

	Initial	+ 3 Monate	+ 6 Monate	+ 9 Monate
Neurologische Untersuchung	•	•	•	•
Syphilisserologie im Serum	•	•	•	•
Syphilisserologie im Liquor	•		•	
Liquordiagnostik	•		•	
Ereigniskorrelierte Potentiale P 300	•	•		•

Ergebnisse und Diskussion

Klinik

Eine Abnahme der Kopfschmerzintensität und -frequenz wurde von 4/5 Patienten
angegeben; 3/4 Patienten berichteten über ein nach der Therapie wieder normales
Konzentrationsvermögen. Während der gesamten 9-monatigen Verlaufsuntersuchung wurde keine erneute Verschlechterung der Symptomatik beobachtet.

Serologie

Tabellen 4 und 5 fassen die serologischen Ergebnisse im Zeitverlauf zusammen.
Die VDRL-Serumtiter waren 6 Monate nach Therapie bei allen Patienten mit
initial reaktiven Tests rückläufig, interessanterweise nach z. T. passagerer Erhöhung um 2–3 Titerstufen. Ein solches Phänomen wird bisweilen auch bei immunkompetenten Patienten beobachtet und ist am ehesten auf eine Immunstimu-
lation durch antibiotikainduzierte Antigenfreisetzung zurückzuführen. Der

---

[1] Nach neuesten Literaturberichten sind in letzter Zeit vermehrt Therapieversager unter Erythro-
mycingabe gesehen worden, so daß heute Erythromycin nicht mehr als Alternativpräparat zur
Behandlung einer Neurosyphilis empfohlen werden kann.

Tabelle 4. Syphilisserologie im Serum vor und nach Antibiotikatherapie

Patienten Nr.	1	2	3	4	5	6	7
TPHA							
Initial	1 : 2560	1 : 5120	1 : 1280	1 : 1280	1 : 1280	1 : 80	1 : 5120
+ 3 Monate	1 : 1280	1 : 2560	1 : 1280	1 : 80	1 : 1280	1 : 80	1 : 1280
+ 6 Monate	1 : 2560	1 : 1280	1 : 1280	1 : 80	1 : 2560	1 : 80	1 : 640
+ 9 Monate	1 : 2560	1 : 1280	1 : 640	1 : 80	1 : 5120	n.d.[a]	1 : 640
VDRL							
Initial	1 : 32	1 : 16	neg.	neg.	1 : 8	neg.	1 : 32
+ 3 Monate	1 : 256	1 : 32	neg.	neg.	1 : 64	neg.	1 : 128
+ 6 Monate	1 : 16	1 : 4	neg.	neg.	1 : 4	neg.	1 : 8
+ 9 Monate	1 : 16	1 : 4	neg.	neg.	1 : 4	n.d.[a]	1 : 4
FTA ABS-IgM							
Initial	pos.	pos.	pos.	pos.	pos.	pos.	pos.
+ 3 Monate	pos.	pos.	neg.	neg.	pos.	neg.	neg.
+ 6 Monate	pos.	pos.	neg.	neg.	neg.	neg.	neg.
+ 9 Monate	neg.	neg.	neg.	neg.	neg.	n.d.[a]	neg.

[a]Nicht durchgeführt.

Tabelle 5. Syphilisserologie im Liquor vor und nach Antibiotikatherapie

Patienten Nr.	1	2	3	4	5	6	7
TPHA							
Initial	1 : 64	1 : 1024	1 : 4	1 : 8	1 : 16	1 : 8	1 : 256
+ 6 Monate	1 : 64	1 : 1024	1 : 8	1 : 4	1 : 16	1 : 8	1 : 32
VDRL							
Initial	1 : 2	1 : 32	neg.	neg.	neg.	neg.	neg.
+ 6 Monate	neg.	1 : 4	neg.	neg.	neg.	neg.	neg.[a]
FTA ABS-IgM							
Initial	neg.	pos.	neg.	neg.	neg.	neg.	neg.
+ 6 Monate	neg.	neg.	neg.	neg.	neg.	neg.	neg.

[a]Intermittierend positiver Test 3 Monate nach Therapie

19 S-IgM-FTA-ABS-Befund wurde in allen Fällen negativ, bei 2 Patienten jedoch erst nach 9 Monaten. Bei den beiden Patienten mit VDRL-reaktiver, gesicherter Neurosyphilis wurde in einem Fall der VDRL-Test im Liquor negativ, im anderen fiel er um 3 Titerstufen, und der initial positive 19 S-IgM-FTA-ABS-Test wurde negativ. Alle übrigen Patienten hatten im Liquor bereits initial negative 19 S-IgM-FTA-ABS-Befunde. Bemerkenswert war die Beobachtung, daß bei einem Patienten mit initial negativem VDRL eine zusätzliche Liquoruntersuchung 3 Monate nach Antibiotikatherapie einen passager positiven VDRL-Test zeigte (humorale Reaktion auf antibiotikainduzierte intrathekale Antigenfreisetzung?).

Liquordiagnostik

Die eindeutige Verbesserung der Liquorparameter im Zeitverlauf (Tabelle 6) unterstrich den klinischen Eindruck eines positiven Effektes der hochdosierten Antibiotikatherapie. Bei 6 Patienten fand sich initial eine mäßige Erhöhung der Zellzahl, wie sie häufig auch im Rahmen der HIV-Infektion beobachtet wird. Nach Therapie zeigte sich uniform eine ausgeprägte Reduktion bzw. Normalisierung der Pleozytose. Bei den 3 Patienten mit initial pathologischem Albumin-Liquor-Serum-Quotienten (größer als 7,4) kam es in 2 Fällen zu einer Normalisierung, im 3. Fall zu einem deutlichen Absinken des Quotienten als Hinweis auf eine gebesserte Funktion der Blut-Hirn-Schranke nach Antibiotikatherapie. Insgesamt müssen die Ergebnisse als deutlicher Hinweis auf die bakterielle Genese der initialen entzündlichen Liquorveränderungen gewertet werden.

Tabelle 6. Liquordiagnostik vor und 6 Monate nach Antibiotikatherapie

Patienten Nr.	1	2	3	4	5	6	7
Leukozyten/mm^3							
Initial	1	83	12	13	16	18	40
+ 6 Monate	0	2	2	7	4	6	5
Gesamtprotein (mg/dl)							
Initial	30	n.d.	41	35	26	155	72
+ 6 Monate	24	58	50	36	24	69	53
Albumin-L/S-Quotient							
Initial	2,9	7,9	5,0	2,5	3,5	22,5	8,4
+ 6 Monate	2,8	6,1	6,7	2,9	2,9	9,3	6,9
IgG-Delpech-Index							
Initial	0,68	3,92	0,75	1,26	0,52	0,71	2,26
+ 6 Monate	0,62	1,47	0,68	1,11	2,28	0,67	1,09
Oligoklonale Banden							
Initial	pos.	pos.	pos.	pos.	pos.	neg.	pos.
+ 6 Monate	pos.	neg.	n.d.[a]	pos.	neg.	neg.	pos.

[a]Nicht durchgeführt.
Normwerte: Albumin-L/S-Quotient < 7,4; IgG-Delpech-Index < 0,70.

Ereigniskorrelierte Potentiale (P 300)

Zur Verlaufsuntersuchung ereigniskorrelierter Potentiale (P 300) verwendeten wir ein akustisches Zweitonstandardparadigma. Ein kompletter elektrophysiologischer Datensatz initial, nach 3 und 9 Monaten konnte bei 5 Patienten erhoben werden. Den Patienten wurden über Kopfhörer binaural (65 dBSL) ein häufiger Grundton tiefer Frequenz (800 Hz; Häufigkeit 85 %) und ein seltener hoher Signalton (1400 Hz; Häufigkeit 15 %) in unregelmäßiger Folge eingespielt. Die Patienten wurden instruiert, beim Erkennen eines Signaltones mit dem rechten Zeigefinger kurz auf eine Taste zu drücken. Zur Auswertung wurden nur artefaktfreie (EOG-Artefaktunterdrückung) „Single-sweeps" bei richtig erkanntem

Signalton berücksichtigt. EEG-Sequenzen wurden jeweils 50 ms vor bis 984 ms nach dem akustischen Reiz online gespeichert. Es erfolgte ein Averaging von mindestens 40 Potentialantworten auf einen Signalreiz. Das korrekte Erkennen des Signaltones führt zu einem positiven Potential, das mit einer Latenz von etwa 300 ms über dem Skalp abgeleitet werden kann. Die Ableitung erfolgte an standardisierten Ableitepunkten (International 10–20-System) mit 19 Skalpelektroden. Für die Auswertung wurden die Ableitepunkte der Schädelmitte über fron-

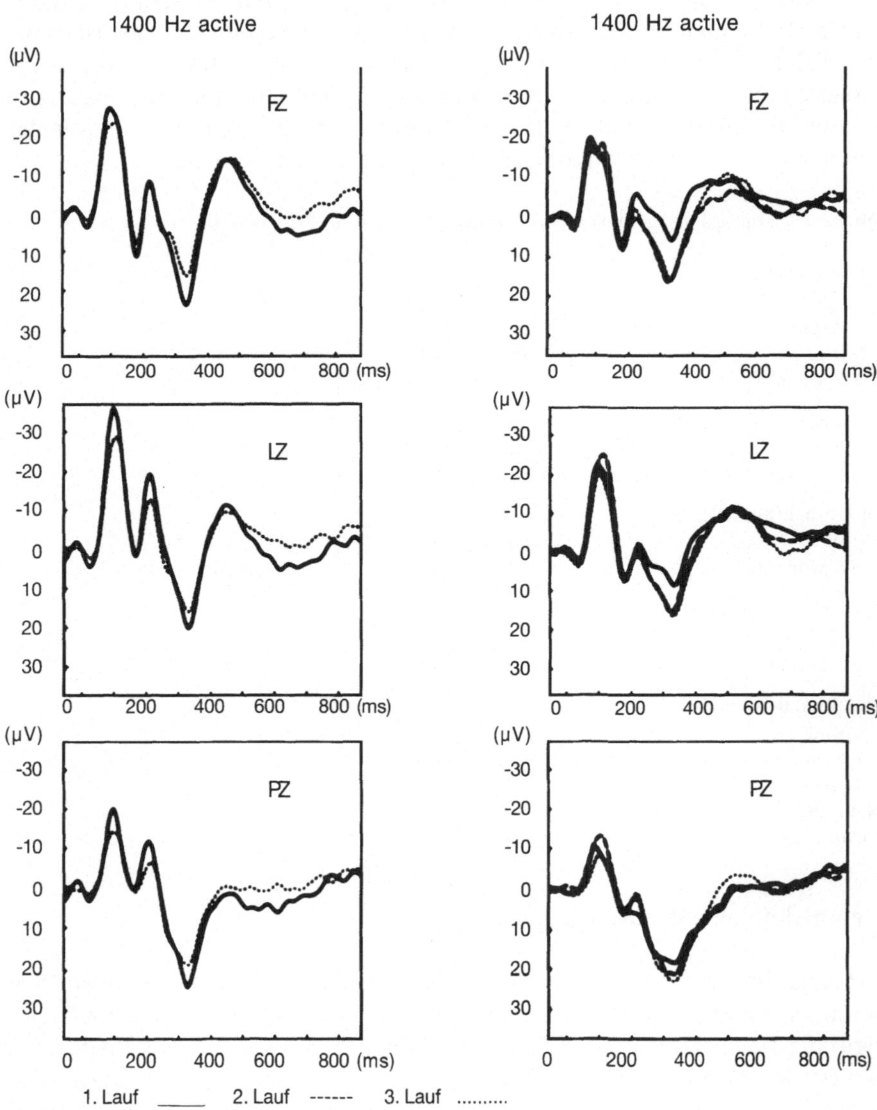

Abb. 2. Gemittelte Potentialantworten über den Ableitepunkten Fz, Cz und Pz in der gruppenspezifischen Aufsummierung (sog. Grand average) für das Kontrollkollektiv (*linke Säule*) und das Patientenkollektiv (rechte Säule). Die Ableitungen erfolgten direkt vor Therapie (durchgezogene Linie) sowie drei Monate (gestrichelte Linie) und neu Monate (gepunktete Linie) nach antibiotischer Therapie.

tal (Fz), zentral (Cz) und parietal (Pz) berücksichtigt, die Registrierungen über den anderen Ableitepunkten dienten der Potentialzuordnung und -analyse.

Um eine adäquate statistische Auswertung der P 300-Verlaufsdaten zu ermöglichen, wurde ein bezüglich Alter, Walter-Reed-Stadium und antiretroviraler Vormedikation gematchtes Kontrollkollektiv HIV-seropositiver männlicher Probanden selektiert (n = 7), die weder anamnestisch noch serologisch Hinweise auf eine früher durchgemachte Syphilisinfektion aufwiesen. Abbildung 2 zeigt die gemittelten und aufsummierten Potentialantworten (sog. „grand average") für das Kontrollkollektiv (linke Säule) und das Patientenkollektiv (rechte Säule). In der Gruppe der unbehandelten Probanden nimmt die P 300-Amplitude im Verlauf geringfügig ab. Dies korreliert gut mit bisher publizierten Verlaufsuntersuchungen des P 300 bei HIV-seropositiven Patienten. Im Gegensatz dazu zeigte sich bei den therapierten Patienten eine signifikante frontal betonte Zunahme der Potentialamplitude um mehr als 150 %. Dies ist als Zuwachs kognitiver Ressourcen zu werten. Die statistische Auswertung dieser Ergebnisse ist in Tabelle 7 dargestellt.

Tabelle 7. Mittlere P 300-Amplituden und Latenzen bei frontaler (Fz), zentraler (Cz) und parietaler (Pz) Ableitung

| | HIV+ Patienten (n = 5) | | HIV+ Kontrollen (n = 7) | | ANOVA | |
	Initial	+ 9 Monate	Initial	+ 9 Monate	F Wert	p Wert
Amplituden(μV)						
Fz	6,73	17,10	24,25	18,35	12,41	0,005
Cz	16,46	22,52	20,73	17,85	6,00	0,05
Pz	23,66	26,98	24,83	21,29	2,55	ns[a]
Latenzen (ms)						
Fz	342,7	338,7	335,4	333,1	0,05	ns[a]
Cz	331,2	338,4	338,3	334,9	1,06	ns[a]
Pz	350,0	342,7	338,9	336,0	0,13	ns[a]

[a]Nicht signifikant.

Resümee

Die Ergebnisse dieser prospektiven Studie lassen folgende Schlußfolgerungen zu:
1. Der klinische Verlauf, die Liquorverbesserungen und die elektrophysiologischen Daten sprechen für das Vorliegen einer aktiven Neurosyphilis bei allen hier behandelten HIV-infizierten Patienten.
2. Mitigierte Formen der Neurosyphilis mit unzuverlässiger Liquorserologie sind bei der HIV-Infektion möglich und können sich bei Anwendung üblicher Diagnosekriterien der Diagnosestellung entziehen.
3. Eine probatorische, hochdosierte antibiotische Therapie ist in Verdachtsfällen gerechtfertigt und kann einen Ausweg aus dem diagnostischen Dilemma bieten.
4. Zweifel an den bisherigen Angaben zur Prävalenz der Neurosyphilis bei HIV-Infektion sind begründet. In der aktuellen Untersuchung ist die Prävalenz mit 3,1 % etwa dreimal so hoch wie bislang angegeben.

Molekularbiologische Ansätze zur Entwicklung neuer Behandlungsformen für das AIDS-assoziierte Kaposi-Sarkom*

M. Stürzl, R. Dah-Shuhn, R. Köster

Kaposi-Sarkom-(KS-)Zellen wurden aus KS-Biopsien der Haut von AIDS-Patienten kultiviert. Kultivierte KS-Zellen weisen ein identisches Muster der Genexpression wie die KS-Spindelzellen in vivo auf, die als die eigentlichen Tumorzellen des KS betrachtet werden. Aufgrund dieser Übereinstimmung kann davon ausgegangen werden, daß kultivierte KS-Zellen den KS-Spindelzellen entsprechen. Diese Zellkulturen wurden als ein In-vitro-Modellsystem für Untersuchungen zur KS-Pathogenese und -therapie eingesetzt.

Die Kombination von In-vitro-Untersuchungen an kultivierten KS-Zellen und von In-vivo-Untersuchungen an histologischen Schnitten von KS-Biopsien erbrachte 2 entscheidende Ergebnisse. Sie zeigte, daß

1. parakrine Wirkmechanismen von *„platelet-derived growth factor"* (PDGF), einem Hauptmitogen des Serums, eine entscheidende Rolle in der Pathogenese des KS spielen und daß
2. die Wirkung von Interferon α, und „Stealth"-liposomalem Doxorubicin (der beiden gebräuchlichsten Medikamente für die Behandlung des KS) auf kultivierte KS-Zellen die klinischen Wirkungen dieser Substanzen widerspiegelt.

Besonders das zweite Ergebnis weist darauf hin, daß kultivierte KS-Zellen ein geeignetes In-vitro-Modellsystem für die Entwicklung neuer Therapieformen darstellen. Therapeutika, die an kultivierten KS-Zellen entwickelt werden, könnten somit auch bei der Anwendung am Patienten erfolgreich sein. Besonders geeignet sollten solche Therapeutika sein, die spezifisch auf die Hemmung der PDGF-Wirkung im Tumor ausgerichtet sind. Deshalb wurde eine lösliche extrazytoplasmatische Domäne des PDGF-Rezeptors (XR-Protein) als potentieller Hemmstoff der PDGF-Wirkung erprobt. Mit dem XR-Protein, das frei zirkulierendes PDGF mit hoher Affinität bindet, konnte sowohl die PDGF-induzierte Aktivierung des PDGF-Rezeptors von KS-Zellen als auch die PDGF-induzierte Proliferation sehr effizient gehemmt werden. Das XR-Protein könnte bei lokaler Applikation oder bei systemischer Gabe in Kombination mit Vehikeln (z. B. Liposomen), welche die Anreicherung des Wirkstoffes in der Läsion steuern, einen wirksamen Ansatz zur Behandlung des KS darstellen.

---

* Abkürzungen: FKS = fötales Kälberserum; gp130 = Glykoprotein 130; HIV-1 = humanes Immunschwäche Virus-1; IFN = Interferon; IL = Interleukin; KS = Kaposi-Sarkom; LIF =„leukemia inhibitory factor"; MCP-1 = *„monocyte chemoattractant protein-1"*; PDGF = *„platelet-derived growth factor"*; TGF-β =*„transforming growth factor-β"*; VEGF =„vascular endothelial growth factor".

Das Kaposi-Sarkom wurde 1872 von dem Wiener Dermatologen Moritz Kaposi zum ersten Mal beschrieben [5]. Bis zu Beginn der 80er Jahre unseres Jahrhunderts wurde es vorwiegend bei älteren Menschen und bei Bewohnern des Mittelmeerraumes beobachtet. Im Jahre 1981 wurde eine starker Anstieg der KS-Fälle in New York und San Francisco registriert [2,3]. Bei den Patienten handelte es sich vorwiegend um junge homosexuelle Männer. Diese Beobachtungen waren die ersten Hinweise auf den Ausbruch der AIDS-Pandemie. Bis zu 20 % der mit dem *humanen Immunschwäche Virus-1* (HIV-1) infizierten Patienten entwickeln diese AIDS-assoziierte Form des KS [4]. Da die Zahl der HIV-Infektionen weltweit nach wie vor rasch zunimmt, rückt die Untersuchung des KS verstärkt in den Vordergrund molekularbiologischer und klinischer Forschung.

Bei den betroffenen Patienten führt das KS sowohl zur Stigmatisierung (bei Hautläsionen) als auch zu einer starken Einschränkung der Lebensqualität (insbesondere bei Befall der Mundhöhle oder der Fußsohlen). Der disseminierte KS-Befall mit Beteiligung der inneren Organe ist häufig die Todesursache von AIDS-Patienten.

Zur systemischen Behandlung des KS werden neben immunmodulatorischen Substanzen wie Interferon vor allem chemotherapeutische Substanzen wie Vinblastin, Bleomycin, BCNU (Karmustin), ICRF-159 (Rozaxon), Aktinomycin-D, Dacarbazin (DTIC), Doxorubicin und Etoposid entweder allein oder in Kombination eingesetzt [11]. Die systemische Applikation sowohl von Interferon als auch von Zytostatika geht mit starken Nebenwirkungen einher, wodurch vor allem bei Patienten mit AIDS-assoziiertem KS in vielen Fällen ein Abbruch der Therapie erforderlich ist [11].

In den letzten Jahren hat man aufgrund intensiver molekularbiologischer und klinischer Forschungsarbeiten wesentliche Einblicke in die molekularen Mechanismen der Pathogenese des AIDS-assoziierten KS erhalten. Dies ermöglicht die Entwicklung medikamentöser Behandlungsformen, die auf die spezifische Unterbrechung der Pathomechanismen des KS ausgerichtet sind. Neue Behandlungsformen für das KS mit größerer Wirkeffizienz und geringeren Nebenwirkungen sollten wesentlich zu einer Verbesserung der Symptomatik der AIDS-Erkrankung beitragen.

In den folgenden Abschnitten wird exemplarisch die Entwicklung neuer Behandlungsformen des KS am Beispiel unserer Arbeiten am Max-Planck-Institut für Biochemie in Martinsried beschrieben.

Untersuchungen zur molekularen Pathogenese des Kaposi-Sarkoms

Die Etablierung eines In-vitro-Modellsystems für das KS war eine wesentliche Voraussetzung, um molekularbiologische Untersuchungen zur Pathogenese und Therapie des KS durchführen zu können. Zu diesem Zweck wurden Zellkulturen (KS-Zellen) aus Tumorbiopsien der Haut von AIDS-KS-Patienten angelegt und charakterisiert [7, 18]. Interessanterweise zeigte sich, daß KS-Zellen nur gering ausgeprägte maligne Eigenschaften aufweisen [7]. Untersuchungen der Struktur und Expression zahlreicher Onkogene (c-myc, c-fos, c-ras^N, c-ras^{Ha}, v-sis, c-fms, c-erb[B]) mittels „*Southern-blot*" und „*Northern-blot-Analyse*" wurden keine relevanten Unterschiede zwischen KS-Zellen und Hautfibroblasten festgestellt [18]. Kultivierte KS-Zellen unterscheiden sich jedoch von Fibroblasten in ihrem Wachstumsverhalten. Der Entzug von „platelet-derived growth factor" (PDGF), einem Hauptmitogen des Serums, führt bei KS-Zellen zu einer vollständigen Wachstumshemmung, während Fibroblasten unter denselben Bedingungen noch bis zu 2 Zellteilungen durchlaufen können [8]. Diese Beobachtung und der Befund, daß KS-Zellen PDGF nicht selbst synthetisieren, legten den Schluß nahe, daß PDGF im Tumor von anderen Zellen oder von Blutplättchen freigesetzt wird und über parakrine Wirkmechanismen die KS-Zellen zur Proliferation anregt. Diese Hypothese konnte durch Untersuchung der PDGF- und PDGF-Rezeptor-Genexpression

Tabelle 1. Kultivierte KS-Zellen und KS-Spindelzellen in vivo weisen identische Genexpression auf

	Kultivierte KS-Zellen in vitro	KS-Tumorzellen in vivo
Zytokine		
IL-1α	–	–
IL-1β	p.s.	p.s.
IL-6	+	+
OSM	–	–
PDGF-B	–	p.s.
VEGF	+	+
TGF-β	+	+
MCP-1	+	+
Zytokin-Rezeptoren		
IL-6-Rezeptor	+/–	–
LIF-Rezeptor	–	–
gp130	+	+
PDGF-β-Rezeptor	+	+

– Die Expression dieses Gens war weder in kultivierten KS-Zellen in vitro noch in den KS-Spindelzellen in vivo nachweisbar. Bei den Untersuchungen am histologischen Schnitt von KS-Biopsien waren sowohl die KS-Spindelzellen als auch alle anderen Zellen des Gewebes negativ für den jeweiligen Faktor.
+/– Eine schwache Expression des IL-6-Rezeptors konnte nur mit hochsensitiver „Northern-Hybridisierung" in kultivierten KS-Zellen nachgewiesen werden. Weitere Untersuchungen erbrachten, daß IL-6 keinen Effekt auf die Proliferation kultivierter KS-Zellen hat [15]. Dies zeigt, daß die Expression des IL-6-Rezeptorgens in KS-Zellen zu gering ist, um einen Effekt von IL-6 auf KS-Zellen zu vermitteln. Mittels In-situ-Hybridisierung, die eingesetzt wurde, um die Genexpression in KS-Zellen in vitro und in vivo zu vergleichen, war keine Expression des IL-6-Rezeptors nachweisbar.
p.s. Positive Subpopulationen von Zellen (IL-1β < 0,5 %; PDGF-B < 5 %) entweder mit gleicher Morphologie (IL-1β) oder unterschiedlicher Morphologie (PDGF-B) wie die KS-Spindelzellen zeigten ein deutliche Expression des jeweiligen Gens.
+ Eine starke Expression des jeweiligen Gens konnte mittels In-situ-Hybridisierung in fast allen kultivierten KS-Zellen (95 %) und in zahlreichen KS-Spindelzellen in vivo (> 40 %) nachgewiesen werden (KS-Spindelzellen wurden aufgrund ihrer Morphologie identifiziert. Die Beobachtung, daß nicht alle Spindelzellen ein bestimmtes Gen exprimieren, läßt sich dadurch erklären, daß sich die Zellen in verschiedenen Phasen des Zellzyklus befinden.

am histologischen Schnitt von KS-Biopsien bestätigt werden [12]. Mit Hilfe der In-situ-Hybridisierung konnte gezeigt werden, daß ein großer Teil der Spindelzellen des Tumors, genauso wie die kultivierten KS-Zellen, den PDGF-β-Rezeptor, nicht jedoch PDGF selbst, synthetisieren. PDGF wird im Tumor von Zellen synthetisiert, die meist in Wirbeln zusammenliegen und sich neben der PDGF-Expression auch morphologisch von den Spindelzellen des KS, die als die eigentlichen Tumorzellen betrachtet werden, unterscheiden [12]. Diese Beobachtungen weisen auf eine entscheidende Bedeutung parakriner Wirkmechanismen bei der Pathogenese des KS hin. Die Unterbrechung der PDGF-gesteuerten Interaktionen zwischen den beteiligten Zellarten könnten somit einen wirkungsvollen Ansatz für die Behandlung des KS darstellen.

Darüber hinaus zeigt die Übertragbarkeit der In-vitro-Ergebnisse auf die Situation im Tumor, daß die kultivierten KS-Zellen ein authentisches In-vitro-Modellsystem für das KS darstellen. Diese Aussage konnte durch Ausdehnung der vergleichenden Untersuchungen zur Genexpression von KS-Zellen in vitro und in vivo erhärtet werden. Hierbei wurde die Expression zahlreicher Zytokingene [Interleukin (IL)-1α, IL-1β, IL-6, Oncostatin-M (OSM), *„vascular endothelial growth factor"* (VEGF), *„monocyte chemoattractant protein-1"* (MCP-1), *„transforming growth factor-β"* (TGF-β) und Zytokinrezeptorgene [IL-6-Rezeptor, *„leukemia inhibitory factor"* (LIF)-Rezeptor, gp130] analysiert, die mit der Pathogenese des KS in Zusammenhang gebracht wurden [Übersichtsartikel: 9,13]. Diese Experimente an kultivierten KS-Zellen und an histologischen Schnitten von KS-Biopsien ergaben, daß die KS-Spindelzellen in vivo bezüglich aller untersuchten Gene ein Expressionsmuster aufweisen, das identisch mit dem kultivierter KS-Zellen ist [8, 10, 12, 14, 15] (Tabelle 1).

Wirkung von Interferon-α und liposomalem Doxorubicin auf kultivierte KS-Zellen und bei der Behandlung des KS

Für die erfolgreiche Entwicklung neuer Therapieformen am In-vitro-Modell kultivierter KS-Zellen ist die Übertragbarkeit der in In-vitro-Ergebnisse auf den Patienten von größter Bedeutung. Der Erfolg eines neuen Medikaments, welches z. B. auf die Hemmung der PDGF-Wirkung im Tumor abzielt, kann letztendlich nur durch die klinische Anwendung der Behandlungsform beantwortet werden. Um jedoch die Erfolgsaussichten der Übertragung in die klinische Anwendung zu erhöhen, wurde die Validität des In-vitro-Systems speziell im Hinblick auf diese Problematik hin untersucht. Hierzu wurde die Wirkung der am häufigsten für die Behandlung des KS eingesetzten Medikamente (Interferon-α, „Stealth"-liposomales Doxorubicin) auf KS-Zellen in vitro bestimmt und mit der klinischen Wirkung dieser Substanzen verglichen. Es sollte festgestellt werden, ob die In-vitro- und die In-vivo-Wirkungen dieser Medikamente übereinstimmen und ob somit das In-vitro-System zuverlässige Aussagen über die In-vivo-Situation ermöglicht. In diesem Fall würden sich kultivierte KS-Zellen hervorragend für die Entwicklung neuer Medikamente zur Behandlung des KS eignen.

Der Wirkmechanismus von Interferon in der Behandlung des KS

Nach intramuskulärer Injektion von 3- bis 5mal 10^6 Einheiten Interferon-α (IFN-α) wird bei 40 % der behandelten Patienten ein deutlicher Rückgang der KS-Läsionen beobachtet [11]. In Zusammenarbeit mit anderen Arbeitsgruppen gelang es durch Verwendung der kultivierten KS-Zellen, 2 Mechanismen der Interferonwirkung bei der Behandlung des KS aufzudecken. So konnte gezeigt werden, daß IFN-α zum einen indirekt durch Aktivierung natürlicher Killerzellen, die nach Interferonbehandlung eine erhöhte zytotoxische Aktivität gegen die KS-Zellen aufweisen, den Rückgang der KS-Läsionen bewirken kann [6]. Daneben wurde eine direkte Wirkung durch Hemmung der Proliferation der KS-Zellen beobachtet (Abb. 1). Der Mechanismus der Proliferationshemmung durch IFN bei kultivierten KS-Zellen wurde auf molekularer Ebene untersucht. Aufgrund der beschriebenen Bedeutung von PDGF in der Pathogenese des KS wurde insbesondere die IFN-Wirkung auf die PDGF-induzierte Proliferation untersucht. *Western-blot*-Experimente zeigten, daß PDGF die Synthese des c-Myc-Proteins, einem Syntheseprodukt eines Protoonkogens, in KS-Zellen nach 4 h sehr stark induziert, und daß diese Induktion durch IFN-α gehemmt werden kann (Abb. 2).

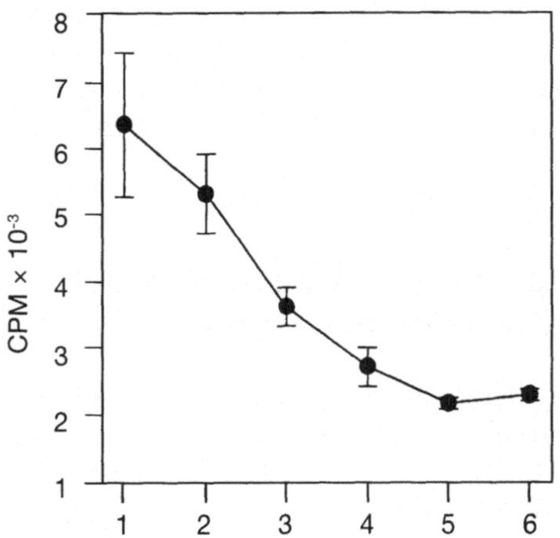

Abb. 1. Wirkung von IFN-α auf die DNA-Synthese von Aids-KS-Zellen. Die Zellen wurden in 2 nM PDGF-BB und verschiedenen Konzentrationen von IFN-α (1: 0 ng/ml, 2: 0,08 ng/ml, 3: 0,8 ng/ml, 4: 80 ng/ml, 5: 200 ng/ml) inkubiert. Nach 20 h wurde für 4 h ^{3}H-Thymidin zugesetzt. Die Menge an Radioaktivität, die in die DNA eingebaut wurde, wurde bestimmt und diente als Maß für die Proliferationsaktivität der Zellen. Es zeigte sich, daß die DNA-Synthese der KS-Zellen dosisabhängig durch IFN-α gehemmt wird

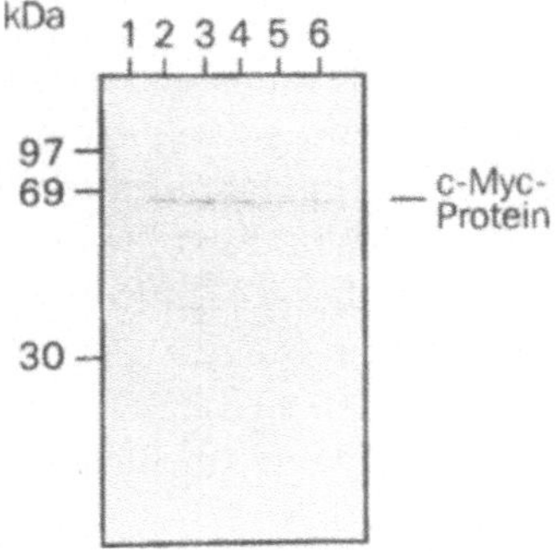

Abb. 2. *Western-blot*-Analyse zur Untersuchung der Wirkung von IFN-α auf die Synthese des c-Myc-Proteins in PDGF-BB-stimulierten Aids-Zellen. *Spur 1,* Negativkontrolle (ohne Zusatz); *Spur 2,* Positivkontrolle [Stimulation mit PDGF-BB, (2 nM)]; *Spur 3,* PDGF-BB (2 nM) + IFN-α (0,08 ng/ml); *Spur 4,* PDGF-BB (2 nM) + IFN-α (0,8 ng/ml); *Spur 5,* PDGF-BB (2nM) + IFN-α (8,0 ng/ml); *Spur 6,* PDGF-BB (2 nM) + IFN-α (80 ng/ml). Nach Inkubation mit IFN-α war die Menge an c-Myc-Protein in Aids-KS-Zellen deutlich reduziert im Vergleich zur Positivkontrolle (Spur 2)

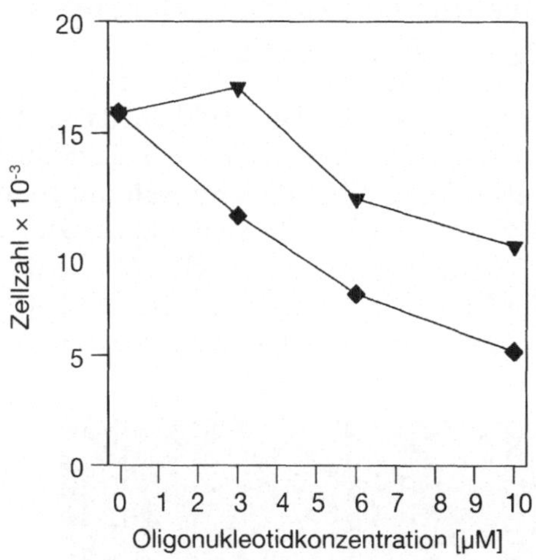

Abb. 3. Proliferation der Aids-KS-Zellen unter Inkubation mit aufsteigenden Konzentrationen (3, 6, 10 µM) von *Antisense*-Oligonukleotiden (AS-ODN) gegen c-myc-mRNA *(Quadrate)* oder *Scrambled*-Kontrolloligonukleotiden (S-ODN) *(Dreiecke)*. Die Zellen wurden in DMEM/0,5 % FKS kultiviert und mit PDGF-BB (2 nM) stimuliert. AS-ODN gegen c-myc-mRNA führten zu einer deutlichen Hemmung der Proliferationsrate der Aids-KS-Zellen. Bei höheren Konzentrationen (6, 10 µM) der ODN traten unspezifische Hemmwirkungen auf

Das diese PDGF-induzierte Expression des c-myc-Gens für die KS-Zellproliferation tatsächlich bedeutsam ist, konnte durch Einsatz c-myc-spezifischer „*Antisense*-Oligonukleotide" (AS-ODN) geklärt werden (Abb. 3). Hierbei wurden KS-Zellen mit PDGF (2 nM) stimuliert, wobei entweder aufsteigende Konzentrationen eines c-myc-spezifischen-AS-ODN (3, 6, 10 µM; Abb. 3, Quadrate) oder eines „*Scrambled*-Oligonukleotids" (S-ODN) (3, 6, 10 µM; Abb. 3, Dreiecke) mit identischer Nukleotidzusammensetzung, aber permutierter Reihenfolge zugesetzt wurde. Nach 4 Tagen Inkubation wurde die Zellzahl in den verschiedenen Ansätzen bestimmt. Die Zellzahlen der Ansätze mit 3 µM S-ODN (Abb. 3, Dreieck) waren denen der Ansätze vergleichbar, welchen kein Oligonukleotid zugesetzt worden war. In den Ansätzen mit 3 µM c-myc-AS-ODN (Abb. 3, Quadrat) lag die Zellzahl jedoch deutlich unter den Werten, die bei den Ansätzen mit 3 µM S-ODN oder der unbehandelten Positivkontrolle gemessen wurde. Mit Hilfe immunochemischer Färbungen konnte die Induktion der c-myc-Genexpression durch PDGF sowie die spezifische Hemmung der c-myc-Genexpression durch AS-ODN auch auf Proteinebene bestätigt werden (Abb. 4).

Diese Untersuchungen zeigen, daß die Hemmung der c-myc-Genexpression ausreicht, um die PDGF-induzierte Proliferation von KS-Zellen zu hemmen. Da auch IFN-α die c-myc-Genexpression hemmt (Abb. 1), kann die direkte Hemmwirkung von IFN-α auf die KS-Zellproliferation durch diesen Mechanismus auf molekularer Ebene erklärt werden.

Der immunhistochemische Nachweis des c-Myc-Proteins am histologischen Schnitt von KS-Biopsien spricht dafür, daß das c-Myc-Protein auch in vivo die Proliferation der KS-Spindelzellen steuert (Abb. 5). Somit könnte die Hemmung der c-myc-Genexpression durch Interferon sowohl in vivo als auch in vitro die Ursache für die Proliferationshemmung der KS-Spindelzellen darstellen.

Der Wirkmechanismus von liposomalem Doxorubicin in der Behandlung des KS

Seit kurzem wird Doxorubicin, das in Liposomen verpackt wurde, („Stealth" *liposomal doxorubicin*) für die Behandlung des KS eingesetzt [17]. Die liposomale Verpackung führt im Vergleich mit freiem Doxorubicin zu einer verstärkten Anreicherung des Chemotherapeutikums in den KS-Läsionen.

Im Rahmen einer klinischen Studie, die in Zusammenarbeit mit der Poliklinik der Universität München (Prof. Dr. F.-D. Goebel) an 8 Patienten durchgeführt wurde, konnte eine deutlich verbesserte Wirkung von liposomalem Doxorubicin

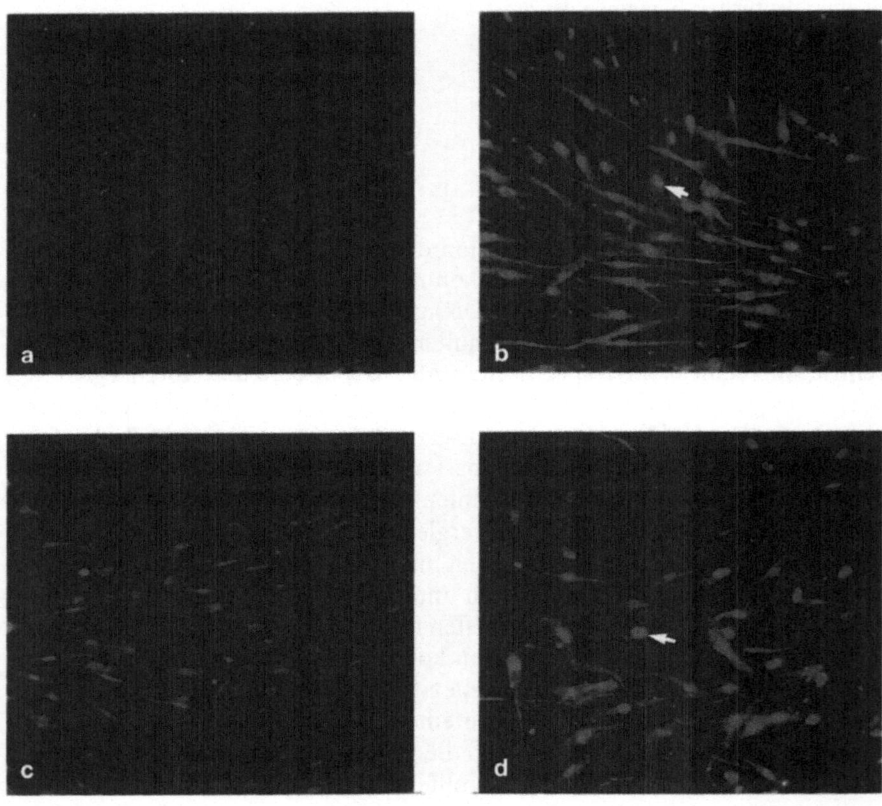

Abb. 4a–d. Nachweis von c-Myc-Protein in Aids-KS-Zellen durch Immunfluoreszenzmarkierung. Die Zellen wurden in DMEM/0,5 % FCS kultiviert, mit PDGF-BB (2 nM) stimuliert und mit AS-ODN/S-ODN inkubiert. Danach wurden sie fixiert und dem immunochemischen Nachweis des c-Myc-Proteins unterzogen. **a** Negativkontrolle (ohne PDGF-BB, ohne ODN); **b** Positivkontrolle (PDGF-BB, 2 nM); **c** PDGF-BB + AS-ODN (6 μM); d PDGF-BB + S-ODN (6 μM). Im Ansatz **b** war nach PDGF-BB-Stimulation eine im Vergleich zur Negativkontrolle deutlich verstärkte c-Myc-Proteinmenge nachweisbar. Charakteristisch ist die kernständige Lokalisation des c-Myc-Proteins *(Pfeil)*, welches als Transkriptionsfaktor wirkt. Im Ansatz **c** zeigte sich nach Inkubation mit AS-ODN gegen c-myc-mRNA eine deutliche Verminderung der c-Myc-Proteinmenge im Vergleich zu **b** und im Vergleich zur Kontrolle mit einem S-ODN (**d**). Der Versuch zeigt, daß durch das AS-ODN die c-myc-Genexpression spezifisch gehemmt wurde

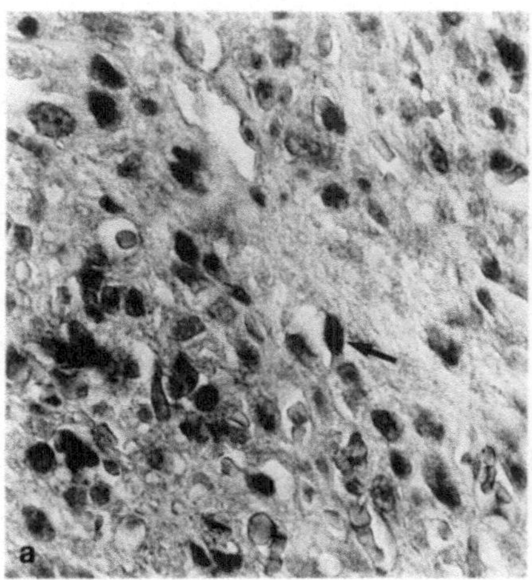
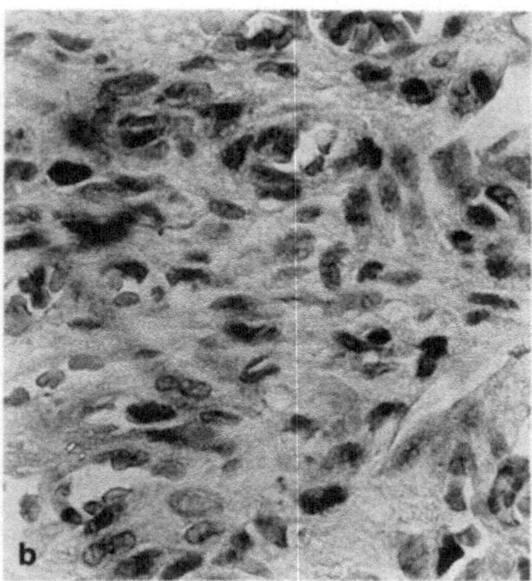

Abb. 5a, b.   Immunohistochemischer Nachweis des c-Myc-Proteins in histologischen Schnitten von Aids-KS-Biopsien. **a** Das c-Myc-Protein kann in zahlreichen der Aids-KS-typischen Spindelzellen nachgewiesen werden *(Pfeil)*. **b** Negativkontrolle ohne Primärantikörper

im Vergleich zu freiem Doxorubicin beobachtet werden [16]. Bemerkenswert war hierbei besonders, daß die Therapie häufig zu einer vollständigen Rückbildung des Tumors führte, ohne daß im histologischen Bild nekrotische Veränderungen beobachtet werden konnten [16].

Am In-vitro-Modell wurde an kultivierten KS-Zellen von AIDS-Patienten untersucht, ob neben der verstärkten Anreicherung des Wirkstoffes in der Läsion weitere Mechanismen für die hohe Wirkspezifität von liposomalem Doxorubicin in der Behandlung des KS verantwortlich sind. Hierbei konnte gezeigt werden, daß die Proliferation kultivierter KS-Zellen in wesentlich stärkerem Maße durch liposomales Doxorubicin gehemmt wird als die Proliferation von Endothelzellen, glatten Muskelzellen und Monozyten [16]. Eine erhöhte Wirkspezifität von liposomalem Doxorubicin für KS-Spindelzellen im Vergleich zu anderen Zellarten ist somit neben der verstärkten Anreicherung des Wirkstoffes in der Läsion eine weitere Ursache für die hervorragenden therapeutischen Eigenschaften dieses Chemotherapeutikums in der untersuchten Patientenpopulation.

Darüber hinaus konnte gezeigt werden, daß liposomales Doxorubicin in AIDS-KS-Zellen die Expression des für *„monocyte chemoattractant protein-1"* (MCP-1) kodierenden Genes induziert [14, 16]. In diesem Zusammenhang ist zu erwähnen, daß nur Makrophagen zur Endozytose dieser Liposomen befähigt sind und daß erst nach Prozessierung der Liposomen durch Makrophagen der Wirkstoff freigesetzt wird (F. Martin, pers. Mitteilung). Die Induktion der MCP-1-Expression und die nachfolgende Rekrutierung von Makrophagen könnte somit wesentlich dazu beitragen, daß liposomales Doxorubicin seine Wirkung in der Läsion entfalten kann [14, 16]. Darüber hinaus könnte in vivo eine verstärkte Einwanderung phagozytierender Monozyten in die Läsion zu einer raschen Beseitigung nekrotischen Materials führen. Die Aktivierung phagozytierender Zellen durch liposomales Doxorubicin könnte somit die vollständige, nekrosefreie Rückbildung der

KS-Läsionen erklären. Die Beobachtung, daß nach der Behandlung mit liposomalem Doxorubicin an vormals befallenen Stellen nur noch Makrophagen nachweisbar sind, aber keine KS-Spindelzellen, deckt sich ebenfalls mit den beschriebenen Untersuchungen [16].

Somit steht sowohl die Wirkung von Interferon α als auch die von liposomalem Doxorubicin auf kultivierte KS-Zellen im Einklang mit der klinischen Wirkung dieser Substanzen. Diese Ergebnisse belegen die Übertragbarkeit der In-vitro-Ergebnisse auf die In-vivo-Situation. Somit sollten sich kultivierte KS-Zellen hervorragend für die Entwicklung neuer Medikamente zur Behandlung des KS eignen.

Eine lösliche extrazytoplasmatische Domäne des PDGF-Rezeptors als Hemmstoff der PDGF-induzierten Proliferation kultivierter KS-Zellen

Wie oben beschrieben, weisen kombinierte In-vitro- und In-vivo-Untersuchungen unserer Arbeitsgruppe darauf hin, daß die Unterbrechung der parakrinen Wirkmechanismen von PDGF im KS einen effizienten Therapieansatz zur Behandlung dieser Erkrankung darstellen könnte. Es wurde untersucht, ob die lösliche extrazytoplasmatische Domäne des PDGF-β-Rezeptors einen geeigneten Hemmstoff für diesen Therapieansatz darstellt, indem sie freies PDGF abfängt und dadurch die Bindung an den zellständigen Rezeptor der KS-Spindelzellen verhindert.

Tatsächlich konnte mit Hilfe einer löslichen extrazytoplasmatischen Domäne des Maus-PDGF-β-Rezeptors (XR-Protein) [1], die durch PDGF induzierte Tyrosinphosphorylierung des zellulären PDGF-Rezeptors gehemmt werden. Bei diesen Experimenten wurde entweder nur PDGF oder ein Gemisch von PDGF und XR-Protein auf KS-Zellen gegeben. Anschließend wurde die Hemmwirkung des XR-Proteins auf die PDGF-vermittelte Tyrosinphosphorylierung des zellulären Rezeptors im *Western blot* untersucht. Es zeigt sich, daß durch die Zugabe aufsteigender PDGF-Konzentrationen (0; 0,5; 1,0; 2,0 nM) in KS-Zellen die Autophosphorylierung des zellulären PDGF-Rezeptors (180 kDa) induziert wird (Abb. 6, Spur 1, 2, 3, 4). Zudem wird die Phosphorylierung der an den PDGF-Rezeptor bindenden Phosphoinositolkinase (85 kDa) und des raf-Proteins (74 kDa) erkannt (Abb. 6, Spur 4). Damit ist gezeigt, daß mit diesem Versuchsansatz die Aktivierung des PDGF-Rezeptors nachgewiesen werden kann. Zu aufsteigenden PDGF-Konzentrationen wurde dann jeweils 300 nM XR-Protein gegeben (Abb. 6, Spur 5, 6, 7, 8). In diesen Konzentrationen kann das XR-Protein die Wirkung von 1 nM PDGF vollständig blockieren (Abb. 6, Spur 7). Nur bei dem Ansatz mit 2 nM PDGF ist noch eine leichte Aktivierung zu erkennen. In einem weiteren Experiment wurde anstelle des XR-Proteins die gleiche Menge eines Kontrollextraktes zugesetzt. Mit den Kontrollextrakten wurde keine Hemmwirkung der PDGF-vermittelten Aktivierung des zellulären Rezeptors beobachtet (Abb. 6, Spur 9, 10, 11, 12). Die Hemmwirkung wird somit spezifisch durch das XR-Protein hervorgerufen.

Im nächsten Schritt wurde untersucht, ob das XR-Protein auch die PDGF-induzierte Proliferation von KS-Zellen hemmen kann. Hierzu wurden aufsteigende Mengen des XR-Proteins (Abb. 7, Ansatz 2–6, 0 nM, 10 nM, 50 nM, 100 nM,

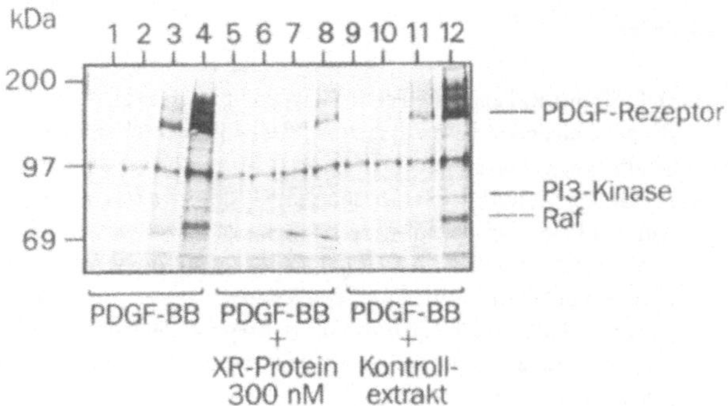

Abb. 6.   Spezifische Hemmung der Autophosphorylierung des zellulären PDGF-β-Rezeptors der KS-Zellen durch das XR-Protein. Aufsteigende Mengen PDGF-BB (*Spur 1, 5, 9* 0 nM; *Spur 2, 6, 10* 0,5 nM; *Spur 3, 7, 11* 1 nM; *Spur 4, 8, 12* 2 nM) wurden entweder direkt *(Spur 1, 2, 3, 4)* oder nach Vorinkubation mit 300 nM des XR-Proteins *(Spur 5, 6, 7, 8)* oder der gleichen Menge an Kontrollproteinextrakt *(Spur 9, 10, 11, 12)* auf KS-Zellen gegeben. Nach 15 min Inkubation wurden die zytoplasmatischen Extrakte der Zellen der verschiedenen Ansätze gewonnen und einer SDS-Polyakrylamidgelektrophorese (7,5 %) unterzogen. Anschließend wurde der Nachweis der Tyrosinphosphorylierung mittels *Western blot* unter Verwendung eines monoklonalen Anti-Phosphotyrosinantikörpers durchgeführt. Das 180-kDa-Protein, das durch Zugabe von PDGF-BB phosphoryliert wird, ist der PDGF-β-Rezeptor. Durch das XR-Protein kann die PDGF-BB-induzierte Tyrosinphosphorylierung deutlich gehemmt werden *(Spur 6, 7, 8)*

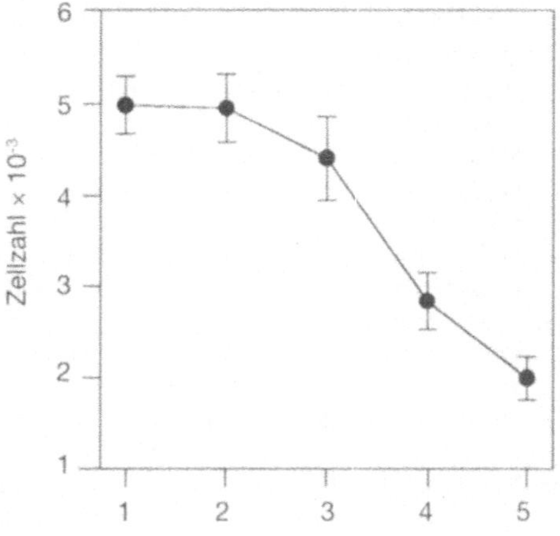

Abb. 7.   Hemmung der PDGF-BB-indu-zierten Proliferation kultivierter KS-Zellen mit dem XR-Protein. KS-Zellen wurden in DMEM/0,5 % FKS/PDGF-BB (2 nM) mit aufsteigenden Mengen des XR-Proteins über 4 Tage inkubiert. Danach wurde die Zellzahl in den verschiedenen Ansätzen bestimmt. *1,* kein XR-Protein; *2,* 10 nM XR-Protein; *3,* 50 nM XR-Protein; *4,* 100 nM XR-Protein; *5,* 200 nM XR-Protein. Durch Zusatz von 200 nM XR-Protein kann die PDGF-BB-induzierte Proliferation der KS-Zellen bereits deutlich gehemmt werden

200 nM) mit einer konstanten Menge an PDGF (2 nM) für 4 Tage auf KS-Zellen gegeben. Nach dieser Zeit wurde die Zellzahl in den verschiedenen Ansätzen bestimmt. Hierbei wurde eine deutliche dosisabhängige Hemmung der KS-Zell-proliferation durch das XR-Protein beobachtet (Abb. 7).

Eine lösliche extrazytoplasmatische Domäne des humanen PDGF-Rezeptors könnte bei lokaler Applikation oder bei systemischer Gabe in Kombination mit Vehikeln (z. B. Liposomen), welche die Anreicherung des Wirkstoffes in der Läsion steuern, einen wirksamen Ansatz zur Behandlung des KS darstellen.

Literatur

1. Dah-Shuhn R, Pazin MJ, Fretto LJ, Williams LT (1991) A functional soluble extracellular region of the platelet-derived growth factor (PDGF) β-receptor antagonizes PDGF-stimulated responses. J Biol Chem 266: 413–418
2. Friedman-Kien AE (1981) Disseminated Kaposi´s sarcoma syndrome in young homosexual men. J Am Acad Dermatol 5: 468–471
3. Gottlieb GJ, Ackerman AB (1982) Kaposi´s sarcoma: An extensively disseminated form in young homosexual men. Hum Pathol 13: 882-892
4. Haverkos HW, Pinsky PF, Drotman DP, Bregman DJ (1985) Disease manifestation among homosexual men with acquired immunodeficiency syndrome: A possible role of nitrites in Kaposi´s sarcoma. Sex Transm Dis 12: 203–208
5. Kaposi M (1872) Idiopathisches multiples Pigmentsarkom der Haut. Arch Dermatol Syphil 4: 742–749
6. Reiter Z, Ozes ON, Blatt LM, Stürzl M, Taylor MW (1992) In vitro inhibition of AIDS-related Kaposi´s sarcoma by interferon and natural killer (NK) cell mediated cytotoxicity. J AIDS 5: 469–476
7. Roth WK, Werner S, Risau W, Remberger K, Hofschneider PH (1988) Cultured, AIDS-related Kaposi´s sarcoma cells express endothelial cell markers and are weakly malignant in vitro. Int J Cancer 42: 767–773
8. Roth WK, Werner S, Schirren CG, Hofschneider PH (1989) Depletion of PDGF from serum inhibits growth of AIDS-related and sporadic Kaposi´s sarcoma cells in culture. Oncogene 4: 483–487
9. Roth WK, Brandstetter H, Stürzl M (1992) Cellular and molecular features of HIV-associated Kaposi´s sarcoma. AIDS 6: 895–913
10. Sciacca FL, Stürzl M, Bussolino F et al. (1994) Expression of adhesion molecules, platelet activating factor and chemokines by Kaposi´s sarcoma cells. J Immunol 152: 4816–4825
11. Stickler MC, Friedman-Kien AE (1991) Kaposi´s Sarcoma. Clin Dermatol 9: 39–47
12. Stürzl M, Roth WK, Brockmeyer NH, Zietz C, Speiser B, Hofschneider PH (1992) Platelet-derived growth factor (PDGF) and PDGF-receptor expression in AIDS-related Kaposi´s sarcoma in vivo suggests paracrine and autocrine mechanisms of tumor maintainance. Proc Natl Acad Sci USA 89: 7046–7050
13. Stürzl M, Brandstetter H, Roth WK (1992) Kaposi´s sarcoma: a review of gene expression and ultrastructure of KS spindle cells in vivo. AIDS Res Hum Retroviruses 8: 1765–1775
14. Stürzl M, Brandstetter H, Eisenburg B et al. (1994) Untersuchungen zur molekularen Pathogenese und zur Therapie des AIDS-assoziierten Kaposi-Sarkoms. In: Jäger H (Hrsg) HIV-Medizin: Möglichkeiten der individualisierten Therapie. ECOMED, Landsberg/Lech, S 143-145
15. Stürzl M, Brandstetter H, Zietz C et al. (1995) Identification of Interleukin 1 and platelet-derived growth factor-B as major mitogens for the spindle cells of Kaposi's sarcoma: A combined in vitro and in vivo analysis. Oncogene 10: 2007–2016
16. Stürzl M, Zietz C, Eisenburg B et al. (1994) Liposomal doxorubicin in the treatment of AIDS-associated Kaposi´s sarcoma: clinical, histological and cell biological evaluation. Res Virol 145: 261–269
17. Vaage J, Mayhew E, Lasic D, Martin F (1992) Therapy of primary and metastatic mouse mammary carcinoma with doxorubicin encapsulated in long circulating liposomes. Int Cancer 51: 942–948
18. Werner S, Hofschneider PH, Roth WK (1989) Cells derived from sporadic and AIDS-related Kaposi´s sarcoma reveal identical cytochemical and molecular properties in vitro. Int J Cancer 43: 1137-1144

Epidemiologie und Klinik des HIV-assoziierten Kaposi-Sarkoms

A. Plettenberg, W. Meigel

Im Jahre 1872 beschrieb der ungarische Dermatologe Moritz Kaposi erstmals das Auftreten kutaner blaulivider Tumoren bei 5 Patienten und bezeichnete dieses Krankheitsbild als idiopathisches Pigmentsarkom [15]. Bis zum Beginn der HIV-Ära wurden 3 verschiedene Formen des Kaposi-Sarkoms unterschieden. Das klassische Kaposi-Sarkom, das meist mit einer Prognose von mehr als 10 Jahren Überlebenszeit einhergeht, findet man vor allem bei älteren Männern jüdischer bzw. mediterraner Abstammung [28]. Das vor allem bei Kindern und jungen Erwachsenen auftretende afrikanische Kaposi-Sarkom zeigt einen wesentlich aggressiveren Verlauf und führt oft schon nach 2 Jahren zum Tode [25]. Eine 3. Form ist das seit den 70er Jahren bekannte Auftreten von Kaposi-Sarkomen bei Patienten mit iatrogener Immunsuppression nach Organtransplantation [18].

Während des letzten Jahrzehntes trat zahlenmäßig das HIV-assoziierte Kaposi-Sarkom in den Vordergrund, das insbesondere bei homo- und bisexuellen Männern auftritt und ebenso wie das afrikanische Kaposi-Sarkom mit einer Prognose von meist nur wenigen Jahren Überlebenszeit einhergeht [28].

Epidemiologie

Das HIV-assoziierte Kaposi-Sarkom ist eine Erkrankung, die ganz überwiegend bei homo- und bisexuellen Patienten auftritt. Von den 2170 bis zum 30.06.1994 an das Bundesgesundheitsamt Berlin (BGA) gemeldeten Patienten mit Kaposi-Sarkomen gehörten 91,8 % dieser Risikogruppe an. Heterosexuelle machten 1,9 %, i.v.-Drogenabhängige 2,5 % und Hämophile sowie über Blut bzw. Blutprodukte Infizierte jeweils 0,1 % aus. Bei 3,5 % war die Risikogruppenzugehörigkeit nicht bekannt. Unter den Heterosexuellen befanden sich 15 Frauen. Während am Anfang der AIDS-Epidemie Kaposi-Sarkome mehr als 50 % der AIDS-Manifestationen ausmachten, ist der Anteil im weiteren Verlauf bis auf unter 20 % abgefallen [10]. Eine vergleichbare Entwicklung wurde auch in den Vereinigten Staaten beobachtet [5].

Für die prozentuale Abnahme des Kaposi-Sarkoms gibt es mehrere Erklärungen. Zunächst ist der Anteil an homo- oder bisexuellen Patienten rückläufig. Weiter wurde die Diagnostik der HIV-assoziierten Infektionserkrankungen deutlich verbessert, so daß die Patienten meist wegen opportunistischer Infektionen schon zu einem früheren Zeitpunkt an das BGA gemeldet werden. Möglicherweise hat auch die Einführung der antiretroviralen Therapie dazu geführt, daß Kaposi-Sarkome später bzw. seltener auftreten. Auch die Erweiterung der AIDS-Definition mit einem daraus resultierenden Anstieg der AIDS-Fälle dürfte zu einer relativen Abnahme des Kaposi-Sarkoms beigetragen haben.

In den Zahlen des Bundesgesundheitsamtes Berlin sind nur die Fälle mit Kaposi-Sarkomen enthalten, bei denen die Tumoren das Auftreten des Vollbildes AIDS ausgemacht haben. Der tatsächliche Prozentsatz dürfte somit erheblich größer sein. In einer amerikanischen Kohortenstudie waren Kaposi-Sarkome bei 24 % der Patienten zum Zeitpunkt der AIDS-Manifestation vorhanden und traten bei weiteren 12 % zu einem späteren Zeitpunkt auf [11].

Im eigenen Patientenkollektiv mit 780 AIDS-definierenden Ereignissen bei 1121 Patienten war das Kaposi-Sarkom während des Zeitraumes von 1984–1992 mit 188 Fällen (24 %) die häufigste AIDS-definierende Erkrankung. Es folgten die Pneumocystis-carinii-Pneumonie mit 186 sowie CMV-Infektionen und zerebrale Toxoplasmosen mit 109 und 108 Fällen.

Die Pathogenese des Kaposi-Sarkomes ist nach wie vor nicht geklärt. Epidemiologische Untersuchungen sprechen dafür, daß für das Auftreten dieser Tumorerkrankung einem infektiösen, sexuell übertragenen Agens bzw. Kofaktor ganz wesentliche Bedeutung zukommt [2, 3, 6, 7, 9, 12, 14, 22, 24, 27]. So tritt diese Tumorerkrankung, wie zuvor ausgeführt, bei etwa 30 % der homo- oder bisexuellen Männer auf, hingegen nur bei 0–3 % der HIV-Infizierten anderer Risikogruppen [28]. Auch wenn das Kaposi-Sarkom nur in seltenen Fällen bei Frauen zu finden ist, wird auch hier eine deutliche Abhängigkeit vom Sexualverhalten der jeweiligen Partner festgestellt. Während bei Frauen mit bisexuellen Partnern das Kaposi-Sarkom in etwa 3 % auftritt, beträgt die Häufigkeit bei Frauen mit drogenabhängigen Partnern 0,7 %, bei hämophilen Partnern wird es überhaupt nicht beobachtet [2]. Eine von Beral et al. [3] publizierte Arbeit konnte zeigen, daß die Wahrscheinlichkeit der Entwicklung von Kaposi-Sarkomen signifikant mit der Durchführung bzw. Häufigkeit von oroanalen Sexualpraktiken zusammenhängt. Wurden diese verneint, betrug die Häufigkeit von Kaposi-Sarkomen 18 %, bei Angabe von oroanalen Praktiken häufiger als einmal monatlich hingegen 74 %. Diese Ergebnisse konnten von anderen Gruppen nicht bestätigt werden [4].

In der Vancouver-Lymphadenopathy-AIDS-Studie wurde festgestellt, daß Kaposi-Sarkome deutlich vermehrt bei Personen auftraten, die häufige sexuelle Kontakte mit Homosexuellen aus New York, San Francisco oder Los Angeles hatten [1]. Da in diesen Städten die Inzidenz des Kaposi-Sarkomes besonders hoch ist, wird vermutet, daß dort bestimmte Kofaktorkonstellationen besonders häufig vorhanden sind. In der gleichen Studie wurde zudem eine Korrelation mit vermehrter Nitritinhalation festgestellt. Wurden für den letzten Monat vor Rekrutierung in die Studie mehr als 20 Nitrit-„hits" bzw. -„poppers" angegeben, so entwickelten 16 % der Betreffenden Kaposi-Sarkome. Von den Patienten mit weniger als 20 „hits" entwickelten hingegen nur 7 % Kaposi-Sarkome. Als Erklärung wird diskutiert, daß Nitrit über eine Vasodilatation sowie eine sexuelle Enthemmung die Transmission von Kofaktoren fördert. Als weitere Erklärung wird auch ein direkter kanzerogener Effekt erwogen [4].

Klinik

Immunstatus

Auch wenn das Kaposi-Sarkom grundsätzlich in jedem Stadium der HIV-Infektion auftreten kann, liegt meist ein deutlicher Immundefekt vor. Im eigenen Patientengut fiel auf, daß die mittlere Zahl der CD4-Lymphozyten zum Zeitpunkt der Tumorerstmanifestation während der vergangenen Jahre deutlich abgenommen hat (Abb. 1) [20]. Während bis 1988 etwa 40–50 % der Patienten bei Erstmanifestation des Kaposi-Sarkomes über 200/mm³ CD4-Lymphozyten hatten, trifft dies derzeit nur noch für knapp 20 % der Patienten zu. Die Ursache für diese Entwicklung ist unklar, möglicherweise kommt der antiretroviralen Therapie Bedeutung für das erst spätere Auftreten der Kaposi-Sarkome zu.

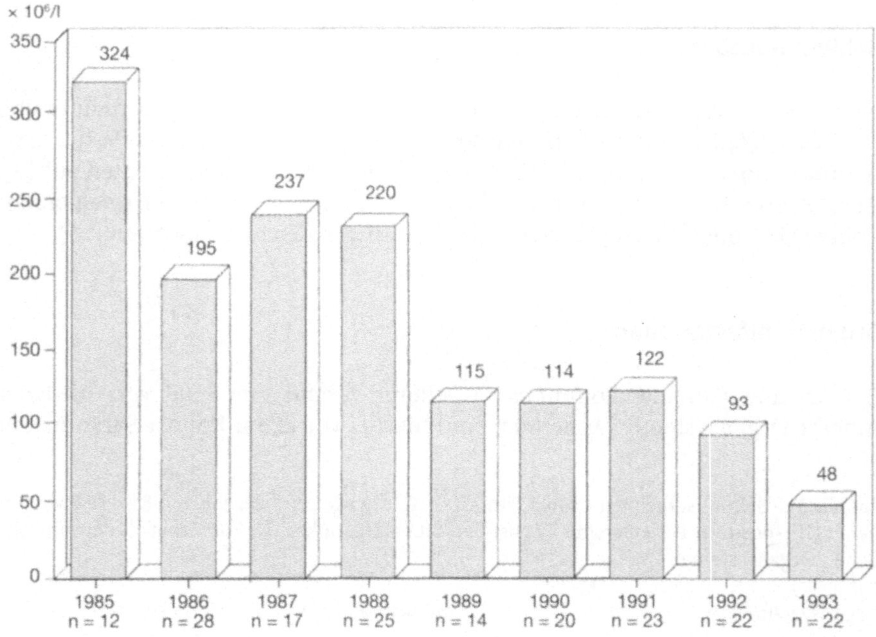

Abb. 1. CD4-Lymphozyten (Mittelwerte) bei Erstmanifestation der Kaposi-Sarkome von 183 Patienten im AK St. Georg, Hamburg

Kutaner Befall

Das Kaposi-Sarkom zeigt einen ausgeprägten Dermotropismus. Bei etwa 90 % der betroffenen Patienten werden die ersten Tumoren an der Haut oder den hautnahen Schleimhäuten beobachtet. Im Initialstadium imponieren Kaposi-Sarkome zunächst meist als kleine, rötlichbraune oder livide Flecken. Im weiteren Verlauf werden die einzelnen Tumoren größer, zunehmend nodulär und können später in das Plaquesstadium übergehen. Vor allem am Rumpf können Kaposi-Sarkome ein sehr typisches Verteilungsmuster zeigen, bei dem die meist ovalen Tumorläsionen sich entlang der Hautspaltlinien ausrichten. Das Kaposi-Sarkom ist eine multilokuläre Erkrankung, so daß das Auftreten weiterer Läsionen nicht als Metastasierung aufzufassen ist. Im späteren Verlauf kommt es bei einem Teil der Patienten zu großflächigen, konfluierenden Tumormassen, die auch tiefere Strukturen betreffen können und oft mit ausgeprägten Lymphödemen einhergehen. Derartige konfluierende Veränderungen treten nach unseren Beobachtungen bevorzugt im Bereich der unteren Extremitäten auf, wobei vor allem die Innenseiten der Oberschenkel betroffen sind. Tumorbedingte Lymphödeme findet man vor allem im Gesicht, im Bereich der Genitale sowie der Unterschenkel und Füße. In späteren Stadien können Kaposi-Sarkome auch ulzerierende bzw. nekrotisierende Verlaufsformen zeigen.

Schleimhautbefall

Neben der Haut sind oft schon frühzeitig die hautnahen Schleimhäute von Tumoren befallen. Kaposi-Sarkome des Oropharynx machen etwa 20 % der Erstmanifestationen aus [26] und treten insgesamt bei 40 % der Patienten auf [8]. Auch Penis und Konjunktiven sind häufig betroffen. Das frühe Auftreten mukokutaner Läsionen ist als prognostisch ungünstiges Zeichen zu werten [26].

Organmanifestationen

Bei fast allen Patienten kommt es im weiteren Verlauf zum Befall verschiedener innerer Organsysteme. Zu nennen sind hierbei vor allem Kaposi-Sarkome der

Tabelle 1. Sektionsergebnisse von 33 im AK St. Georg während der Jahre 1985–1994 verstorbener HIV-positiver Patienten mit Kaposi-Sarkomen. Häufigkeit des Tumorbefalls der verschiedenen Organsysteme

Organsysteme	Häufigkeit absolut	Häufigkeit [%]
Haut und hautnahe Schleimhäute	32	97
Intestinaltrakt	23	70
Lunge	16	48
Lymphknoten	12	36
Milz	10	30
Leber	9	27
Mesenterium	8	24
Niere	6	18
Nebenniere	4	12
Herz/Perikard	3	9
Pankreas	3	9
Harnblase/Prostata	2	7
Knochen	1	3

Lunge, die überwiegend mit einer schwerwiegenden klinischen Symptomatik einhergehen. Durchsetzung des Lungenparenchyms oder tumorbedingte Pleuraergüsse können zu schwerster Dyspnoe führen, die oft von einem quälenden Hustenreiz begleitet wird. Kaposi-Sarkome des Gastrointestinaltraktes gehen oft mit Übelkeit, Schmerzen oder Verdauungsstörungen einher. Es drohen Komplikationen wie Blutungsereignisse oder aber tumorbedingte Obstruktionen hin bis zum Ileus. Grundsätzlich kann jedes Organsystem vom Kaposi-Sarkom befallen werden. Dies zeigt auch Tabelle 1 in der die mittels Sektionen festgestellten Organmanifestationen von 33 im AK St. Georg Verstorbener zusammengefaßt sind.

Diagnostik

Bei jedem Patienten mit Verdacht auf ein Kaposi-Sarkom sollte die Diagnose histologisch gesichert werden. Grundsätzlich ist eine Inspektion des gesamten Integumentes einschließlich des Genitales und der Mundhöhle erforderlich. Auch beim Auftreten nur weniger kutaner Kaposi-Sarkome sollte ein Screening, bestehend aus Röntgenuntersuchung des Thorax, Sonografie des Abdomens sowie Endoskopie des oberen, wenn möglich auch des unteren Verdauungstraktes erfolgen. Dies ist erforderlich für die Prognose, für Entscheidungen hinsichtlich der therapeutischen Maßnahmen sowie als Basis für spätere Verlaufsuntersuchungen. Eigene Untersuchungen haben gezeigt, daß Verlauf und Therapieansprechen kutaner und intestinaler Läsionen sich keineswegs immer entsprechen [21].

Prognose

Nach initialer Tumormanifestation kann der weitere Verlauf von Patient zu Patient sehr unterschiedlich sein, so daß für den individuellen Fall Ausmaß und Geschwindigkeit der späteren Progression kaum vorhersagbar ist. Myskowski et al. [19] haben nach dem initialen Verteilungsmuster in einen Stamm- und einen Extremitätentyp unterschieden. Für den Stammtyp, bei dem auch häufiger die hautnahen Schleimhäute mitbefallen sind, wurde dabei eine schlechtere Prognose festgestellt.

Eine amerikanische Multicenter-Kohortenstudie konnte zeigen, daß die Prognose bei einer CD4-Lymphozytenzahl von $100/mm^3$ oder mehr bei Tumorerstmanifestation im Vergleich zu weniger als $100/mm^3$ signifikant besser ist [13]. Für die 193 Patienten mit Kaposi-Sarkomen betrug die mittlere Überlebenszeit 18,8 Monate. Während sich in dieser Kohorte die Prognose nach der ersten opportunistischen Infektion im Verlauf der Jahre 1984–1991 signifikant besserte, konnte für das Kaposi-Sarkom nur eine Tendenz zur Besserung ohne statistische Signifikanz festgestellt werden.

Abbildung 2 zeigt die zeitliche Korrelation zwischen Erstmanifestation des Kaposi-Sarkoms sowie nachfolgenden opportunistischen Infektionen und Tod von 111 von uns betreuten Patienten, berechnet nach der Kaplan-Meier Methode. Die längste bei uns beobachtete Überlebenszeit ab Tumorerstmanifestation beträgt 7 Jahre.

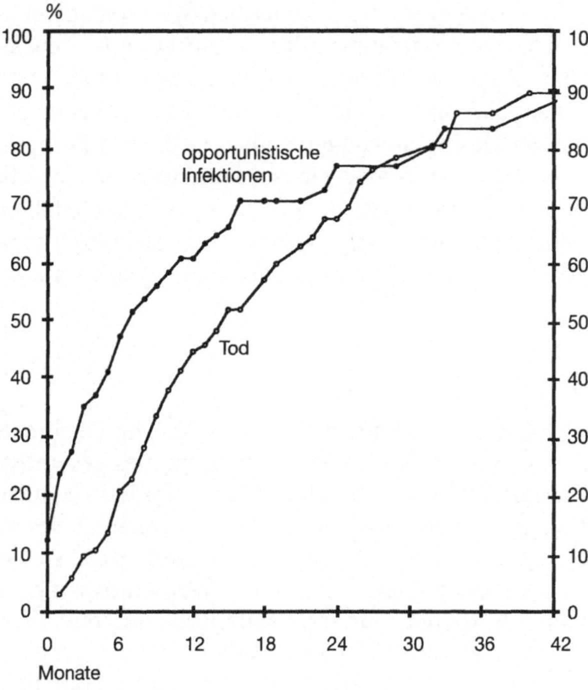

Abb. 2. Korrelation zwischen Erstmanifestationen von Kaposi-Sarkomen und nachfolgenden opportunistischen Infektionen (CDC IV C1) oder Tod berechnet nach der Kaplan-Meier-Methode. 111 Patienten mit Kaposi-Sarkomen (n = 111) betreut im AK St. Georg, Hamburg

Tabelle 2. Klassifikation des HIV-assoziierten Kaposi-Sarkoms der AIDS Clinical Trial Group [19]

	„good risk" (alle Kriterien)	„poor risk" (eines der Kriterien)
Tumor	Beschränkt auf Haut und/oder Lymphknoten	Ödem oder Ulzeration Ausgedehnter oraler KS-Befall
	und/oder minimaler oraler KS-Befall	Viszerale KS
Immunsystem	CD4-Lymphozyten $> 200/mm^3$	CD4-Lymphozyten $< 200/mm^3$
System-beteiligung	Keine opportunistische Infektion in der Vorgeschichte	Opportunistische Infektion in der Vorgeschichte
	Keine B-Symptomatik	B-Symptomatik
	Karnofsky-Index > 70	Karnofsky-Index < 70 Andere HIV-assoziierte Erkrankungen (z. B. neurologische Erkrankungen, Lymphom)

Stadieneinteilung

Für die Einteilung von Kaposi-Sarkomen gibt es verschiedene Klassifikationen. Vor der AIDS-Ära wurde vor allem die Klassifikation von Taylor et al. [25] angewendet. Nachfolgend stellten zunächst Kriegel et al. [16] und später Mitsuyasu et al. [19] weitere Klassifikationen vor. Keine dieser Klassifikationen berücksichtigt immunologische Faktoren, die für die Prognose der Patienten von wesentlicher Bedeutung sind. Von der AIDS Clinical Trial Group wurde daher eine Staging-Klassifikation entwickelt, in der anhand des Ausmaßes des Tumorbefalles, der CD4-Lymphozytenzahl, Allgemeinsymptomen und opportunistischen Infektionen zwischen „good risk" und „poor risk" unterschieden wird (Tabelle 2).

Literatur

1. Archibald CP, Schechter MT, Le MT, Craib KJP, Montaner JSG, O´Shaughnessy MV (1992) Evidence for a sexually transmitted cofactor for AIDS-related Kaposi´s sarcoma in a cohort of homosexual men. Epidemiology 3: 203–209
2. Beral V, Petermann TA, Berkelmann RL, Jaffe HW (1990) Kaposi´s sarcoma among persons with AIDS: a sexually transmitted infection? Lancet 335: 123–128
3. Beral V, Bull D, Dorby S, Weller I, Corne C, Beecham M, Jaffe HW (1992) Risk of Kaposi´s sarcoma and sexual practices associated with faecal contact in homosexual or bisexual men with AIDS. Lancet 339: 632–635
4. Bernstein L, Hamilton AS (1993) The epidemiology of AIDS-related malignancies. Curr Opin Oncol 5: 827–830
5. Berkelman RL, Heyward WL, Stehr-Green JK, Curran JW (1989) Epidemiology of human immunodeficiency virus infection and Acquired Immunodeficiency syndrom. Am J Med 86: 761–769
6. Boldogh I, Beth E, Huang ES, Kyalwazi SK, Giraldo G (1981) Kaposi´s sarcoma. Detection of CMV DNA, CMV RNA and CMNA in tumor biopsies. Int J Cancer 29: 469–474
7. Boyd JF (1992) Human papillomavirus type 16 and Kaposi´s sarcoma. Lancet 339: 938–939
8. Ficarra G, Berson AM, Silverman S (1988) Kaposi Sarcoma of the oral cavity: a study of 134 patients with a review of the pathogenesis, epidemiology, clinical aspects, and treatment. Oral Surg Oral Med Pathol 66: 543–550
9. Giraldo G, Beth E, Huang ES (1980) Kaposi´s sarcoma and its relationship to cytomegalovirus (CMV). III. CMV DNA and CMV early antigens in Kaposi´s sarcoma. Int J Cancer 26: 23–29
10. Hamouda O, Voß L, Kiehl W et al. (1993) AIDS/HIV 1993. In: Hamouda O (Hrsg) Berichte zur epidemiologischen Situation in der Bundesrepublik Deutschland. Berlin
11. Hoover DR, Black C, Jacobson LP et al. (1993) Epidemiologic analysis of Kaposi´s sarcoma as an early and later AIDS outcome in homosexual men. Am J Epidemiol 138: 266–278
12. Huang QH, Li JJ, Rush MG et al. (1992) HPV-16 related DNA sequences in Kaposi´s sarcoma. Lancet 339: 515–518
13. Jacobson LP, Kirby AJ, Polk S et al. (1993) Changes in survival after acquired immunodeficiency syndrome (AIDS): 1984–1991. Am J Epidemiol 138: 952–964
14. Jahan N (1989) Analysis of human Kaposi´s sarcoma biopsies and cloned cell lines for cytomegalovirus, HIV 1 and other selected DNA virus sequences. AIDS Res Hum Retroviruses 5: 225
15. Kaposi M (1872) Idiopathisches multiples Pigmentsarkom der Haut. Arch Derm Syph 4: 742—749
16. Kriegel R, Laubenstein LJ, Muggia FM (1983) Kaposi´s sarcoma. A new classification. Cancer treat 767: 531–533
17. Krown S, Metroka C, Wernz JC (1989) Kaposi´s sarcoma in the acquired immunodeficiency syndrome: a proposal for uniform evaluation, response, and staging criteria. J Clin Oncol 7: 1201–1207
18. Myskowski PL, Niedzwiecki D, Shurgot A, Kaufmann D, Krown SE, Nisce L, Safai B (1988) AIDS-associated Kaposi´s sarcoma: variables associated with survival. J Am Acad Dermatol 6: 1299–1306

19. Mitsuyasu R (1987) Clinical variants and staging of Kaposi´s sarcoma. Semin Oncol 14: 13–18
20. Plettenberg A, Gilgen K, Stoehr A, Meigel W (1991) CD4-Lymphozyten bei Erstmanifestation des HIV-assoziierten Kaposi-Sarkoms. Akt Dermatol 17: 276–277
21. Plettenberg A, Stoehr A, Begemann F, Meigel W (1989) The value of gastrointestinal endoscopy for strategy and control of therapy in epidemic KS. V. Intern conf on AIDS, Montreal. M.B.P. 234
22. Plettenberg A, Engelmann L, Meigel W (1990) Pathogenese des HIV-assoziierten Kaposi-Sarkoms – das Koebner-Phämonen als möglicher Auslösemechanismus. H+G Z Hautkrankh 65 (7): 684–689
23. Plettenberg A, Dettke T, Meigel W (1990) Klinik und Therapie des HIV-assoziierten Kaposi-Sarkoms. Dtsch Med Wochenschr 115: 106–113
24. Rappensberger K, Tschachler E, Zonzits E et al. (1990) Endemic Kaposi´s sarcoma in human immunodeficiency virus type 1-seronegative persons: demonstration of retrovirus-like particles in cutaneous lesions. J Invest Dermatol 95: 371–381
25. Taylor JF, Templeton AC, Vogel CL, Ziegler JL, Kyalwazi SK (1971) Kaposi´s sarcoma in Uganda: a clinico-pathological study. Br J Cancer 8: 122–135
26. Tappero JW, Conant MA, Wolfe SF, Berger TG (1993) Kaposi´s sarcoma. J Am Acad Dermatol 28: 371–395
27. Vogel J, Hinrichs St-H, Reynolds KR, Luciw PA, Jay G (1988) The HIV tat gene induces dermal lesions resembling Kaposi´s sarcoma in transgenic mice. Nature 335: 606–611
28. Wahmann A, Melnik SL, Rhame FS, Potter JD (1991) The epidemiology of classic, african, and immunsuppressed Kaposi´s sarcoma. Epidemiol Rev 13: 178–199

Therapie des HIV-assoziierten Kaposi-Sarkoms

N. H. Brockmeyer, L. Mertins

Das Kaposi-Sarkom (KS) ist eine multifokale, von mesenchymalen Zellen ausgehende Neoplasie unklarer Genese an Haut und inneren Organen, deren Erstbeschreibung „Sarcoma idiopathicum multiplex haemorrhagicum" durch Moritz Kaposi 1872 erfolgte [78]. Es wird auch als europäisches oder klassisches KS bezeichnet. Daneben finden sich das afrikanische KS und das KS bei iatrogener Immunsuppression. Vielfältiges wissenschaftliches Interesse erweckte dieser Tumor, nachdem Friedman-Kien et al. 1981 [49] über das gehäufte Auftreten von KS bei jungen homosexuellen Männern in New York berichteten, die gleichzeitig an einer erworbenen Immunschwäche erkrankt waren. Dieser Zusammenhang war so charakteristisch, daß ein Zusammenhang schon vor der Entdeckung des „human immunodeficiency virus" (HIV) offensichtlich schien und das KS, verbunden mit einer nicht erklärbaren Immunschwäche, als AIDS-definierend eingestuft und diese Variante des KS als epidemisches KS bezeichnet wurde [50, 92, 104].

In Abhängigkeit vom Ausmaß des KS und des zugrundeliegenden Immundefektes (opportunistische Infektionen, B-Symptome) wurden unterschiedliche Behandlungsschemata erprobt [8, 21]. Zur Zeit existiert keine kurative Therapie des HIV-assoziierten KS. Allerdings liegen sehr gute Langzeitergebnisse mit dem liposomal verkapselten Doxorubicin vor, so daß dieses Medikament beim fortgeschrittenen KS das Mittel der Wahl ist.

Pathogenese

Die Pathogenese des KS ist bis heute nicht geklärt, auch wenn die Ergebnisse großer epidemiologischer Studien [5, 6, 7] zeigten, daß das KS bei HIV-positiven Patienten 20 000fach häufiger auftritt als in der übrigen amerikanischen Bevölkerung; insgesamt sind 15 % aller HIV-positiven Patienten betroffen. Bei immunsupprimierten Transplantatempfängern findet sich vergleichsweise in nur 0,05 % der Fälle ein KS. Das KS bei HIV-Positiven ist somit 300mal häufiger. Zudem besteht eine große Differenz in der Inzidenz des KS zwischen den unterschiedlichen mit dem HI-Virus infizierten Gruppen, variierend zwischen 21 % bei homosexuellen Männern, 1 % bei Hämophilen und 17 % bei den i.v.-drogenabhängigen Frauen, die mit bisexuellen Männern sexuelle Kontakte hatten. Zudem bestehen deutliche regionale Unterschiede in der Inzidenz des KS (New-York 30 %, Kansas 3 %). Weiter konnte gezeigt werden, daß das Risiko für europäische Homosexuelle, an einem KS zu erkranken, signifikant erhöht war, wenn sie in ihrer Anamnese sexuelle Kontakte zu US-Amerikanern gehabt hatten. Die Studien legen nahe, daß das KS-Wachstum durch ein infektiöses Agens ausgelöst wird, das nicht identisch mit dem HIV-Virus ist.

Die Suche nach einem sexuell übertragbaren Erreger (CMV, EBV, HPV 16, HSV, Mykoplasmen) war in der Vergangenheit erfolglos [55, 58, 94], und es konnte nur in wenigen Fällen eine Amplifikation bekannter Onkogene (c-ras^{Ha}, c-ras^{K}, c-ras^{N}, c-myk, c-erb^{B}) nachgewiesen werden [35, 115, 162]. Neuere Untersuchungen beschreiben abhängig vom Stadium des KS eine Aktivierung des Protoonkogens bcl-2; ob dieses mit der Progression des KS korrelliert, müssen weitere Untersuchungen zeigen [107]. Erst in jüngster Zeit gelang es Chang et al. [28] und Moore u. Chang [105], nicht nur in AIDS-assoziierten Kaposi-Sarkomen, sondern auch in Kaposi-Sarkomen von HIV-negativen Patienten ein bisher unbekanntes und von ihnen KS-assoziiertes Herpesvirus (KSHV) bzw. von Gallo et al. [50] HHV-8 genanntes Virus nachzuweisen [10, 27, 28, 73, 74, 105], das sich auch in malignen Lymphomen von HIV-Patienten findet. Zudem wurden im peripheren Blut von HIV-positiven KS-Patienten sowohl mit HHV-8 infizierte Leukozyten als auch KS-Zellen gefunden [41, 93].

Durch den HIV-Infekt ist nicht nur eine Verminderung bestimmter Zellpopulationen bedingt (CD4-Helferzellen, Langerhans-Zellen) [89, 115], sondern er modifiziert auch die Funktion weitgehend intakter Zellen (B-Lymphozyten, NK-Zellen). Dies bedingt die Hochregulierung einer Vielzahl von Zytokinen, die teilweise zu den multifunktionellen Mediatoren zählen (IL-1, IL-6, GM-CSF: IFN-γ, TNF-α) und ausgeprägte sowohl autokrine als auch parakrine proliferationssteigernde Wirkungen auf Endothelzellen und KS-Zellen besitzen [25, 29, 34, 39, 40, 64, 68].

Faßt man die bisherigen Daten zusammen, so ergibt sich daraus die Schlußfolgerung, daß wahrscheinlich ein bei großstädtischen, amerikanischen Homosexuellen weit verbreitetes, infektiöses Agens (HHV-8) in Verbindung mit dem HIV-Infekt (tat-gen) Auslöser des KS ist und daß für den progredienten Verlauf im Vergleich zum klassischen KS und die gesteigerte Inzidenz (300mal häufiger) im Vergleich zu nicht HIV-infizierten Homosexuellen die Immundefizienz- und dysregulation bei HIV-Infizierten verantwortlich ist.

Nach diesem Konzept muß man in Anlehnung an den Terminus opportunistische Infektionen von opportunistischen Tumoren sprechen.

Wegen der entscheidenden Bedeutung für die Entwicklung einer antiviralen Therapie des KS soll das Konzept der Mehrschrittkanzerogenese diskutiert werden, das zwischen Initiatoren des malignen Transformationsprozesses, die zu irreversiblen Mutationen und Immortalisation der Zellen führen, und proliferationssteigernden Promotoren unterscheidet, deren Wirkung reversibel ist. Ein Therapieeffekt wäre nur zu erwarten, wenn HHV-8 zu letzteren gehörte. Im Falle des KS wird aufgrund epidemiologischer [63] und toxikologischer Daten [26, 145] u. a. die Inhalation von Isobutylnitrit („Poppers") als Initiator der Kanzerogenese diskutiert. Die Immundysregulation stellt demgegenüber Promotoren in Form pleiotroper Zytokine bereit, die autokrin und parakrin die Proliferation von Endothelzellen, Fibroblasten und KS-Zellen stimulieren [99, 150, 151]. Durch die Hemmung von NK-Zellen, zytotoxischen T-Lymphozyten und Monozyten wird außerdem die Erkennung und Phagozytose virusveränderter Zellen beeinflußt

[119]. Daß dieser Effekt reversibel ist, belegen die häufigen Beobachtungen von Spontanremissionen des Tumors z. B. nach Beginn einer Zidovudin-Therapie oder nach Reduktion einer iatrogen induzierten Immunsuppression bei Transplantatpatienten mit KS [24, 85].

Die Rolle der Herpesviren in der Kanzerogenese ist am besten im Lymphommodell dokumentiert. Im Zusammenhang mit der EBV-Infektion von Lymphozyten werden regelmäßig stabile Chromosomen-Translokationen beobachtet, die auf den Chromosomen 14, 2 und 22 gelegene Gene für die Aktivierung der Immunglobulintranskription mit Sequenzen des c-myc-Lokus auf dem Chromosom 8 zusammenführen, so daß letztere als Onkogene aktiv transkribiert werden können [67, 164, 165]. Auch für KS-Zellen wurde c-myc- und bcl-2-Aktivierung beschrieben [107, 162]. Die Tatsache, daß dieser Vorgang konserviert bleibt, auch wenn der ursprünglich an der Initiierung des Tumorwachstums beteiligte kanzerogene Faktor verändert oder beseitigt wird, wirft Zweifel an dem Konzept auf, durch Elimination onkogenaktivierender Herpesviren (γ-Virinae) eine Tumorremission erreichen zu wollen [79, 80]. Andererseits ist nicht ausgeschlossen, daß das KS kein Malignom im engeren Sinne ist, u. a. deshalb, weil KS-Zellen zwar infiltrierend wachsen können, jedoch nur begrenzt in der Zellkultur passagierbar sind [138]. In diesem Fall bestünde weiterhin ein Rationale für den Einsatz gegen Herpesviren gerichteter Virustatika.

Klinisches Bild und Prognose

Allen Varianten des KS sind ihr multizentrisches Auftreten, ihre Makromorphologie, ihre fragliche Metastasierung – KS-Zellen sind im Blut nachweisbar [142] –, ihre Spontanremissionen und ihr fast identisches mikromorphologisches Bild gemeinsam. Initial finden sich erythematöse Makeln, ähnlich einer entzündlichen korialen Reaktion ohne epidermale Beteiligung (Abb. 1). Hell- bis dunkelrote leicht glänzende Papeln, ähnlich einem Granuloma pyogenicum (Abb. 2), oval-livide Plaques und Knoten in den Spaltlinien der Haut, die unter Glasspateldruck einen bräunlichen Farbton annehmen und nicht wegdrückbar sind (Abb. 10 a).

Nach längerem Bestehen finden sich dunkelviolette bis braunschwarze Plaques, die teilweise zu großflächigen, harten Infiltraten konfluieren (Abb. 3). Alle makromorphologischen Typen können gleichzeitig bei einem Patienten bestehen [38, 51, 62, 118, 120, 152].

Beim HIV-assoziierten KS ist die Primärmanifestation häufig an Mundschleimhaut, Glans penis und den Plantae zu finden. Besonders an den Händen und Füßen können, insbesondere beim afrikanischen, aber auch beim HIV-assoziierten KS, ausgeprägte hyperkeratotische Plaques auftreten, die oft ulzerieren (Abb. 4). Ferner zeichnet sich das Spätstadium durch ausgedehnte Ödeme aus, die vor allem Extremitäten, Gesicht und Skrotum betreffen (Abb. 5) [132].

Die Überlebenszeit der Patienten beträgt bis zu 3 Jahren. Sie verkürzt sich jedoch deutlich, wenn das KS nach opportunistischen Infektionen auftritt [82]. Bei rund 10 % der Patienten ist das KS die alleinige Todesursache [23]. Grundsätzlich sind Spontanremissionen – auch bei der allgemein schlechten Prognose – beim HIV-assoziierten KS möglich [48, 129].

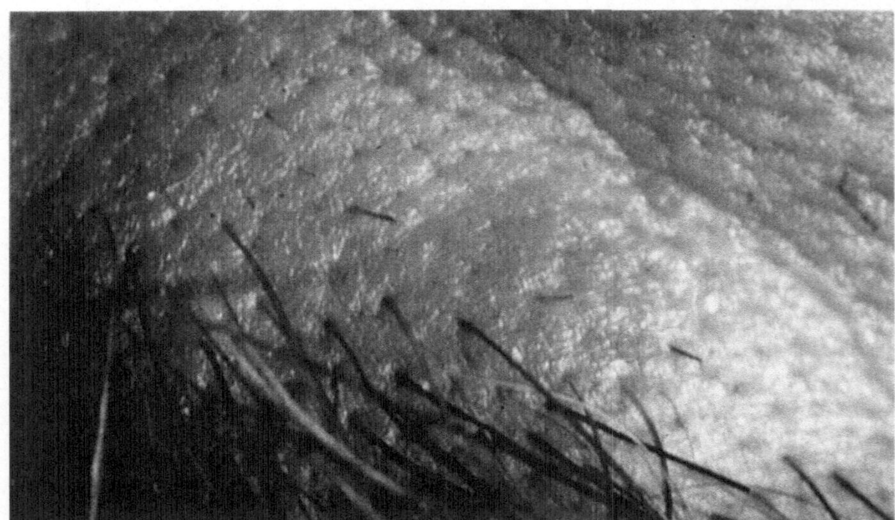

Abb. 1.   Frühphase eines makulösen KS an der Oberlippe

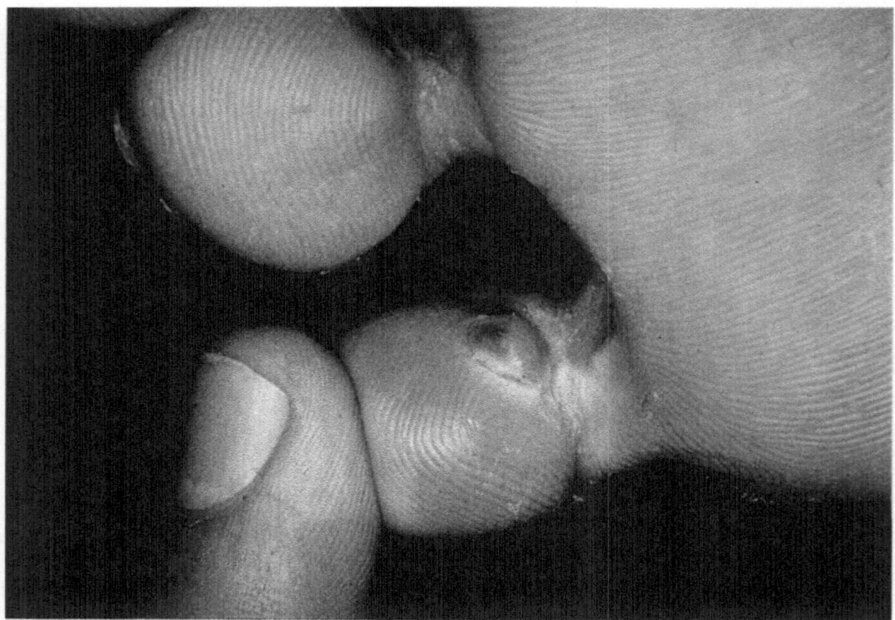

Abb. 2.   Papulöses KS ähnlich einem Granuloma pyogenicum

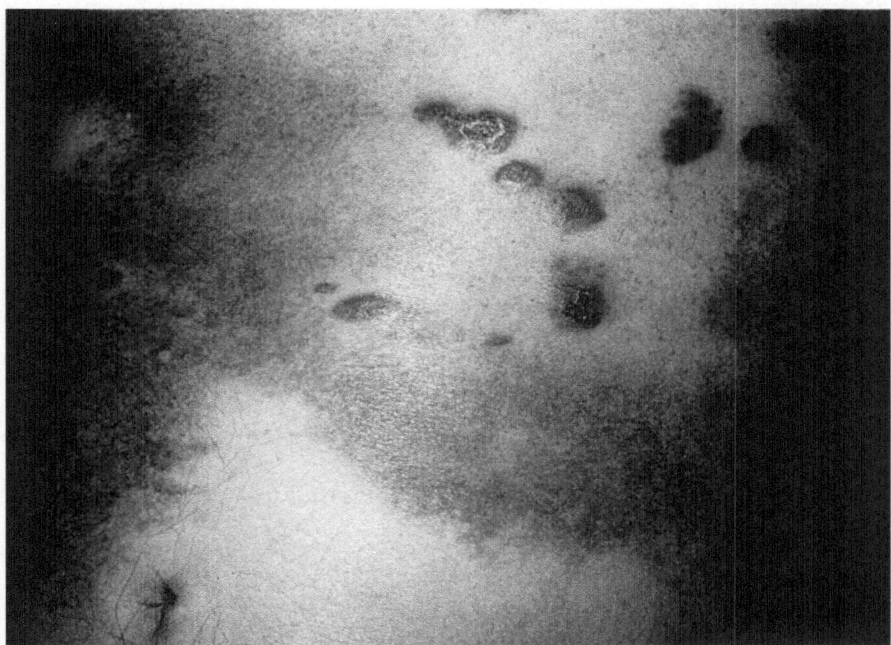

Abb. 3. Tumorstadium mit paratumoralen Hämorrhagien

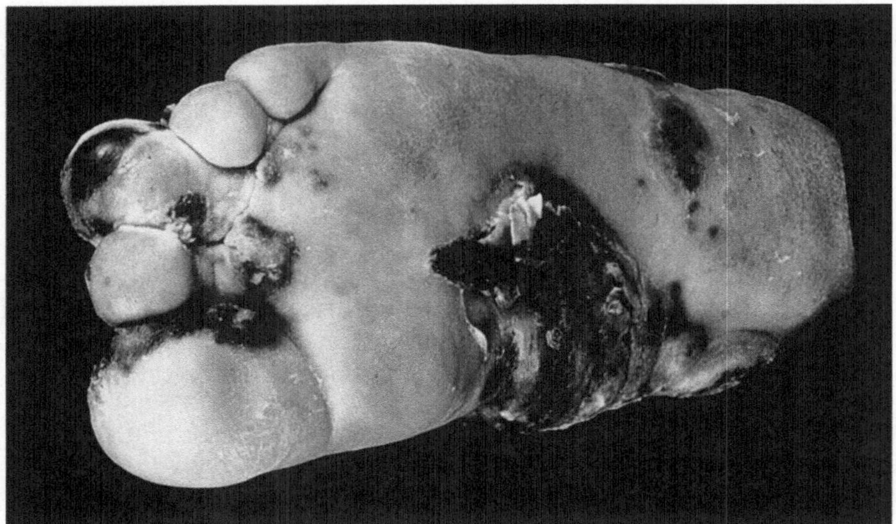

Abb. 4. Hyperkeratotisches KS bei einem HIV-positiven Patienten, wie es für die afrikanische Manifestationsform des KS typisch ist

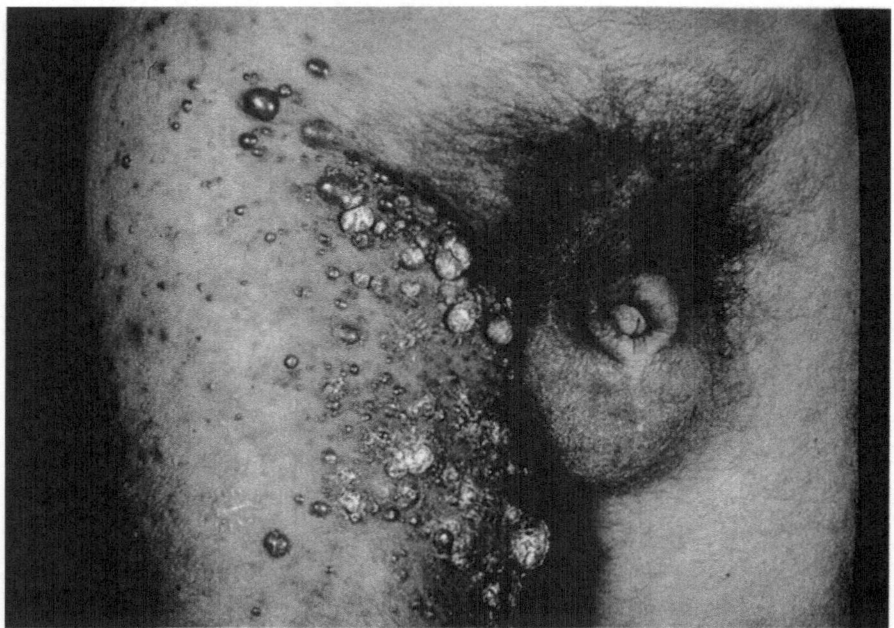

Abb. 5. KS-Plaque mit darauf befindlichen, teils ulzerierten Tumorknoten sowie Lymphknotenbeteiligung und beginnendem Skrotalödem

Differentialdiagnostisch muß bei frühen Formen des KS an Granuloma pyogenicum, Histiozytome oder Hämangiome, im Plaquestadium an Akroangiodermatitis Mali und bazilläre Angiomatose und in Spätstadien an Angio- oder Lymphangiosarkome gedacht werden.

Klassifikation

Patienten mit KS wurden sowohl entsprechend der Stadieneinteilung von Mitsuyasu et al. [101] als auch in Anlehnung an die Stadieneinteilung der AIDS Clinical Trials Groups (ACTG) klassifiziert [84]. Erstere umfaßt 4 Stadien je nach kutaner und viszeraler Ausdehnung des Tumors (s. die folgenden Übersichten).

Histologie

Die wesentlichen diagnostischen Kriterien sind: bündelförmig geordnete Spindelzellen, proliferierende Endothelzellen, erweiterte und irreguläre in Retikulin- und Kollagenfasern eingebettete Blutgefäße, extravasale Erythrozyten und Hämosiderinablagerungen, „hyaline globules", das sog. Promontoriumszeichen, neugebildete Gefäßlumina, die Haarfollikel und Nerven so umgeben, als würden diese

Stadieneinteilung des KS. (Nach [102])

I Umschriebener kutaner Befall
   (< 10 Tumoren oder eine anatomische Region)
II Disseminierter kutaner Befall
   (> 10 Tumoren oder > 1 anatomische Region)
III Ausschließlich viszeraler Befall
   (gastrointestinal, Lymphknoten)
IV Kutaner und viszeraler Befall

Subtypen

A Keine konstitutionellen (B-)Symptome
B Mit konstitutionellen (B-)Symptomen

ACTG-Stadieneinteilung der HIV-assoziierten Kaposi-Sarkome.
(Nach [84])

Tumoren

T 0 (good risk)	Auf Haut, Lymphknoten oder harten Gaumen beschränkter Tumor (makulös)
T 1 (poor risk)	Viszeraler Tumor, tumorassoziierte Ödeme bzw. Ulzerationen oder extensiver oraler Tumor (nodulär)

Immunsystem

I 0 (good risk)	CD4-Zellen > 200 µl
I 1 (poor risk)	CD4-Zellen < 200 µl

Systemische Erkrankungen

S 0 (good risk)	Keine opportunistische Infektion oder orale Candidose in der Anamnese, keine konstitutionellen Symptome, Karnofski-Index > 0,7
S 1 (poor risk)	Opportunistische Infektionen, orale Candidose oder andere HIV-assoziierte Erkrankungen in der Anamnese, konstitutionelle Symptome oder Karnofski-Index < 0,7

in die „vascular slits" hineinragen, und das plasmazelluläre Infiltrat [1, 56, 108, 112, 114, 116, 144] (Abb. 6).

Die Ausprägung der einzelnen Veränderungen variiert deutlich abhängig vom Stadium des KS. Im Tumorstadium findet man ausgeprägte Atypien und eine gesteigerte Mitoserate (pleomorphes KS).

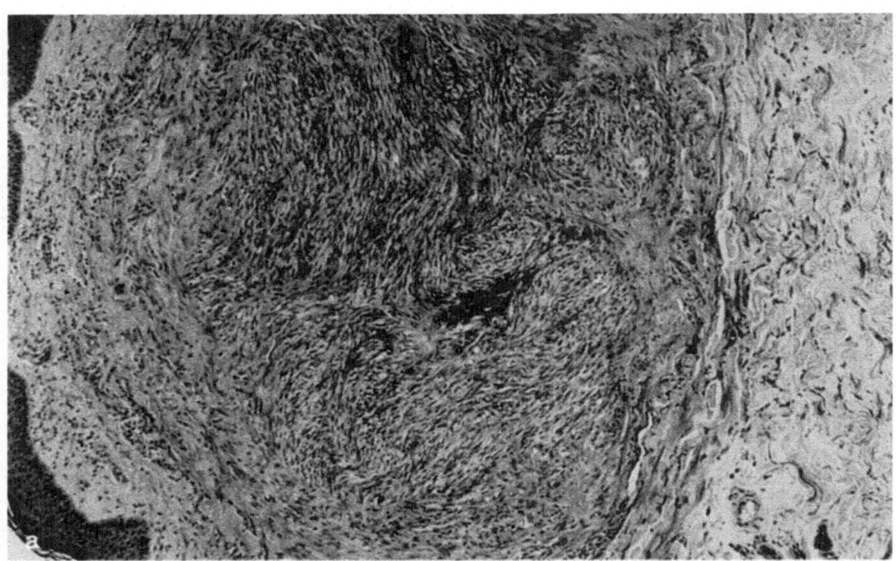

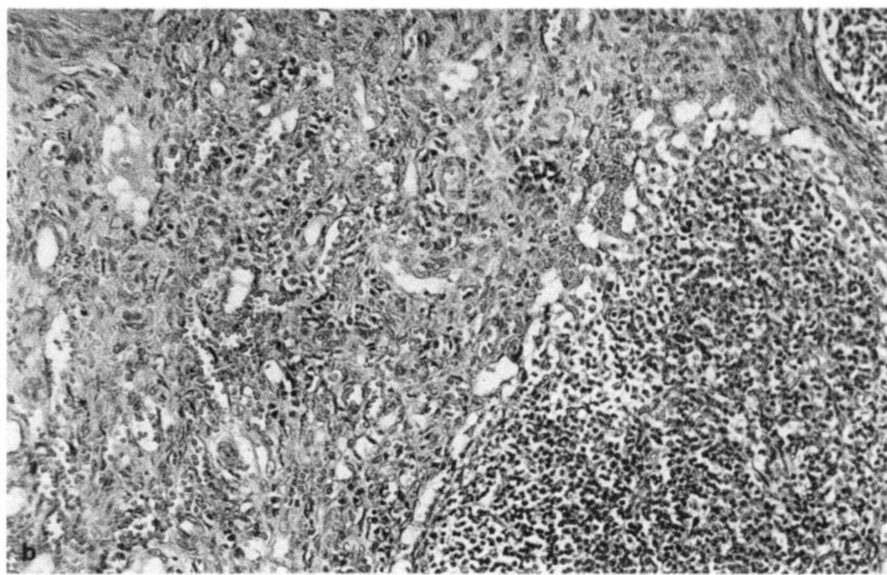

Abb. 6a, b. **a** Regelrecht geschichtete Epidermis. Im Korium erweiterte und irreguläre Gefäße („vascular slits"), die mit verklumpten Endothelzellen ausgekleidet sind. Dazwischen sehr dichtes bindegewebiges Stroma mit vielen Zellen mit spindeligen Zellkernen sowie massenhaft Erythrozytenextravasaten. **b** Es sind noch Keimzentren eines Lymphknotens erkennbar. Der größte Anteil besteht jedoch aus Gefäßkonglomeraten mit proliferierenden Endothelzellen. Daneben Ansammlungen von spindeligen Zellen (fischzugartig), wenige Mitosen. Intra- und extravasal Erythrozytenansammlungen. Geringes entzündliches Infiltrat.

Diagnostik

In den Frühstadien, wenn sich nur erythematöse Makeln finden, kann die klinische Diagnose schwierig sein (Abb. 1). In diesen Fällen ist die Histologie entscheidend. In weiter fortgeschrittenen Stadien sind die KS so typisch (livid-rote Farbe, Anordnung in den Hautspaltlinien, periläsionale Hämorrhagien), daß die Diagnose klinisch sicher gestellt werden kann. Die Ausbreitungsdiagnostik sollte eine komplette Inspektion des Integuments beinhalten und insbesondere bei HIV-positiven Patienten auch eine apparative Diagnostik (Sonographie des Abdomens und der Lymphknoten, Thoraxröntgenuntersuchung). Darüber hinaus sollten nach Möglichkeit eine Gastroduodenoskopie und eine Rektoskopie angestrebt werden. Die klinische Diagnose sollte immer histologisch gesichert werden. Therapieergebnisse lassen sich gut mittels Ultraschall (DuB 20) verifizieren (Abb. 11 a/b).

Therapie

Zur Zeit existiert keine kurative Therapie des HIV-assoziierten KS. Die antivirale Therapie mit Zidovudin zeigt kurzfristig Effekte auf das Immunsystem, jedoch keinen Effekt auf das KS [90]. Weder lokale noch systemische Therapien konnten bisher die Überlebensraten verlängern [8, 160]. Das primäre Ziel muß also sein, die Lebensqualität zu verbessern und palliativ mit geringen Nebenwirkungen zu therapieren. Das bedeutet, daß eine stadienabhängige Therapie des KS durchgeführt werden muß.

Lokale Therapie

Das Erfordernis, Hauttumoren aus rein kosmetischen Gründen zu therapieren, kann nicht hoch genug bewertet werden. Das durch den Tumor bedingte soziale Stigma und die ständige Erinnerung an eine tödliche Krankheit stellen eine kaum zu bewältigende psychische Belastung dar.

Lokaltherapien sind Therapien der Wahl bei

1. wenigen, flachen Hautläsionen,
2. Lymphödemen durch lokalisierte Tumoren und
3. einzelnen resistenten Tumoren nach Chemotherapie

Konventionelle Chirurgie und Lasertherapie

Einzelne Läsionen lassen sich sehr gut exzidieren, wobei mit Rezidiven im Narbenbereich gerechnet werden muß. Mittels Lasertherapie (Argon-, Kohlendioxyd, Neodym-YAG-Laser) können auch große kutane makulöse Läsionen erfolgreich behandelt werden, jedoch treten in der Regel schon nach wenigen Wochen erneut Tumoreffloreszenzen in loco auf. Zudem sollte bei der Lasertherapie die Gefahr für den Therapeuten, sich durch aufsteigende Dämpfe mit dem Virus zu kontaminieren, bedacht werden [2, 147, 154].

Tabelle 1. Lokaltherapie des Kaposi-Sarkoms in Abhängigkeit von der Tumorgröße

Größe	Therapie
Kleinflächig, < 1 cm² (makulös, nodulär)	Exzision Kryochirurgie z. B. Vincristin intraläsional 0,1 mg/cm² Interferone intraläsional 0,5 × 10⁶ U/cm² Camouflage
Mittelgroß 1–4 cm Durchmesser (makulös, nodulär)	Vincaalkaloide 0,2 mg/cm² Dermopan-Bestrahlung (fraktioniert bis 30 Gy)
Großflächig, > 4 cm Durchmesser (knotig, infiltrierend, oral)	Schnelle Elektronen, Kobaltbestrahlung (fraktioniert bis 30 Gy, oral bis 15 Gy)
nur, wenn keine systemische Therapie durchführbar ist	Extremitätenkompressionsverbände

Kryotherapie mit flüssigem Stickstoff

In 85 % der Fälle läßt sich 11 Wochen nach einer Kryotherapie in den jeweiligen, mit flüssigem Stickstoff behandelten Arealen eine nach den ACTG-Kriterien definierte komplette oder partielle Remission feststellen. Sie dauert bei der Mehrzahl der Patienten mindestens 6 Monate [84, 153].

Histologisch finden sich häufig dermal noch KS-Zellen, so daß die histologischen Remissionsraten wesentlich geringer sind. Das kosmetische Ergebnis ist in den meisten Fällen zufriedenstellend. Allerdings ist die Therapie mit einem erheblichen zeitlichen Aufwand für den Therapeuten verbunden. Wir führen die Behandlung mit einer Sprühflasche durch. Beste Ergebnisse werden bei makulösen oder gering papulösen Läsionen von rund 1 cm Durchmesser erzielt, wobei an einem Behandlungstag zweimalig so vereist wird, daß die Auftauphase jeweils 10–30 s beträgt. Die Behandlung muß in 2wöchigen Intervallen im Durchschnitt 4- bis 5mal wiederholt werden. Die Schmerzen sind gering, und sekundäre Infektionen wurden von uns wie von den meisten Therapeuten selten beobachtet [138, 153]. Die in loco entstandenen Blasen und leichten Ulzerationen heilen innerhalb von 1–3 Wochen ab. Die Therapie sollte nicht mit einem Applikator (z. B. Stiltupfer), der in den flüssigen Stickstoff getaucht wird, durchgeführt werden, weil die Gefahr besteht, daß Viren in der Flüssigkeit konserviert werden [153].

Intraläsionale Interferon-Therapie

Die intraläsionale Gabe von Interferon α (1–3 Mio. Einheiten) zeigt eine Ansprechrate von rund 60 % für die behandelten Tumoren [111, 141]. Die Gabe von Interferon β intraläsional führt nach unserer Beobachtung zu einer höheren Ansprechrate, möglicherweise, weil die Gewebsaffinität des Interferon β höher als die des Interferon α ist [70], so daß wir ebenso wie andere Untersucher bei dieser Therapie keine systemischen Nebenwirkungen gesehen haben [109]. Ein Punkt, der Beachtung finden sollte, sind allerdings die hohen Kosten.

Intraläsionale Chemotherapie

Durch eine intraläsionale Chemotherapie mit Vinblastin oder Vincristin können komplette oder partielle klinische Remissionen bei 60–80 % der behandelten kutanen KS erzielt werden. Innerhalb von ca. 4–6 Monaten treten jedoch bei 40 % der Tumoren Rezidive auf. Ähnlich wie nach einer kryotherapeutischen Behandlung sind weiterhin histologisch Residuen des KS in den behandelten Arealen nachweisbar. Gelegentlich sieht man postinflammatorische Hyperpigmentierungen [14]. Die kosmetischen Resultate sind jedoch insgesamt sehr gut [14, 42, 138]. Die Vorteile einer intraläsionalen Chemotherapie im Vergleich zur Kryotherapie liegen in einer höheren Responserate für papulonoduläre Läsionen > 1 cm Durchmesser und der Möglichkeit, symptomatische (ulzerierte, blutende) und orale Tumoren behandeln zu können. Die kutanen KS werden mit 0,1 mg/cm^2 Tumoroberfläche Vinblastin infiltriert. Wenn Läsionen nach einer Therapie mit 0,1 mg/cm^2 keine Remission zeigen, wird die Dosis auf 0,2 mg/cm^2 gesteigert. Pro Therapiezyklus wird eine Gesamtdosis von maximal 2 mg nicht überschritten. Nach 4 Wochen werden die behandelten Läsionen begutachtet und ggf. erneut behandelt. Schmerzen bei der Injektion werden durch Zugabe von Lidocain kupiert. Die Patienten sollten über die Möglichkeit selten auftretender Schwellungen, Blasenbildungen, Ulzerationen und geringradiger Schmerzen, die 1–2 Tage anhalten können, informiert werden. An behaarten Stellen des Integumentes können nach lokaler Chemotherapeutikaapplikation Alopezien auftreten. Injektionen in die Nähe von peripheren Nerven führen gelegentlich zu vorübergehenden Neuropathien.

Tabelle 2. Chemotherapie des Kaposi-Sarkoms

Therapeutikum	Dosierung	Voraussetzung	Remissionsrate
IFN-α (2a, b)	3×10^6 I.E. i.v. 3 × wöchentlich	> 200 CD4-T-Lymphozyten endogenes IFN-α < 3 U/ml Antiretrovirale Kombinationstherapie	≈ 40 %
IFN-β	4×10^6 I.E. i.v. 5 × wöchentlich in zweiwöchigen Intervallen	Antiretrovirale Kombinationstherapie	≈ 50 %
Liposomales Doxorubicin (Caelyx)	20 mg/m^2 i.v. in dreiwöchigen Intervallen	$T_1 I_1 S_{0-1}$ *	> 80 %
Liposomales Daunorubicin (Dauno Xome)	40 mg/m^2 i.v. in zweiwöchigen Intervallen	$T_1 I_1 S_{0-1}$ *	≈ 60 %

* Siehe Seite 99

Strahlentherapie

Beim HIV-assoziierten KS kommt es bei rund 70 % der Patienten zu einer partiellen Remission bzw. zu einem palliativen Therapieerfolg [30]. Das Ergebnis von Bestrahlungen mit großflächigen Bestrahlungsfeldern (Elektronenbestrahlung) ist aufgrund der Immunsuppression eher entmutigend [138], obwohl in Einzelfällen durch hochdosierte Bestrahlungen einer Körperhälfte vielversprechende Ergebnisse bei minimaler hämatologischer und pulmonaler Toxizität erzielt werden konnten [62,100]. Ob eine einzeitige Bestrahlung mit 8 Gy einer fraktionierten Therapie (5- bis 10malig bis zu einer kumulativen Dosis von 15–40 Gy) überlegen ist, ist nicht eindeutig geklärt. Es fanden sich keine Unterschiede in der Ansprechrate und -dauer. Wenn bei Patienten mit HIV-assoziiertem KS der Oropharynx bestrahlt wird, treten häufig schwere Schleimhautentzündungen als Komplikationen auf [8]. Aus diesem Grunde sollte bei diesen Patienten nur eine Radiatio erfolgen, wenn klinisch symptomatische (ulzerierte, blutende, schmerzhafte) orale Läsionen vorliegen, wobei eine fraktionierte Bestrahlung – reduzierte Dosen von 1,5 Gy bis zu einer Gesamtdosis von 15 Gy – empfehlenswert ist [8]. Symptomatische konjunktivale Läsionen sprechen gut auf fraktionierte, reduzierte Dosen von 2–3 Gy/Fraktion bis zu einer Gesamtdosis von 20–30 Gy an. Konjunktivitiden, die durch die Therapie verursacht werden, sind eher selten [42,160]. Mittels fraktionierter Röntgenweichstrahltherapie (z. B. Dermopan 2–4 Gy, Stufe 4) lassen sich kosmetisch störende Läsionen im Gesicht sehr gut behandeln. Die Strahlentherapie ist das Mittel der Wahl, wenn die tumorösen Raumforderungen (z. B. große enorale Läsionen, ausgedehnte okuläre und periorbitale Plaques und Knoten mit lokalisierten schmerzhaften Lymphadenopathien oder Lymphödeme der Extremitäten und des Penis) Symptome hervorrufen, die durch andere Therapien nicht mehr zu kontrollieren sind.

Experimentelle intraläsionale Therapieansätze

Die 3mal wöchentliche intraläsionale Therapie mit IL-2 in einer Dosis von jeweils 3mal 10^6 U ergab in der Mehrzahl komplette Remissionen der behandelten Tumoren. In 94 % der intraläsionalen mit TNF-α behandelten Kaposi-Sarkome konnte eine Regression erzielt werden, wobei die komplette Remissionsrate 19 % betrug. Hier sollte jedoch die systemische Wirkung mit fraglicher HIV-Replikationssteigerung und Progression des Kaposi-Sarkomwachstums nach i.v.-Therapie bedacht werden. Zudem wurde die Therapie insgesamt wegen starker Nebenwirkungen schlecht toleriert [47,76]. Die beobachteten Tumoreffekte sind nur ungenügend zu erklären: Es könnte sich um eine lokale Zytokin vermittelte Entzündungsreaktion oder um eine lokale Nekrose durch die Injektion handeln. Eine Tumornekrose wird auch durch Sklerosierung mit z. B. 3 % Natriumtetrasulfat erreicht und führt ohne wesentliche Nebenwirkungen zu guten Therapieergebnissen [110] wie auch die topische Therapie mit 1 %igem Retinoidgel [13,37]. Ein erfolgreicher Ansatz war ebenfalls, das relativ polare Vinblastin-Molekül durch Ionthophorese verstärkt in Tumoren diffundieren zu lassen [143]. Ein vielversprechender Therapieansatz mit guten Remissionsraten ist die photodynamische Therapie entweder mit einer systemischen Gabe von Ethyl-Etio-purpurin 1,2 mg/kg KG i.v. oder Lokalbehandlung mit δ-Aminolävulinsäure, jeweils in Kombination mit einer Lichtbestrahlung (640 nm) bei einer Gesamt-dosis von 150 J/cm^2 [4, 57]. Einzelne Läsionen, die auf eine Lokaltherapie nicht ansprechen, können gut mittels Camouflage abgedeckt werden [138].

Systemische Therapie

Abhängig vom zugrundeliegenden pathogenetischen Konzept sind folgende The-rapieansätze möglich:

1. Immunmodulierende Therapie z. B. mit Interferonen oder Zytokinrezeptor-antagonisten (IL-1, IL-13 oder PDGF).
2. Chemotherapie z. B. mit Vinblastin, Bleomycin, Adriamycin, wobei den lipo-somalen Anthracyclinderivaten eine herausragende Bedeutung zuwächst und die Stellung von Paclitaxel, das eine gute Wirksamkeit beim fortgeschrittenen Mammakarzinom besitzt, noch nicht sicher bestimmt werden kann.
3. Antivirale Therapie z. B. mit Foscarnet-Na.
4. Angiogeneseinhibition z. B. mit Fumagillin.
5. Hormontherapie z. B. mit β-HCG oder Tamoxifen.

Interferontherapie

Klinische Erfahrungen bei der Therapie des HIV-assoziierten KS sind vor allem mit der systemischen Applikation des Interferon-(IFN)-α gewonnen worden. Auffällig bei der IFN-α-Therapie ist die klare Abhängigkeit des Therapieerfolgs vom Immunstatus des Patienten. Bei mehr als 400 CD4-T-Lymphozyten μl^{-1} werden Remissionsraten von rund 45 % beobachtet, die bei weniger als 200 CD4-T-Lymphozyten μl^{-1} im peripheren Blut auf 7 % abfallen. Prognostisch bedeutsam sind zudem die endogenen IFN-α-Spiegel, die in fortgeschrittenen Stadien des HIV-Infektes deutlich erhöht sind und mit einer geringeren Ansprechrate von exogen appliziertem IFN-α korrelieren [22, 83, 86, 101, 128, 130]. Unsere Unter-suchungen legen nahe, daß die HIV viral load für die Therapieplanung in Zukunft der entscheidende Parameter sein wird.

Eine Verbesserung des Therapieergebnisses ist durch eine Kombination von Interferonen mit Nukleosidanaloga, z. B. Zidovudin, zu erreichen, sogar mit sehr niedrigdosiertem IFN-α [16, 32, 46, 96, 122, 123]. In unseren Untersuchungen mit IFN-α s.c. in Kombination mit 750 mg Zidovudin p.o. bei Patienten mit durch-schnittlich 187 CD4-Helferzellen/μl konnte nur mit verhältnismäßig hohen Dosen von 10mal 10^6 U/m^2 KO eine Remissionsrate von 43 % erzielt werden. 40 % der Patienten litten unter WHO-Grad-IV-Nebenwirkungen. Auffällig war eine klare Abhängigkeit des Therapieerfolges von den endogenen IFN-α-Plasmaspiegeln. Der Therapieerfolg scheint unabhängig vom verwendeten IFN-α-Typ, jedoch treten IFN-Antikörper bei der Behandlung mit IFN-α-2 b seltener auf. Die Kom-bination mit weiteren Nukleosidanaloga wird z. Z. erprobt. Sie haben in der Regel eine geringere Knochenmarktoxizität, führen aber häufiger zu einer schwieriger zu beeinflussenden Polyneuropathie.

Von einigen Autoren ist eine Steigerung der Remissionsrate durch Kombination von IFN-α mit Anthracyclinderivaten beschrieben worden. Demgegenüber bringt die Kombinationstherapie mit Retinoiden, die in vitro zu einer DNA-Degradation und Apoptose der KS-Zellen führt [8, 31], nach unseren eigenen Erfahrungen mit 5 Patienten im Stadium T1 I1 S1, die mit Interferon β und 80 mg Acitretinoin behandelt wurden, wie auch nach den Erfahrungen von Bailey et al. [3] mit IFN-α keine Verbesserung des Therapieerfolges [133]. Bedacht werden muß, daß Retinoide in Monozyten die HIV-1-Expression stimulieren können [157].

Zur Therapie des KS mit Interferon β liegt bisher nur eine ausführliche Untersuchung an 39 Patienten in den Studien WR 5 und 6 (Beta-ser-Interferon, 90 und 180mal 10^6 U s.c. für 5 Tage/Woche) vor. Die Autoren fanden im Verlauf von 2 Jahren eine Abnahme der p 24-Antigen-Spiegel und bei 16 % der Patienten eine Remission. Bei 2 Patienten (5 %) wurde eine komplette Remission, bei 39 % eine Stabilisierung erreicht [98]. Die systemische Behandlung mit humanem fibroblastärem Interferon β in Kombination mit Zidovudin ist bisher nur in wenigen Fallbeobachtungen beschrieben worden [148]. Unsere eigenen Ergebnisse mit 4mal 10^6 U IFN-β i.v. in Kombination mit 750 mg Zidovudin p.o. bei 19 Patienten in den Stadien WR 5 und 6 und durchschnittlich 133 CD4-Zellen/µl zeigten mit 70 % eine höhere Remissionsrate, als in vergleichbaren IFN-α-Studien angegeben wurde, bei im Vergleich zu IFN-α deutlich geringerer Nebenwirkungsrate [16, 82] (Abb. 7).

Die bisher vorliegenden Studien zur Therapie des KS mit IFN-γ sind entmutigend, da in fast allen Untersuchungen eine Progression des KS beobachtet wurde. Auch eine Kombination mit Zidovudin oder Klasse-I-Interferonen verbesserte die Ergebnisse nicht [17, 81, 90]. Dies mag an den niedrigen Dosierungen liegen (50–150 µg), die in den Studien eingesetzt wurden, da IFN-γ im entsprechenden Konzentrationsbereich auch in vitro einen proliferationssteigernden Effekt auf KS-Zellen besitzt [20] (Abb. 8). In vivo könnte durch die IFN-γ Wirkung auf Keratinozyten mit Sezernierung von IL-1β und IL-6 eine parakrine Stimulation ausgelöst werden, so daß die Therapie mit IFN-γ obsolet ist.

Chemotherapie

Die Chemotherapie des KS als Einzel- oder Kombinationstherapie mit Vincaalkaloiden (Vinblastin, Vincristin, Etoposid), Bleomycin und/oder Adriamycin führte bisher zu keinen zufriedenstellenden Ergebnissen. Die Remissionsraten schwankten in einem weiten Bereich zwischen 10 % und 76 %, abhängig sowohl vom HIV- als auch vom KS-Stadium der behandelten Patienten, insbesondere auch davon, ob anamnestisch oder aktuell opportunistische Infektionen nachweisbar waren. Zudem sind viele Studienergebnisse nicht vergleichbar, weil die Autoren jeweils eigene Remissions- und Einschlußkriterien definiert haben. Mit höheren Dosierungen ließ sich kein eindeutiger Therapievorteil bei deutlich gesteigerter Nebenwirkungsrate erzielen. Eine Kombinationstherapie z. B. (ABV)

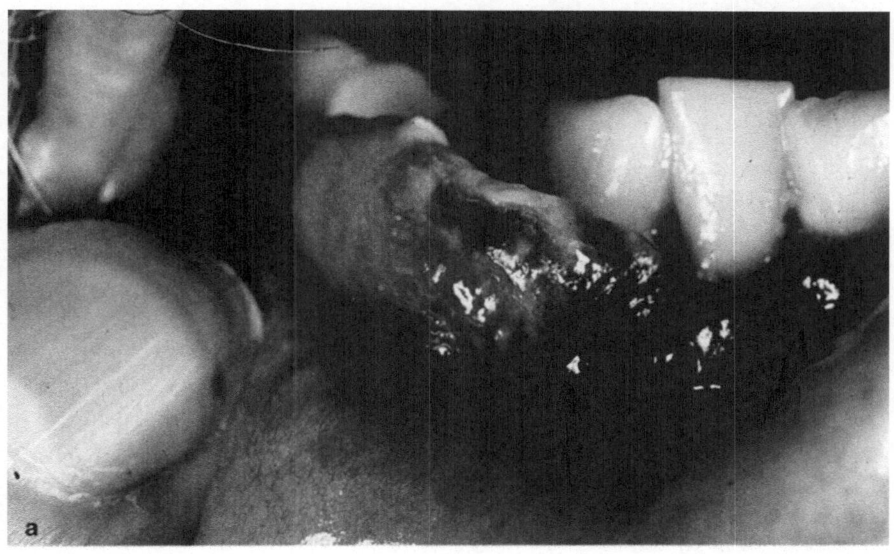

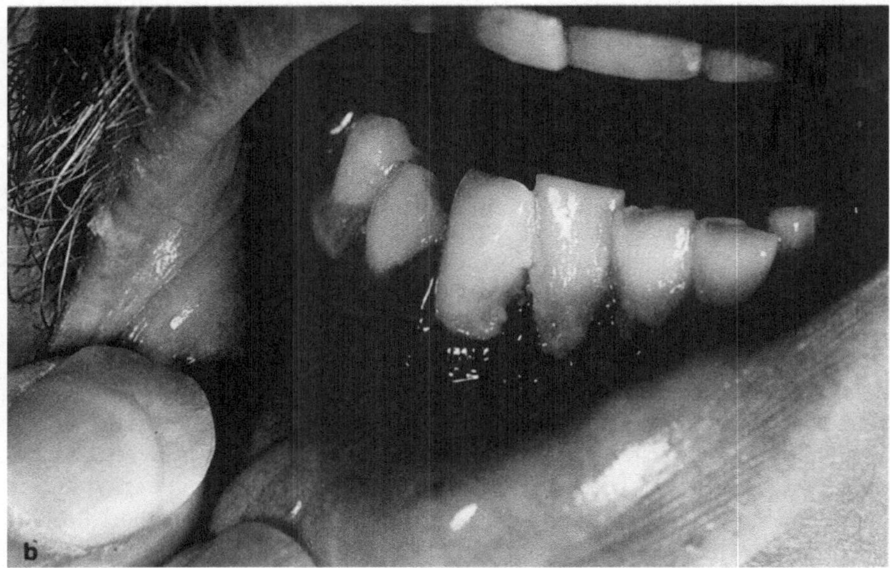

Abb. 7 a, b. KS an der Gingiva vor und nach 4 Zyklen von 4mal 10^6 U IFN-β i.v. in Kombination mit 750 mg Zidovudin p.o.

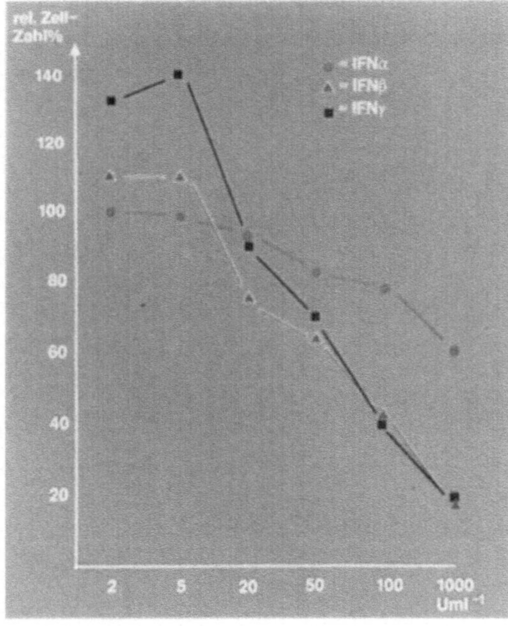

Abb. 8. Wirkung von IFN-α, IFN-β, IFN-γ auf KS- und Fibroblastenzellinien

war der Einzeltherapie überlegen [9, 45, 52, 53, 91, 131, 159]. Wegen der hohen Nebenwirkungsrate sollte mit den z. Z. verfügbaren, nichtliposomal verkapselten Substanzen keine Monotherapie durchgeführt werden. Oftmals waren bei den Therapien die Nebenwirkungen, Granulozytopenien und speziell bei der Behandlung mit Vincaalkaloiden das Auftreten von Polyneuropathien therapielimitierend.

Überzeugende Studienergebnisse liegen demgegenüber zur Therapie mit dem liposomal verkapselten Doxorubicin (LD)/(Caelyx) vor. Hierbei zeigt sich LD sowohl in der Langzeittherapie als auch in den randomisiert durchgeführten Studien den herkömmlichen Chemotherapeutika gerade auch bei der Behandlung von intestinalen Tumoren (beim ausgeprägten Lungen-KS lagen die Überlebenszeiten bei < 1/2 Jahr) überlegen [43, 54, 59, 149]. Die 52 von uns mit LD 20 mg/m² Körperoberfläche (KO) in 14tägigen Intervallen – im Durchschnitt 36,1 Wochen mit einer Spannweite von 18–183 Wochen – behandelten Patienten zeigten zu 90 % eine Remission. Die Therapie wurde von fast allen gut vertragen, so daß eine deutliche Verbesserung der Lebensqualität resultierte. Ähnliche Studienergebnisse sind auch von anderen Arbeitsgruppen berichtet worden. Zudem konnten wir im Vergleich zu historischen Kontrollen eine Verlängerung der Überlebenszeit beobachten (Abb. 9–12). Die kumulative Toxizität von liposomal verkapseltem Doxorubicin ist auch in der Langzeittherapie gering. Die häufigste unerwünschte Wirkung war die Myelosuppression, die durch den Einsatz von G-CSF gut kontrollierbar ist. Wir konnten auch in der Langzeitanwendung die in einigen Studien als nur gering beschriebene akute und chronische Kardiotoxizität bestätigen [12, 135]. Die maximale, bei einem Patienten von uns verabreichte kumulative Gesamt-

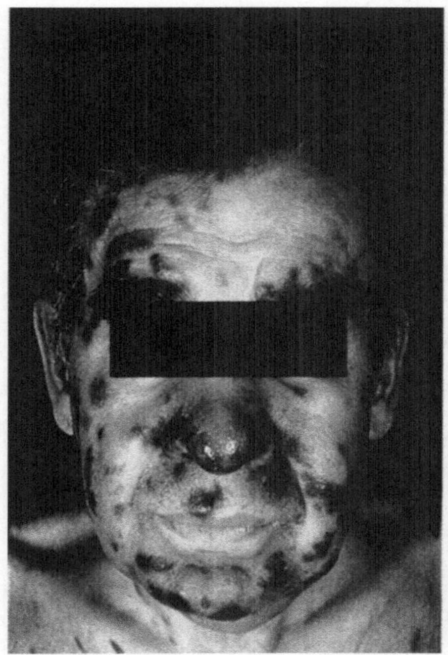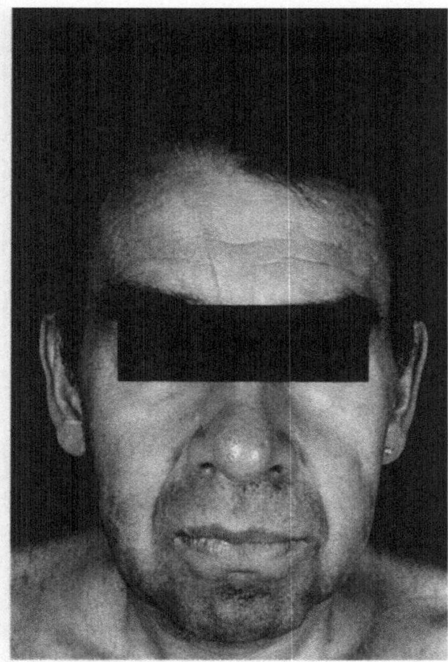

Abb. 9a, b.   KS im Gesicht vor und nach 8 Zyklen mit liposomal verkapseltem Doxorubicin (20 mg/m² KO)

Tabelle 3.   Nebenwirkungen im Verlauf einer Langzeittherapie mit liposomal verkapseltem Doxorubicin (> 18 Wochen)

Nebenwirkungen	absolut [n]	relativ [%]
Lymphopenie	46	88,5
Leukopenie	41	78,5
Granulozytopenie	40	76,9
Anämie	31	59,6
Thrombopenie	12	23,1
AP-Erhöhung	20	38,5
Erhöhung der Leberwerte	17	32,7
Hypoproteinämie	5	9,6
Polyneuropathie	17	32,7
Ödeme	14	26,9
Erosive Stomatitis	11	21,2
Hepatose	7	13,5
Niereninsuffizienz	5	9,6
Myalgien	2	3,8
Gustatorische Mißempfindungen	2	3,8
Hyperkeratot. Erytheme an Palmae und Plantae	2	3,8
Herzinsuffizienz	1	1,9
Alopezie	6	11,5
Tod	29	55,8

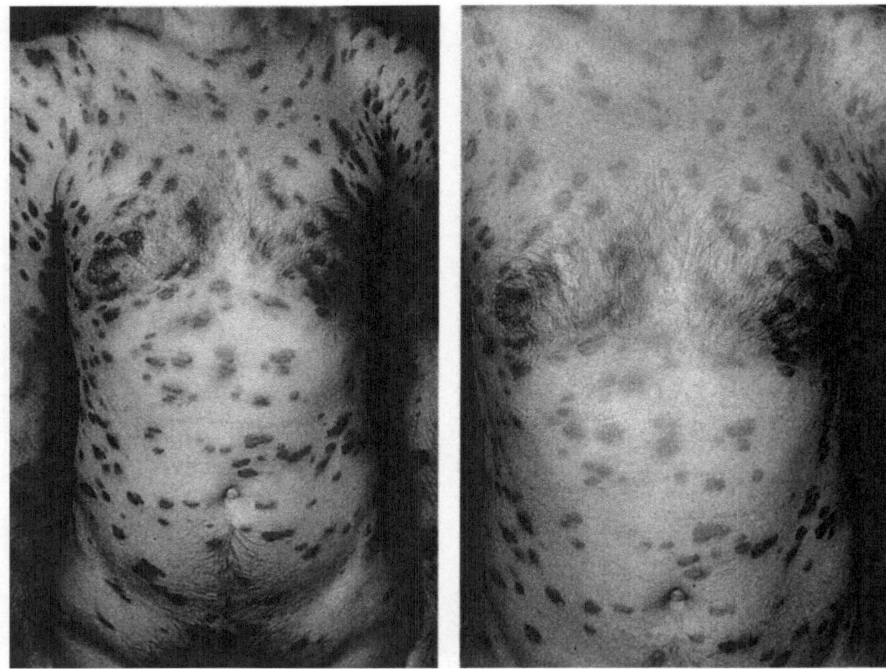

Abb. 10a, b. KS am Oberkörper vor und nach 8 Zyklen mit liposomal verkapseltem Doxorubicin (20 mg/m² KO)

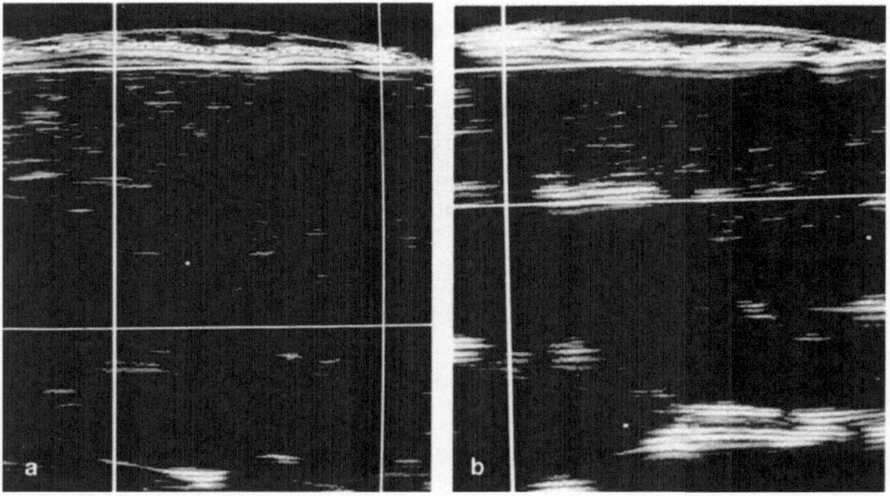

Abb. 11a, b. Ultraschallkontrolle des auf dem Sternum lokalisierten KS vor und nach 2 Zyklen mit liposomal verkapseltem Doxorubicin (20 mg/m² KO) bei in Abb. 7 gezeigten Patienten (20-MHz-Sonde, DUB 20)

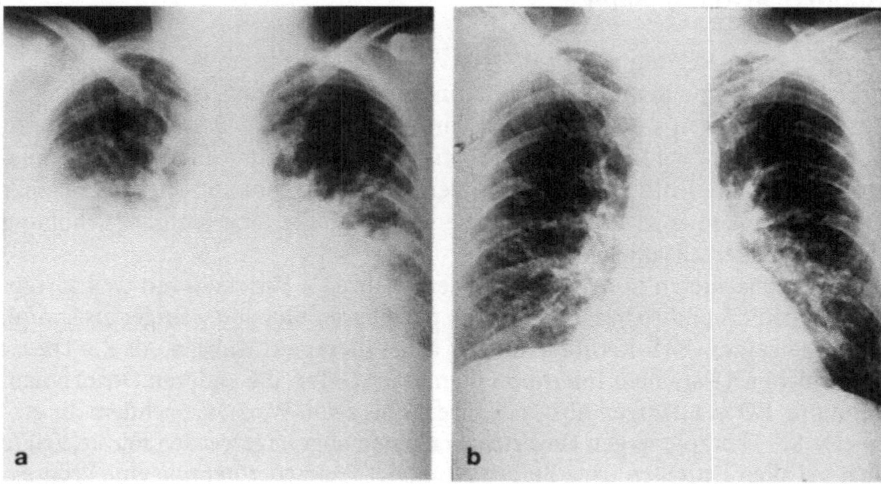

Abb. 12a, b.   Lungen-Kaposi-Sarkom vor und nach 6 Zyklen mit liposomal verkapseltem Doxorubicin (20 mg/m² KO)

dosis betrug 850 mg/m² KO ohne Zeichen einer Kardiomyopathie. Als therapielimitierend erwies sich bei einigen Patienten die Hepatotoxizität [65], da aufgrund der weit fortgeschrittenen Grunderkrankung bei den Patienten die Einnahme von zahlreichen, verschiedenen Arzneimitteln erforderlich war, deren hepatotoxische Nebenwirkungen sich addierten. Dermatologisch ist besonders interessant, daß hyperkeratotische Palmoplantarerytheme auch bei den liposomal verkapselten Anthracyclinderivaten in einem geringen Prozentsatz auftreten (Tabelle 3).

Im Vergleich zum freien Doxorubicin führt das liposomal verkapselte zu einer verlängerten Plasmahalbwertszeit und zu einer erhöhten Penetration und Akkumulation in Gebieten mit alterierten Gefäßen, wie sie im KS zu finden sind. Die mit Methoxypolyethylene-glycol-(MPEG-)Derivaten beschichtete Oberfläche der Liposomen schützt diese vor Phagozytose durch das retikuloendotheliale System, was eine weitere Verlängerung der Plasmahalbwertszeit bedingt und die Anreicherung im Tumorgewebe ermöglicht [126, 127]. Dies erklärt die höhere Effektivität bei deutlich verringerter Toxizität des liposomal verkapselten gegenüber dem konventionellen Antracyclinderivat, wobei es auch im Vergleich mit dem liposomalen Daunorubicin Therapievorteile zu besitzen scheint [43, 54, 59, 124, 135].

Insgesamt steht mit dem liposomal verkapselten Doxorubicin ein sicheres und effektives Arzneimittel für die Langzeitchemotherapie des fortgeschrittenen AIDS-KS zur Verfügung. Aufgrund seiner besonderen Pharmakokinetik bietet sich das Chemotherapeutikum auch zur Behandlung anderer maligner Gefäßtumoren an [117].

Antiherpetische Therapie

Vor der Beschreibung des KSHV/HHV 8 in KS-Läsionen wurden Einzelfallberichte über eine Remission von KS unter Foscarnet publiziert. Morfeldt et al. [106] behandelten 5 Patienten in mehreren Zyklen über jeweils 10 Tage mit Foscarnet 180 mg/kg KO/Tag i.v. Drei dieser Patienten hatten ausgeprägte Remissionen, in einem Fall sogar von viszeralen KS. Die Erkrankung blieb bis zu einer Dauer von 20 Monaten stabil. Bei 4 Patienten zeigte sich eine deutliche Erhöhung der CD4-Helferzellzahlen.

Wir beobachteten in den vergangenen 3 Jahren 9 Patienten mit weit fortgeschrittenen KS und Helferzellzahlen im peripheren Blut von weniger als 200/µl, die wegen einer CMV-Retinitis mit Foscarnet therapiert wurden. Als KS-Therapie erhielten 3 Patienten Interferon β 4mal 10^6 U/Tag, die anderen Doxorubicin 20 mg/m^2 KO in 14tägigen Abständen. Sechs bis zwölf Wochen, nachdem die etablierte KS-Therapie wegen Unverträglichkeiten abgesetzt werden mußte, zeigte sich bei allen Patienten trotz Beibehaltung der Foscarnettherapie eine Progression der KS.

Die Diskrepanz der Ergebnisse könnte dadurch zu erklären sein, daß es sich im letzten Fall um weit fortgeschrittene Tumoren handelte, bei denen eine immunmodulierende bzw. zytotoxische Vorbehandlung stattgefunden hatte. Allerdings ergaben auch die in unserem Labor durchgeführten Untersuchungen an KS-Zellinien bisher keinen Hinweis auf eine Inhibition des Tumorwachstums durch Foscarnet (Abb. 13).

Die berichteten Erfolge des Foscarnet im Einsatz gegen das KS könnten die Folge einer Verbesserung des Immunstatus durch Hemmung sowohl des in den Lymphozyten replizierenden HHV 8 als auch des HI-Virus sein [11], wie der bei

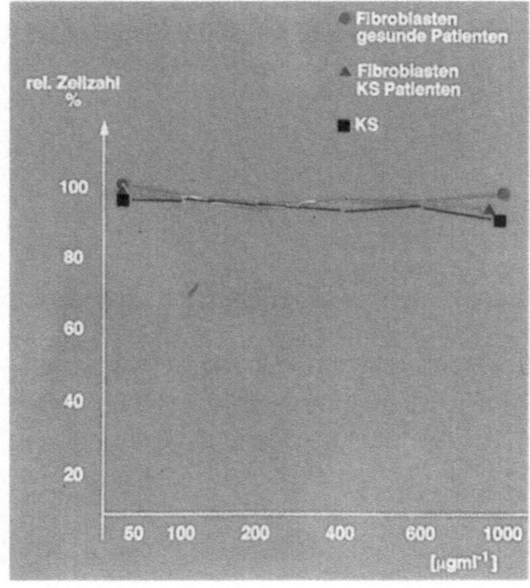

Abb. 13.   Wirkung von Foscarnet auf KS- und Fibroblastenzellinien

den von Morfeldt et al. [106] vorgestellten Patienten mit KS-Remission gleichzeitig registrierte Anstieg der CD4-Helferzellzahlen nahelegt.

Unabhängig von den genannten Überlegungen stellt sich die Frage, ob und in welcher Weise eine Infektionsprophylaxe gegen kanzerogene Herpesviren durchgeführt werden sollte, zumal eine retrospektive Untersuchung an 20 000 Patienten, die mit Foscarnet therapiert worden waren, ergab, daß bei ihnen das Risiko, ein KS zu entwickeln, um 70 % niedriger lag als bei nichtbehandelten Patienten [75].

Ähnliche Ergebnisse wurden auch von anderen Autoren mitgeteilt, die jedoch nicht unwidersprochen blieben [103, 134]. Alle Untersucher konnten für Aciclovir keine Minderung des Risikos, ein KS zu entwickeln, feststellen [88].

Betrachtet man auch aufgrund obiger Untersuchungen das KS als opportunistischen Tumor, so sollten randomisierte Studien durchgeführt werden, die zum einen untersuchen, ob eine prophylaktische antivirale Therapie die KS-Inzidenz verringert, und zum anderen, ob nach klinisch vollständiger Remission z. B. nach LD-Therapie eine Progression durch eine antivirale Therapie verhindert werden kann, also ein Konzept, wie es z. B. bei MALT-Lymphomen in den Frühstadien mit einer Helicobacter-Eradikationstherapie erprobt wird.

Hormonelle Therapie

In Einzelfallbeschreibungen wurde über Spontanremissionen von KS bei Schwangeren berichtet, desweiteren über eine Assoziation von KS bei HIV-Patienten mit testikulärer Dysfunktion [125]. Lunardi et al. [95] zeigten, daß β-HCG in vitro eine Apoptose von KS-Zellen auslöst. Harris [60] zeigte bei 6 Patienten mit KS, die 3mal pro Woche 150 000 bis maximal 700 000 IU HCG i.m. erhielten, daß bei allen eine Tumorregression einsetzte. Nach Aussetzen der Therapie oder nach Dosisreduktion traten jedoch erneut Rezidive auf. Eine ähnliche Beobachtung wurde von McNamee [97] beschrieben.

Eine abschließende Beurteilung ist z. Z. nicht möglich, insbesondere, weil anscheinend nicht alle β-HCG-Präparationen wirksam sind. Niedrige Dosierungen 5000 U/Woche sind jedoch wirkungslos [95, 121].

Angiogeneseinhibitoren

Antiangiogenesefaktoren wie die sulfatierte Polysaccharid-Peptidoglykankomponente (SPPG; DS 4152), die von Arthrobacterspezies produziert wird, hemmen die Entwicklung von KS-ähnlichen Läsionen in vitro. KS-Zellen reagierten im Vergleich zu normalen Endothelzellen sensitiver [113]. Eine weitere Gruppe sind die Analoga von Fumagillol, die derzeit in frühen klinischen Studien erprobt werden. Dabei handelt es sich um ein Antibiotikum, das von Aspergillus fumigatus fresenius sezerniert wird. Hierbei fand sich eine wesentlich ausgeprägtere Inhibition der KS-Zellen im Vergleich zu Fibroblastenzellinien durch das o-Chloroazetylcarbamoyl-Fumagillol (AGM-1470) [19, 72, 87] (Abb. 14). Diese Untersuchungen legen nahe, daß Fumagillol auch klinisch von Interesse in der Therapie des KS sein könnte. Erste Studienergebnisse mit Tecogalon waren lei-

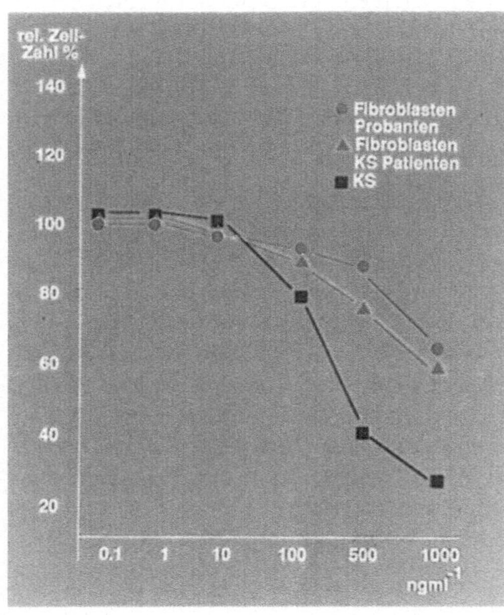

Abb. 14. Wirkung von Fumagillin
auf KS- und Fibroblastenzellinien

der nicht sehr erfolgreich [156]. Thrombospondin (TSP), ein heparinbindendes
Glykoprotein, welches kompetitiv die Bindung von FGF an zelluläre und ECM-
Proteine hemmt sowie regulierend auf die Expression von p-53 wirkt, wird z. Z.
in präklinischen Studien beim HIV-assoziierten KS eingesetzt [33, 158, 163].

Zusammenfassung und Ausblick

Vor einer breiteren Anwendung sollten die antiherpetisch (Foscarnet, Gancyclo-
vir) bzw. hormonell (β-HCG und der kompetitive Östrogenrezeptorantagonist
Tamoxifen) wirkenden Substanzen sowie die Zytokinrezeptorantagonisten
(PDGF, b-FGF, IL-13) in Multicenterstudien geprüft werden, die für einige Substanzen schon initiiert sind [70, 71, 96, 161].
Der Fibroblastenwachstumsfaktor wird durch Pentosanpolysulfat, ein halbsyn-
thetisches Heparinderivat, blockiert. Die ersten klinischen Ergebnisse sind jedoch
nicht ermutigend [139]. Erfolgreich wird z. Z. der rekombinante Plättchenfaktor
4 (PF-4) intraläsional eingesetzt. PF-4 blockiert ähnlich wie Suramin die Bindung
von b-FGF an seinen Rezeptor [78]. Die TNF-α-RNA-Spiegel werden durch Pentoxifyllin, ein Methylxanthinderivat, reduziert [36]. Ferner hemmt es die HIV-1-
Replikation in infizierten menschlichen peripheren Blutzellen [44]. Die Therapie
mit Pentoxifyllin beim HIV-assoziierten KS scheint daher erfolgversprechend.
Retinoidderivate induzieren eine verminderte Interleukin-6-Sekretion, und
Acitretinoin hemmt in vitro das Wachstum von Kaposi-Sarkomzellen [17]. Bei
4 Patienten wurde über 4 Monate Acitretinoin 50 mg in Kombination mit Zido-

vudin 750 mg und IFN-β 4mal 10^6 U appliziert. Es fand sich keine Steigerung des Therapieeffektes im Vergleich zu einer alleinigen Kombination von IFN-β mit Zidovudin. Zudem ist zu bedenken, daß Retinoide in vitro die HIV-Replikation steigern können [140, 157].

Eine vielversprechende Substanz ist Paclitaxel, das auch bei anderen Tumoren zu guten Remissionsraten geführt hat [136, 156].

Die Indikation für eine Interferontherapie, insbesondere IFN-α, besteht u. E. nur in der Frühphase der HIV-Infektion, d. h. bei CD4-T-Lymphozyten $> 200~\mu l^{-1}$ und bei endogenen Interferon α-Spiegeln unter 5 Uml^{-1}. Bei der Behandlung des fortgeschrittenen KS wird das liposomale Doxorubicin in Zukunft das Mittel der Wahl sein, das durch die zur Verfügung stehenden, die Hämatopoese anregenden Wachstumsfaktoren auch in den Spätstadien des HIV-Infektes gut eingesetzt werden kann. Welche Indikationen die neuen Therapieformen erhalten, muß durch die z. Z. laufenden und weitere Studien geklärt werden.

In dem Maße, in dem unser Wissen über die Pathogenese des Kaposi-Sarkoms zunimmt, wird sich die Therapie des HIV-assoziierten KS in den nächsten Jahren zu einer individuellen, d. h. stadienangepaßten Therapie entwickeln. Trotzdem bleibt das Kaposi-Sarkom auch mehr als 100 Jahren nach seiner Erstbeschreibung ein großes Rätsel.

Literatur

1. Ackerman AB, Gottlieb GJ (1988) Atlas of the gross and microscopic features. In: Gottlieb G, Ackerman AB (eds) Kaposi´s sarcoma: a text and atlas. Febiger, Philadelphia, pp 29–63
2. Baggish MS, Poiesz BJ, Joert D (1991) Presence of virus human immunodeficiency DNA in laser smoke. Laser Surg Med 11: 197–203
3. Bailey J, Pluda JM, Foli A et al. (1995) Phase I/II study of intermittent all-trans-retinoic acid, alone and in combination with interferon alfa-2a, in patients with epidemic Kaposi´s sarcoma. J Clin Oncol 13: 1966–1974
4. Beier C, Schöfer H, Kaufmann R (1996) Topical photodynamic therapy (TPDT) of AIDS-associated kaposi´s sarcoma. XI. Int Conf AIDS, Vancouver
5. Beier V, Peterman TA, Berkelman RL, Jaffe HW (1990) Kaposi´s sarcoma among persons with AIDS: a sexually transmitted infection? Lancet 335: 123–128
6. Beral V, Bull D, Jaffe H, Evans B, Gill N, Tillett H, Swerdlow AJ (1991) Is risk of Kaposi´s sarcoma in AIDS patients in Britain increased if sexual partners came from United States of America? BMJ 302: 624–625
7. Beral V, Bull D, Darby S, Weller I, Carne C, Beecham M, Jaffe H (1992) Risk of Kaposi´s sarcoma and sexual practices associated with faecal contact in homosexual or bisexual men with AIDS. Lancet 339: 632–635
8. Berson AM, Quivey, JM, Harris JW (1990) Radiationtherapiy for AIDS-related Kaposi´s sarcoma. Int J Radiat Oncol Biol Phys 19: 569–575
9. Bertelli D, Barni C, Casari S, Paraninfo G, Cadeo GP (1996) Adriamycin, bleomycin and vinblastine (ABV) chemotherapy in the treatment of AIDS-related kaposi´s sarcoma (KS). XI. Int Conf AIDS, Vancouver
10. Biberfeld P, Ekman M, Kaaya EE., Jagdahl L, Linde A, Biberfeld G (1996) HHV8 and other herpes virus in AIDS related and endemic kaposi´s sarcoma (KS) and malignant lymphoma. XI. Int Conf AIDS, Vancouver
11. Blazques MV, Madueno JA, Jurado R, Fernandez-Arcas N, Munoz E (1995) Human herpesvirus-6 and the course of human immunodeficiency virus infection. J Acquir Immune Defic Syndr Hum Retrovirol 9:389–394

12. Bogner JR, Kronawitter U, Rolinski B, Truebenbach K, Goebel FD (1993) Liposomal Doxorubicin in the treatment of advanced AIDS-related Kaposi´s sarcoma. J Acquir Immune Defic Syndr Hum Retrovirol 7: 463–468
13. Bonhomme L, Fredj G, Averons S (1991) Topical treatment of epidermic Kaposi´s sarcoma with all-trans-retinoic acid. Ann Oncol 2: 234–235
14. Boudreaux AA, Smith LL, Cosby CD (1993) Intralesional vinblastin for cutaneous Kaposi´s sarcoma associated with acquired immunodeficiency syndrome. J Am Acad Dermatol 28: 61–65
15. Bourinbaiar AS, Lee-Huang S (1995) Anti-HIV effect of beta subunit of human chorionic gonadotropin (beta hCG) in vitro. Immunol Lett 44: 13–18
16. Brockmeyer NH (1994) Interferontherapie beim Kaposi-Sarkom. In: Gross G, Bröcker EB (Hrsg) Interferon-Therapie in der Dermatologie, Aktuelle Dermatologie, Bd 11. Zuckschwerdt, München Bern Wien New York, S 71–91
17. Brockmeyer NH, Mertins L, Goos M (1990) Progression of Kaposi´s sarcoma under a combined interferon beta and interferon gamma therapy in AIDS patients. Klin Wochenschr 68: 1229
18. Brockmeyer NH, Hengge UR, Jura S, Tillmann I, Goos M (1993) Fumagillol and Isotretinoin inhibit in-vitro Kaposi´s sarcoma cell growth. J Invest Dermatol 100: 558
19. Brockmeyer NH, Mertins L, Hengge UR, Tillmann I, Stürzl M, Goos M (1993) Fumagillol as an inhibitor of in vitro Kaposi´s sarcoma cell growth. Arch Dermatol Res 285: 69
20. Brockmeyer NH, Mertins L, Hengge U, Stürzl M, Anders S, Goos M (1993) Wirkung von Interferon auf Kaposi-Sarkom-Zellinien. Zbl Haut 162: 170
21. Brockmeyer NH, Mertins L, Goos M (1994) Therapie des HIV-assoziierten Kaposi-Sarkoms. AIFO 9: 483–489
22. Brockmeyer NH, Reimann G, Mertins L, Goos M (1995) Kaposi-Sarkom-Therapie. In: Tilgen W, Petzold D (Hrsg) Operative und konservative Dermatoonkologie, Bd 10. Springer, Berlin Heidelberg New York Tokyo, S 282–288
23. Brodt HR, Kamps BS, Gute P, Lutz T, Mitrou P, Helm EB (1996) Accelerated course of human immunodeficiency virus infection after kaposi´s sarcoma. A matched control study. XI. Int Conf AIDS, Vancouver
24. Brooks JJ (1986) Kaposi´s sarcoma: a reversible hyperplasia. Lancet 2: 1309–1310
25. Buonaguro L, Buonaguro FM, Tornesello ML, Beth-Giraldo E, Del Gaudio E, Ensoli B, Giraldi G (1994) Role of HIV-1 Tat in the Pathogenesis of AIDS-Associated Kaposi´s sarcoma. Antibiot Chemother 46: 62–72
26. Cazorla C, Dabis F, Dupon M, Ragnaud JM, Geniaux M, Pellegrin JL, Journot V, Salmi LR (1996) Behavioural risk factors of Kaposi´s sarcoma: A case control study. XI. Int Conf AIDS, Vancouver
27. Cesarman E, Chang Y, Moore PS, Said JW, Knowles DM (1995) Kaposi´s sarcoma-associated Herpesvirus-like DNA sequences in AIDS-related body-cavity-based lymphomas. N Engl J Med 332: 1186–1191
28. Chang Y, Cesarman E, Pessin S, Lee F, Culpepper J, Knowles DM, Moore PS (1994) Identification of Herpesvirus-like DNA sequences in AIDS-associated Kaposi´s sarcoma. Science 266: 1865–1869
29. Contu L, Cerimele D, Pintus A, Cottoni F, La Nasa G (1984) HLA and Kaposi´s sarcoma in Sardinia. Tissue Antigens 23: 240–245
30. Cooper JS (1990) Optimal treatment of epidemic Kaposi´s sarcoma. Int J Radiat Oncol Biol Phys 19: 807–808
31. Corbeil J, Rapaport E, Richman DD, Looney DJ (1994) Antiproliferative effect of retinoid compounds on Kaposi´s sarcoma cells. J Clin Invest 93: 1981–1986
32. Costa da Cunha CS, Lebbe C, Rybojad M, Agbalika F, Ferchal F, Vignon-Pennamen MD, Calvo F, Morel P (1996) Long-term follow-up of non-HIV Kaposi´s sarcoma treated with low-dose recombinant interferon alfa-2b. Arch Dermatol 132: 285–290
33. Dameron KM, Volpert OV, Tainsky MA et al. (1994) Control of anglogenesis in fibroblasts by p53 regulation of thrombospondin-1. Science 265: 1582
34. Delli Bovi P, Curatola AM, Kern FG, Greco A, Ittmann M, Basilico C (1987) An oncogene isolated by transfection of Kaposi´s sarcoma DNA encodes a growth factor that is a member of the FGF family. Cell 50: 729–737
35. Delli Bovi P, Donti E, Knowles DM, Friedman-Kien A, Luciw PA, Dina D, Dalla-Favera R, Basilico C (1986) Presence of chromosomal abnormalities and lack of AIDS retrovirus DNA sequences in AIDS-associated Kaposi´s sarcoma. Cancer Res 46: 6333–6338

36. Dezube BJ, Fridovich-Keil JL, Bouvard J, Lange RF, Pardee AB (1990) Pentoxifylline and well-being in patients with cancer. Lancet 335: 662
37. Duvic M, Friedman-Kien AE, Galpin J et al. (1996) Phase I–II clinical trial supports safety and efficacy of ALRT 1057 topical retinoid gel for kaposi´s sarcoma. XI. Int Conf AIDS, Vancouver
38. Engst R, Sigl I (1988) Kaposi-Sarkom: Dermatologische Manifestation. AIFO 1: 29–32
39. Ensoli B, Nakamura S, Salahuddin SZ et al. (1989) AIDS-Kaposi´s sarcoma-derived cells express cytokines with autocrine and paracrine growth effects. Science 243: 223–226
40. Ensoli B, Barillari G, Gallo RC (1992) Cytokines and growth factors in the pathogenesis of AIDS-associated Kaposi´s sarcoma. Immunol Rev 127: 147–155
41. Ensoli B, Gendelman R, Markham P et al. (1994) Synergy between basic fibroblast growth factor and HIV-1 Tat protein in induction of Kaposi´s sarcoma. Nature 371: 674–680
42. Epstein JB, Lozada-Nur F, McLeod WA (1989) Oral Kaposi´s sarcoma in acquired immunodeficiency syndrome: review of management and report of the efficacy of intralesional vinblastine. Cancer 64: 2424–2430
43. Esser S, Bleil M, Reimann G, Mertins L, Brockmeyer NH (1996) Long term treatment with liposomal doxorubicin in patients with AIDS-related kaposi´s sarcoma. XI. Int Conf AIDS, Vancouver
44. Fazely F, Dezube BJ, Allen-Ryan J, Pardee AB, Ruprecht RM (1991) Pentoxifylline (Trental) decreases the replication of the human immunodeficiency virus type 1 in human peripheral blood mononuclear cells and in cultured T-cells. Blood 77: 1653–1656
45. Fischl MA, Krown SE, Boyle KP (1993) Weekly doxorubicin in the treatment of patients with AIDS-related Kaposi´s sarcoma. J Acquir Immune Defic Syndr 6: 259–264
46. Fischl MA, Finkelstein DM, He W, Powderly WG, Triozzi PL, Steigbigel RT (1996) A phase II study of recombinant human interferon-alpha 2a and zidovudine in patients with AIDS-related Kaposi´s sarcoma. AIDS Clinical Trials Group. J Acquir Immune Defic Syn Hum Retrovirol 11: 379–384
47. Folks TM, Clouse KA, Justement J, Rabson A, Duh E, Kehrl JH, Fauci AS (1989) Tumor necrosis factor alpha induces expression of human immunodeficiency virus in a chronically infected T-cell clone. Proc Natl Acad Sci USA 86: 2365–2368
48. Francis ND, Parkin JM, Weber J, Boylston AW (1986) Kaposi´s Sarcoma in acquired immune deficiency syndrome (AIDS). J Clin Pathol 39: 469–474
49. Friedman-Kien AE, Laubenstein L, Marmor M (1981) Kaposi´s sarcoma and pneumocystis pneumonia among homosexual men – New York City and California. MMWR 30/25: 305–308
50. Gallo RC, Salahuddin SZ, Popovic M et al. (1984) Frequent detection and isolation of cytopathic retrovirus (HTLV-III) from patients with AIDS and at risk for AIDS. Science 224: 500–503
51. Gange RW, Wilson-Jones E (1978) Kaposi´s sarcoma and immunosuppressive therapy: an appraisal. Clin Exp Dermatol 3: 135–146
52. Gill PS, Bernstein-Singer M, Espina BM et al. (1992) Adriamycin, bleomycin and vincristine chemotherapy with recombinant granulocyte-macrophage colony-stimulating factor in the treatment of AIDS-related Kaposi´s sarcoma. AIDS 6: 1477–1481
53. Gill PS, Miles SA, Mitsuyasu RT et al. (1994) Phase I AIDS Clinical Trials Group (075) study of adriamycin, bleomycin and vincristine chemotherapy with zidovudine in the treatment of AIDS-related Kaposi´s sarcoma. AIDS 8: 1695–1699
54. Gill PS, Wernz J, Scadden DT et al. (1996) Randomized Phase III Trial of Liposomal Daunorubicin Versus Doxorubicin, Bleomycin, and Vincristine in AIDS-Related Kaposi´s Sarcoma. J Clin Oncol 8: 2353–2364
55. Giraldo G, Beth E (1986) The involvement of cytomegalovirus in AIDS and Kaposi´s sarcoma. Prog Allergy 37: 319–331
56. Gottlieb GJ, Ackerman AB (1982) Kaposi´s sarcoma: an extensively disseminated form in young homosexual men. Hum Pathol 13: 882–892
57. Grekin R, Razum N, Trommer R, Doiron D, Snyder A (1996) Tin Ethyl etiopurpurin (snet 2) photodynamic therapy (PDT): Results of a phase I/II clinical study conducted at UCSF for the treatment of AIDS-associated cutaneous kaposi´s sarcomas. XI. Int Conf AIDS, Vancouver
58. Gross G, Pfister H, Wagner B, Brockmeyer NH (1994) Prevalence of antibodies to HPV16-e7-protein does not differ between AIDS-patients with and without Kaposi´s sarcoma. Genitourin Med 70: 70–71

59. Gruenaug M, Bogner JR, Loch O, Goebel F-D (1996) Liposomal doxorubicin in pulmonary kaposi's sarcoma: Improved survival as compared to patients without liposomal doxorubicin. XI. Int Conf AIDS, Vancouver

60. Harris PJ (1995) Treatment of Kaposi's sarcoma and other manifestations of AIDS with human chorionic gonadotropin. Lancet 346: 118–119

61. Harwood AR (1981) Kaposi's sarcoma: an update on the results of extended field radiotherapy. Arch Dermatol 117: 775–777

62. Harwood AR, Osoba D, Hofstader SL et al. (1979) Kaposi's sarcoma in recipients of renal transplants. Am J Med 67: 759–765

63. Haverkos HW (1987) Factors associated with the pathogenesis of AIDS. J Infect Dis 156: 251–257

64. Hengge UR, Brockmeyer NH, Mertins L, Wiggen-Klimek A, Anders S, Baumann M, Goos M (1992) In vivo and in vitro production of autocrine growth factors by Kaposi's sarcoma cells. XX. Jahrestagung ADF, Mainz, 13.–15.11.1992

65. Hengge UR, Brockmeyer NH, Rasshofer R, Goos M (1993) Fatal hepatic failure with liposomal doxorubicin. Lancet 341: 383–384

66. Hengge UR, Brockmeyer NH, Baumann M, Reimann G, Goos M (1993) Liposomal doxorubicin in AIDS-related Kaposi's sarcoma. Lancet 342: 497

67. Henriksson M, Lüscher B (1996) Myc proteins: essential regulators of cell growth. Cancer Res 68: 110–169

68. Hermans P, Gori A, Lemone M, Franchioly P, Clumeck N (1994) Possible role of granulocyte-macrophage colony stimulating factor (GM-CSF) on the rapid progression of AIDS-related Kaposi's sarcoma lesions in vivo. Brit J Haematol 87: 413–414

69. Hündgen M, Eick H (1990) Pharmakologie von Interferonen (IFN-α, IFN-β, IFN-γ). In: Orfanos, Garbe (Hrsg) Das maligne Melanom der Haut. Zuckschwerdt, München, S 243–247

70. Husain SR, Obiri N, Gill P, Pastan I, Debinski W, Puri RK (1996) Interleukin-13 receptor: A new target for a pseudomonas exotoxin based chimeric protein on AIDS associated kaposi's sarcoma cells. XI. Int Conf AIDS, Vancouver

71. Ihle JN (1996) Signaling by the Cytokine Receptor Superfamily in Normal and Transformed Hematopoietic Cells. Cancer Research 68: 23–51

72. Ingber D, Fujita T, Kishimoto S, Sudo K, Kanamaru T, Brem H, Folkman J (1990) Synthetic analogues of fumagillin that inhibit angiogenesis and suppress tumor growth. Nature 348: 555–557

73. Jauregui Rueda H, Rosetti S, D'Alessandro L, Lewi D, Monticolli A (1996) Detection of herpesvirus-like DNA sequence (KSHV) in HIV positive patients with and without Kaposi's sarcoma (KS). XI. Int Conf AIDS, Vancouver

74. Jin Y-T, Tsai S-T, Yan J-J, Hslao J-H, Lee Y-Y, Su I-J (1996) Detection of Kaposi's Sarcoma-associated Herpesvirus-like DNA Sequence in Vascular lesions. A Reliable Diagnostic Marker for Kaposi's Sarcoma. Am J Clin Pathol 105: 360–363

75. Jones JL, Hanson DL, Chu SY, Ward JW, Jaffe HW (1995) AIDS-associated Kaposi's sarcoma. Science 267: 1078–1080

76. Kahn J, Kaplan L, Volberding P (1989) Intralesional tumor necrosis factor a for AIDS-associated Kaposi's sarcoma. J Acquir Immune Defic Syndr 2: 217–223

77. Kahn J, Ruiz R, Kerschmann R (1993) A phase-II-study of recombinant platelet factor 4 (rPF4) in patients with AIDS-related Kaposi's sarcoma (KS). Proc Am Soc Clin Oncol 12,50 Abstract 4 A

78. Kaposi M (1872) Idiopathisches multiples Pigmentsarkom der Haut. Arch Derm Syph 4: 265–273

79. Knowles DM (1996) Etiology and Pathogenesis of AIDS-Related Non-Hodgkin's Lymphoma. In: Krown SE, Roenn JV von (eds) Hematology/Oncology clinics of North America. Saunders, Philadelphia London Sydney, 10: 1081

80. Knowles DM, Chadburn A (1992) Lymphadenopathy and the lymphoid neoplasms associated with the aquired immune deficiency syndrom (AIDS). In Knoweles DM (ed): Neoplastic Hematopathology, Williams & Wilkins, Baltimore

81. Krigel RL, Odajnyk CM, Laubenstein LJ et al. (1985) Therapeutic trial of interferon γ in patients with epidemic Kaposi's sarcoma. J Biol Response Mod 4: 358–364

82. Krown SE (1991) Interferone and other biologic agents for the treatment of Kaposi's sarcoma. Hematol Oncol Clin North Am 5: 311–322

83. Krown SE (1991) Interferone and other biologic agents for the treatment of Kaposi's sarcoma. Hematol Oncol Clin North Am 5: 311–322

84. Krown SE, Metroka C, Wernz JC (1989) Kaposi´s sarcoma in the acquired immune deficiency syndrome: a proposal for uniform evaluation, response, and staging criteria. AIDS clinical trials group oncology committee. J Clin Oncol 7: 1201–1207

85. Krown SE, Gold JW, Niedzwiecki D, Bundow D, Flomenberg N, Gansbacher B, Brew BJ (1990) Interferon-alpha with zidovudine: safety, tolerance, and clinical and virologic effects in patients with Kaposi sarcoma associated with the acquired immunodeficiency syndrome (AIDS). Ann Intern Med 112: 812–821

86. Krown SE, Niedzwiecki D, Bhalla RB, Flomenberg N, Bundow D, Chapman D (1991) Relationship and prognostic value of endogenous interferon-alpha, beta 2-microglobulin, and neopterin serum levels in patients with Kaposi sarcoma and AIDS. J Acquir Immune Defic Syndr Hum Retrovirol 14: 871–880

87. Kusaka M, Sudo K, Fujita T, Marui S, Itoh F, Ingber D, Folkman J (1991) Potent anti-angiogenic action of AGM-1470: comparison to the fumagillin parent. Biochem Biophys Res Comm 174: 1070–1076

88. Lampinen TM, Collier AC, Holmes KK (1996) Meta-analysis of acyclovir for kaposi´s sarcoma prophylaxis. XI. Int Conf AIDS, Vancouver

89. Lane HC, Depper JM, Greene WC, Whalen G, Waldmann TA, Fauci AS (1985) Qualitative analysis of immune function in patients with the acquired immunodeficiency syndrome. N Engl J Med 313: 79–84

90. Lane HC, Falloon J, Walker RE (1989) Zidovudine in patients with human immunodeficiency virus (HIV) infection and Kaposi´s sarcoma. Ann Intern Med 111: 41–50

91. Lassoued K, Clauvel JP, Katiama C (1990) Treatment of the acquired immune deficiency syndrome-related Kaposi´s sarcoma with bleomycin in as a single agent. Cancer 66: 1869–1872

92. Lemlich G, Schwam L, Lebwohl M (1987) Kaposi´s sarcoma and acquired immunodeficiency syndrome. J Am Acad Dermatol 16: 319–325

93. Li J-J, Friedman-Kien AE, Hueng YQ, Zhang WG, Feiner D (1996) Detection of HHV-8 in subsets of blood cells from patients with AIDS-related kaposi´s sarcoma. XI. Int Conf AIDS, Vancouver

94. Lo SC, Shih JW, Newton PB et al. (1989) Virus-like infectious agent (VLIA) is a novel pathogenic mycoplasma: Mycoplasma incognitus. Am J Trop Med Hyg 41: 486–600

95. Lunardi-Iskandar Y, Bryant-JL, Zeman RA et al. (1995) Tumorigenesis and metastasis of neoplastic Kaposi´s sarcoma cell line in immunodeficient mice blocked by a human pregnancy hormone. Nature 375: 64–68

96. Mauss S, Jablonowski H (1995) Efficacy, safety, and tolerance of low-dose, long-term interferon-alpha 2b and zidovudine in earlystage AIDS-associated Kaposi´s sarcoma. J Acquir Immune Defic Syndr Hum Retrovirol 10: 157–162

97. McNamee D (1995) Beta-hCG inhibits Kaposi´s sarcoma (news). Lancet 345: 1169

98. Miles SA, Wang HJ, Cortes E et al. (1990) Beta-Interferon therapy in patients with poor-prognosis Kaposi´s sarcoma related to the acquired immunodeficiency syndrome (AIDS). Ann Intern Med 112: 582–589

99. Miles SA, Martinez-Maza O, Rezai A et al. (1992) Oncostatin M as a potent mitogen for AIDS-Kaposi´s sarcoma-derived cells. Science 247: 77

100. Mitsuyasu RT, Groopman JE (1984) Biology and therapy of Kaposi´s sarcoma. Semin Oncol 11: 53

101. Mitsuyasu, RT (1987) Clinical variants and staging of Kaposi´s sarcoma. Semin Oncol 14: 13

102. Mitsuyasu RT, Taylor JMG, Glaspy J, Fahey JL (1986) Heterogeneity of epidemic Kaposi´s sarcoma. Implications for therapy. Cancer 57: 1657–1661

103. Mocroft A, Youle M, Gazzard B, Morcinek J, Halai R (1996) Antiherpes virus treatment and risk of Kaposi´s sarcoma in HIV infection. XI. Int Conf AIDS, Vancouver

104. Montagnier L, Grust J, Chamaret S et al. (1984) Adaption of lymphadenopathy associated virus (LAV) to replication in EBV-transformed B lymphoblastoid cell lines. Science 225: 63–66

105. Moore PS, Chang Y (1995) Detection of Herpesvirus-like DNA sequences in Kaposi´s sarcoma in patients with and without HIV infection. N Engl J Med 332: 1181–1185

106. Morfeldt L, Torssander J (1994) Long-term remission of Kaposi´s sarcoma following foscarnet treatment in HIV-infected patient. Scand J Infect Dis 26: 749–752

107. Morris CB, Gendelman R, Marrogi AJ, Lu M, Lockyer JM, Alperin-Lea W, Ensoli B (1996) Immunohistochemical detection of Bcl-2 in AIDS-associated and classical Kaposi´s sarcoma. Am J Pathol 148: 1055–1063

108. Moskowitz LB, Hensley GT, Gouid EW, Weiss SD (1985) Frequency and anatomic distribution of lymphadenopathic Kaposi´s sarcoma in the acquired immunodeficiency syndrome: an autopsy series. Hum Pathol 16: 447–456
109. Musch E (1987) Natürliches menschliches Fibroblasten-Interferon (Hn IFN-b) als additive loko-regionale und systemische Tumortherapie. Acta Immunol 5: 19–27
110. Muzyka BC, Glick M (1993) Sclerotherapy for the treatment of nodular intraoral Kaposi´s sarcoma in patients with AIDS. N Engl J Med 328: 210–211
111. Myskowski PL (1992) Intralesional interferon a-2b produces responses in Kaposi´s sarcoma. Dermatology 3: 11
112. Nadimi H, Saatee S, Armin A, Toto PD (1988) Expression of endothelial cell markers PAL-E and EN-4 and Ia-antigens in Kaposi´s sarcoma. J Oral Pathol Med 17: 416–420
113. Nakamura S, Sakurada S, Salahuddin SZ (1992) Inhibition of development of Kaposi´s sarcoma-related lesions by a bacterial wall complex. Science 255: 1473–1440
114. Nickoloff BJ, Griffith CE (1989) Factor XIIIa-expressing dermal dendrocytes in AIDS-associated cutaneous Kaposi´s sarcomas. Science 243: 1736–1737
115. Nicolaides A, Huang YQ, Li JJ, Zhang WG, Friedmann-Kien AE (1994) Gene amplification and multiple mutations of the K-ras oncogene in Kaposi´s sarcoma. Anticancer Res 14: 921–926
116. Niedt GW, Myskowski PL, Urmacher C, Niedzwiecki D, Chapman D, Safai B (1990) Histology of early lesions of AIDS-associated Kaposi´s sarcoma. Mod Pathol 3: 64–70
117. Ockenfels HM, Brockmeyer NH, Hengge U, Goos M (1996) Cutaneous angiosarcoma: a novel therapy with liposomal doxorubicin? J Eur Acad Dermatol Venereol 6: 71–75
118. Orfanos CEW, Bratzke B, Lehmann FM (1988) Das HIV-1-assoziierte mukokutane Kaposi-Sarkom. AIFO 3: 561–569
119. Philip R, Debs R (1991) Cytokine-activated human monocytes show differential cytotoxity toward fresh and cultured Kaposi´s sarcoma cells. J Acquir Immune Defic Syndr 4: 1254–1257
120. Penn I (1979) Kaposi´s sarcoma in organ transplant recipients: Report of 20 cases. Transplantation 27: 8–11
121. Picard o, Hermans P, Clumeck N, Gill P, Lunardi-Iskandar Y, Gallo R (1996) Preliminary results with human chorionic gonadotropin in AIDS-related kaposi´s sarcoma. XI. Int Conf AIDS, Vancouver
122. Podzamczer D, Baleo F, Clotet B, Carcia P, Casanova A, Paqerols X, Gudiol F (1993) Low-dose interferon alpha combined with zidovadine in patients with AIDS-associated Kaposi´s sarcoma. J Intern Med 233: 247–253
123. Podzamczer D, Gonzalez-Lahoz J, Inchaustegui L et al. (1996) Alpha interferon (IFN) plus zidovudine in kaposi sarcoma: A randomized trial comparing IFN 3 MU VS. 10 MU daily. XI. Int Conf AIDS, Vancouver
124. Poizot-Martin I, Giovannini M, Rosello R, Viallat JR, Dalmas AM, Sauniere F, Gastaut JA (1996) TLC D-99 in HIV associated kaposi´s sarcoma (KS). XI. Int Conf AIDS, Vancouver
125. Poretsky L, Can S, Zumoff B (1995) Testicular dysfunction in human immunodeficiency virus-infected men. Metabolism 44: 946–953
126. Rahman A, Carmichael D, Harris M, Roh JK (1986) Comparative pharmacokinetics of free doxorubicin and doxorubicin entrapped in cardiolipin liposomes. Cancer Res 46: 2295–2299
127. Rahman A, Treat J, Roth JK et al. (1990) A phase I clinical trial and pharmacokinetic evaluation of liposome-encapsulated doxorubicin. J Clin Oncol 8: 1093–1100
128. Rasokat H, Haussermann L, Minnemann M (1989) Response of AIDS-related Kaposi´s sarcoma to treatment with recombinant interferon alpha depends on the stage of underlying immunodeficiency. J Invest Dermatol 89: 444–445
129. Real FX, Krown SE (1985) Spontaneous regression of Kaposi´s sarcoma in patients with AIDS (Letter). N Engl J Med 313: 1659
130. Real FX, Oettgen HF, Krown SE (1986) Kaposi´s sarcoma and the acquired immunodeficiency syndrome: treatment with high and low doses of recombinant leukocyte A interferon. J Clin Oncol 4: 544–551
131. Routy J-P, MacLeod J, Urbanek A (1996) Bleomycin + Vincristine/VP16 with or without G-CSF in AIDS patients with kaposi´s sarcoma. XI. Int Conf AIDS, Vancouver
132. Safai B (1984) Kaposi´s sarcoma: a review of the classical and epidemic forms. Ann NY Acad Sci 437: 373–382

133. Saiag P, Pavlovic M, Chastang C et al. (1996) Treatment of AIDS-related Kaposi´s sarcoma (AIDS-KS) with alltrans-retinoic acid (ATRA). Results of a phase II trial. XI. Int Conf AIDS, Vancouver

134. Saillour M, Risbourg M, de Truchis P, Valance A, Sarrazin E, Perronne C (1996) Effects of anti-CMV agents on kaposi sarcoma (KS) in AIDS patients. XI. Int Conf AIDS, Vancouver

135. Saint-Marc T, Jeanblanc F, Makhloufi D, Touraine JL (1996) Phase II clinical trial of liposomal daunorubicin in the treatment of pulmonary kaposi´s sarcoma. XI. Int Conf AIDS, Vancouver

136. Saville MW, Lietzau J, Pluda JM et al. (1995) Treatment of HIV-associated Kaposi´s sarcoma with paclitaxel. Lancet 346: 26–28

137. Schirren CG, Roth WK, Hein R, Werner S, Krieg T, Braun-Falco O (1990) Invasive migration of epidermic Kaposi´s sarcoma cells in vitro. Br J Dermatol 123: 313–318

138. Schöfer H, Ochsendorf FR, Hochscheid I, Milbradt R (1991) Facial Kaposi´s sarcoma. Palliative treatment with cryotherapy, intralesional chemotherapy, low-dose roentgen therapy and camouflage. Hautarzt42: 493–498

139. Schwartsmann G, Sander E, Prolia G (1993) Phase II trial of pentosan polysulfate (PPS) in patients (pts) with AIDS-related Kaposi´s sarcoma (KS). Proc Am Soc Clin Oncol 12: 54, Abstr 18 A

140. Schwartz RA (1996) Kaposi´s sarcoma: advances and perspectives. J Am Acad Dermatol 34: 804–814

141. Sidky YA, Borden EC (1987) Inhibition of angiogenesis by interferons: effects on tumor- and lymphocyte-induced vascular responses. Cancer Res 47: 5155–5161

142. Sirianni MC, Vincenzi L, Topino S, Uccini S, Angeloni A, Aiuti F (1996) Characterization of circulating kaposi´s sarcoma cells. XI. Int Conf AIDS, Vancouver

143. Smith KJ, Konzelmann JL, Lombardo FA (1992) Iontophoresis of vinblastine into normal skin and for treatment of Kaposi´s sarcoma in human immunodeficiency virus-positive patients. Arch Dermatol 128: 1365–1370

144. Snover DC, Rosai J (1985) Vascular sarcomas of the skin. Clin Biochem Anal 20: 181–209

145. Soderberg LS, Barnett JB (1995) Inhalation expusore to isobutyl nitrite inhibits macrophage tumoricidal activity, and modulates inducible nitric oxide. J Leukoc Biol 57: 135–140

146. Sprinz E, Kalakun L, Prolla G et al. (1994) A phase II study of the basic fibroblast growth factor (b-FGF) inhibiting agent pentosan polysulfate (PPS) in patients (pts) with AIDS-related Kaposi´s sarcoma (AIDS-KS). Ann Oncol 5: 3

147. Starr JC, Kilmer SL, Wheeland RG (1992) Analysis of the carbon dioxide laser plume for simian immunodeficiency virus. J Dermatol Surg Oncol 18: 297–300

148. Stavermann T, Hübner P, Rueß A (1992) Recombinant interferon-beta in the therapy of advanced AIDS-related Kaposi´s sarcoma. VII. Int Conf on AIDS/III World Congr Amsterdam, The Netherlands, 19–24 July

149. Stewart S, Jablonowski H, Goebel FD, L´Age M, Spittle M, Luthy R (1996) Randomized comparative trial of doxil(r) VS. Bleomycin and vincristin in the treatment of AIDS-related KS. XI. Int Conf AIDS, Vancouver

150. Stürzl M, Roth WK, Brockmeyer NH, Zietz C, Speiser B, Hofschneider PH (1992) Platelet-derived growth factor (PDGF) and PDGF-receptor. Expression in AIDS-related Kaposi´s sarcoma in vivo suggests paracrine and autocrine mechanismus of tumor maintainance. Proc Natl Acad Sci USA 89: 7046–7050

151. Stürzl M, Brandstetter H, Zietz C et al. (1995) Identification of interleukin-1 and platelet-derived growth factor-B as major mitogens for the spindle cells of Kaposi´s sarcoma: a combined in vitro and in vivo analysis. Oncogene 10: 2007–2016

152. Stribling J, Weitzner S, Smith GV (1978) Kaposi´s sarcoma in renal allograft recipients. Cancer 42: 442–446

153. Tappero JW, Berger TG, Kaplan LD (1991) Cryotherapy for cutaneous Kaposi´s sarcoma (KS) associated with acquired immune deficiency syndrome (AIDS): a phase II trial. J Acquir Immune Defic Syndr Hum Retrovirol 4: 839–846

154. Tappero JW, Grekin RC, Zanelli GA (1992) Pulsed-dye laser therapy for cutaneous Kaposi´s sarcoma associated with acquired immunodeficiency syndrome. J Am Acad Dermatol 27: 526–530

155. Taylor JF, Lange U, Wolfe L (1971) Lymphocyte transformation in patients with Kaposi´s sarcoma. Int J Cancer 8: 468–474

156. Tulpule A, Snyder JC, Espina BM, Higashi L, Satomi M, Lombardy EE, Gill PS (1994) A phase I study of tecogalan, a novel angiogenesis inhibitor in the treatment of AIDS-related Kaposi´s sarcoma and solid tumor. Blood 84: 248a

157. Turpin JA, Metzer M (1991) Retinoids stimulates HIV-1 expression in Monocytes. VII. Int Conf on AIDS, Florence, 16.–21. June, M.A., p 1059
158. Vogel T, Guo N, Krutzsch HC et al. (1993) Modulation of endothelial cell proliferation, adhesion, and motility by recombinant heparin-binding domain and synthetic peptides from the type I repeats of thrombospondin. J Cell Biochem 53: 74
159. Volberding PA, Abrams DI, Conant M., Kaslow M, Vranizan K, Ziegler J (1985) Vinblastine therapy for Kaposi´s sarcoma in the acquired immunodeficiency syndrome. Ann Intern Med 103: 335–338
160. Volberding PA, Mitsuyasu RT, Golando JP, Spiegel RJ (1987) Treatment of Kaposi´s sarcoma with interferon alfa-2b (Intron® A). Cancer 59: 620–625
161. Volm MD, Roenn JH (1995) Treatment strategies for epidemic Kaposi´s sarcoma. Curr Opin Oncol 7: 429–436
162. Werner S, Hofschneider PH, Roth WK (1989) Cells derived from sporadic and AIDS-related Kaposi´s sarcoma reveal identical cytochemical and molecular properties in vitro. Int J Cancer 43: 1137–1144
163. Zabrenetzky V, Harris CC, Steeg PS et al. (1994) Expression of the extracellular matrix molecule thrombospondin inversely correlates with malignant progression in melanoma, lung, and breast carcinoma cell lines. Int J Cancer 59: 191
164. Zur Hausen H (1991) Viruses in human cancers. Science 254: 1167–1173
165. Zur Hausen H (1996) Viruses in human tumors – reminiscences and perspectives. Cancer Res 68: 4–16

HIV-assoziierte Lymphome

N. H. Brockmeyer

Eine Reihe von Tumoren, die bei anderen Immundefizienzerkrankungen beobachtet wurden, treten auch bei Patienten mit einer „Human-immunodeficiencyvirus-(HIV-)Infektion" auf, die aufgrund dieser Erkrankung immunsupprimiert sind [52, 66]. Der häufigste Tumor ist nach wie vor das Kaposi-Sarkom mit einem Anteil von ca. 80 % aller HIV-assoziierten Tumoren. An 2. Stelle folgen die Non-Hodgkin-Lymphome (NHL) mit ca. 10–15 % und die Hodgkin-Lymphome (HL). Eine gehäufte Inzidenz weisen weiterhin anorektale Karzinome, Zervixkarzinome, Basaliome, Spinaliome und selbst Melanome auf [22, 44, 66].

Die NHL treten rund 60mal häufiger als in der Normalbevölkerung auf. Seit 1985 gehören maligne NHL nach den Kriterien des CDC zu den AIDS-definierenden Erkrankungen [32]. Die meisten dieser Lymphome sind B-Zellymphome, die eine Assoziation mit einer chronischen Epstein-Barr-Virusinfektion (EBV) aufweisen, so daß diese und die durch HIV-induzierte Immunsuppression an der Pathogenese beteiligt sind [19, 40, 42]. NHL zeigen eine große Bandbreite von Genalterationen, die abhängig von der anatomischen Lokalisation und der Histopathologie variieren [46].

Es finden sich Anhaltspunkte, daß die Inzidenz von HL ebenfalls bei HIV-infizierten Patienten gesteigert ist, wobei HIV-infizierte Drogenabhängige am häufigsten betroffen sind [57, 68]. HIV-assoziierte HL sind meist extranodal disseminiert lokalisiert, und in 40–50 % der Fälle findet sich eine Beteiligung des Knochenmarks. Am häufigsten ist der gemischtzellige Typ, bei dem sich in der Regel Epstein-Barr-Virusgenom in den Zellkernen des Tumors nachweisen läßt. Komplette Remissionen finden sich in ungefähr 50 % der Fälle nach einer Chemotherapie; trotzdem beträgt die mittlere Überlebenszeit nur 18 Monate.

Klinik und Epidemiologie

Ein Jahr nach der Erstbeschreibung von AIDS wurde über den 1. Fall eines AIDS-assoziierten Lymphoms berichtet. 1985 wurde von den CDC das Auftreten eines NHL bei HIV-infizierten Patienten als AIDS-definierend klassifiziert [46]. HIV-assoziierte NHL weisen bei homo- oder bisexuellen Männern eine höhere Inzidenz auf als bei Drogenabhängigen [57, 72].

Ein wesentlicher Risikofaktor für die Entwicklung von NHL stellt der Grad der Immundefizienz, ausgedrückt durch die CD4-T-Lymphozytenzahl dar [36]. Die mittlere CD4-T-Lymphozytenzahl zum Zeitpunkt der Diagnose disseminierter

NHL liegt bei ca. 100/µl, jedoch besteht im Gegensatz zu primären intrazerebralen Lymphomen, bei denen sie weniger als 50/µl betragen, keine eindeutige Korrelation zur CD4-Zellzahl [21]. HIV-assoziierte Lymphome treten also erst in den Spätstadien der HIV-Erkrankung auf. Dies wird auch dadurch deutlich, daß seit 1981 eine deutliche Zunahme von KS und opportunistischen Infektionen beobachtet wurde, aber erst seit 1985 eine Zunahme der Lymphome. Die Inzidenz der Lymphome hat weiter zugenommen, seitdem die opportunistischen Infektionen besser beherrschbar sind und sich die Lebenserwartung der HIV-Patienten erhöht hat.

Die Vermutung, daß eine antiretrovirale Therapie, insbesondere Zidovudin, zur Entwicklung von HIV-assoziierten Lymphomen beiträgt, bestätigte sich nicht. Vielmehr scheint dieser Theorie eine Fehlinterpretation der Tatsache zugrunde zu liegen, daß Patienten, die Zidovudin einnehmen, eine längere Überlebenszeit und deswegen ein erhöhtes Risiko für die Entwicklung eines Lymphoms haben [12].

AIDS-assoziierte NHL lassen sich aufgrund der anatomischen Lokalisation der Erstmanifestation in 3 große Gruppen einteilen: systemische (nodal und/ oder extranodal), primäre ZNS-Lymphome und „body-cavity-based-Lymphome". HIV-assoziierte Lymphome weisen im Vergleich zu nicht HIV-assoziierten Besonderheiten auf. Histologisch handelt es sich vorwiegend um hochmaligne, meist lymphoblastische oder immunoblastische NHL. Sie sind fast ausschließlich B-Zellymphome [16]. Eine extranodale Beteiligung ist signifikant häufiger als bei nicht HIV-assoziierten NHL. Dabei kann das ZNS (20–40 % der Fälle) sowohl primär als auch sekundär im Rahmen eines disseminierten NHL involviert sein. Das Knochenmark ist in 20–30 % der Fälle betroffen und der Gastrointestinaltrakt, der als die Hauptlokalisation von AIDS-assoziierten NHL gilt, in 15–45 %.

Es wurden jedoch auch ungewöhnliche Lokalisationen wie Myokard, Nebennieren, Oberkiefer, Gallenblase, Orbita, Rektum und Gonaden beschrieben [74]. Lymphomzellen zirkulieren auch im peripheren Blut. Wichtig ist das für HIV-NHL typische Muster der Organmanifestation. Im Gastrointestinaltrakt ist der Befall meist sehr ausgedehnt und multilokulär. Eine pulmonale Beteiligung muß differentialdiagnostisch gegen opportunistische Infektionen abgegrenzt werden. Zum Zeitpunkt der Diagnosestellung liegt häufig bereits ein Lymphomstadium IV vor (s. die nachfolgende Übersicht).

NHL treten in der Regel in fortgeschrittenen Stadien der HIV-Infektion, meist erst nach opportunistischen Infektionen auf. Die Prognose ist aufgrund der schnellen Proliferation und Progression sowie der häufigen und frühen Rezidive schlecht [16]. Eine B-Symptomatik ist bei ca. 50 % der Patienten zu beobachten [76].

Ein Grund für die späte Erstdiagnose der NHL besteht darin, daß Symptome wie Fieber, Nachtschweiß und Gewichtsverlust als HIV-assoziiert fehlgedeutet werden. Zudem werden einer Therapie durch den Immundefekt enge Grenzen gesetzt. Die mittlere Überlebenszeit bei primären ZNS-Lymphomen liegt bei 2–5 Monaten, ansonsten zwischen 5 und 6 Monaten nach Diagnosestellung [77]. Von den Patienten sterben ca. 50 % an der Progression des NHL, die anderen an opportunistischen Infektionen [45].

Stadieneinteilung primär extranodaler Non-Hodgkin-Lymphome (Ann-Arbor-Klassifikation)

I. Befall eines extralymphatischen Organs oder Gewebes
II. 1. Befall eines extralymphatischen Organs einschließlich der regionalen Lymphknoten oder eines weiteren benachbarten extralymphatischen Organs
II. 2. Befall eines extralymphatischen Organs und Lymphknotenbefall, der über die regionalen Lymphknoten hinausgeht
III. Befall eines extralymphatischen Organs und Lymphknotenbefall ober- und unterhalb des Zwerchfells einschließlich eines weiteren lokalisierten extralymphatischen Organs oder der Milz
IV. Disseminierter Organbefall mit oder ohne Lymphknotenbefall

A: Ohne Allgemeinsymptome
B: Mit Fieber, Nachtschweiß und/oder Gewichtsverlust (10 % in den letzten 6 Monaten)

ZNS-Lymphome

Eine spezielle Betrachtung erfordern die AIDS-assoziierten NHL des zentralen Nervensystems, die in 20 % der Fälle von AIDS-assoziierten NHL auftreten und 1000fach häufiger sind als in der sonstigen Bevölkerung, so daß AIDS den größten Risikofaktor darstellt, ein ZNS-Lymphom zu entwickeln. Diese primären ZNS-Lymphome entstehen meist im Zerebrum, gelegentlich im Kleinhirn, den Basalganglien und im Hirnstamm [14]. Anders als im Falle der disseminierten Lymphome ist der Zusammenhang von primären ZNS-NHL mit der HIV-Infektion sehr rasch erkannt worden. Patienten mit primärem ZNS-NHL haben die schlechteste Prognose im Rahmen AIDS-assoziierter Lymphome [14, 21]. Meist wird die Diagnose erst bei der Autopsie gestellt. Dies liegt u. a. an der schwierigen Differentialdiagnose insbesondere zur zerebralen Toxoplasmose und zur progressiven multifokalen Leukenzephalopathie (PML) sowie an der sehr kurzen Überlebenszeit der Betroffenen. Eine definitive Diagnose ist erst durch stereotaktische Hirnbiopsie zu stellen, die den Patienten in fortgeschrittenen Krankheitsstadien häufig nicht mehr zugemutet wird [49]. Die Patienten mit ZNS-NHL weisen fokale neurologische Defizite wie Hemiparesen, Aphasien oder Hirnnervenläsionen auf. Nicht selten zeigen sich auch nur sehr subtile Symptome wie Konfusion, Lethargie, Gedächtnisstörungen, Persönlichkeitsstörungen oder Apathie. Bei 10 % ist Kopfschmerz das einzige Symptom. Von daher ist es wichtig, beim Auftreten selbst geringer unspezifischer neurologischer Symptome an die Möglichkeit eines ZNS-Lymphoms zu denken [21].

Hodgkin-Lymphome

HL treten ebenso wie NHL gehäuft bei HIV-infizierten Patienten auf. Die Inzidenz des HL scheint bei HIV-infizierten Drogenabhängigen (Heterosexuellen) erhöht zu sein [31,73]. Die Ätiologie der HL ist weitestgehend unbekannt [2,3]. Genetische Faktoren wurden genauso wie eine Virusinduktion – Patienten mit einer Mononukleoseanamnese haben ein dreifach höheres Risiko – diskutiert [73]. Ähnlich wie bei den NHL besteht auch eine erhöhte Inzidenz bei Patienten mit persistierender generalisierter Lymphadenopathie (PGL).

Wie bei den NHL, so findet sich auch beim M. Hodgkin zum Zeitpunkt der Erstdiagnose meist ein fortgeschrittenes Stadium (III- oder IV- und B-Symptome), mit Infiltration des Knochenmarks (50 % der Fälle, bei Nicht-HIV-Infizierten in 5 %). Darüber hinaus gibt es untypische Lokalisationen (Leber, ZNS, Zunge, Lunge, Rektum und Haut) [3,71]. Prognostische Faktoren sind unklar, jedoch ist ebenso wie bei den NHL die Prognose wesentlich schlechter als bei nicht-HIV-infizierten Patienten – mittlere Überlebenszeit 8–18 Monate – insbesondere durch frühzeitige Rezidive nach erreichter kompletter Remission [2,71,75].

Die optimale Therapie HIV-assoziierter HL wird z. Z. noch erforscht, jedoch scheint eine Kombinationstherapie – MOPP-Schema (Stickstofflost oder Cyclophosphamid, Vincristin, Procarbazin, Prednison) kombiniert mit ABVD (Adriamycin, Bleomycin, Vinblastin, Dacarbazin) – gute Resultate zu erbringen mit kompletten Remissionen in 65 % der Fälle im Vergleich zu 45 %. Zudem traten in der MOPP/ABVD-Gruppe weniger opportunistische Infektionen auf als in der MOPP-Gruppe. Eine zusätzliche antiretrovirale Therapie scheint die Ergebnisse zu verbessern [83].

Pathogenese

Im Rahmen AIDS-assoziierter NHL ist häufig eine Herpes-Virusaktivierung nachweisbar. Stadienabhängig findet man eine Reaktivierung von EBV in 20–68 % und von HHV 6 in 25–81 % der Fälle [16].

In nahezu 40 % der Lymphknoten von HIV-infizierten Patienten mit generalisiertem Lymphadenopathiesyndrom ließen sich EBV-positive Klone nachweisen. Ferner konnte eine signifikante Korrelation zwischen der Präsenz EBV-positiver B-Lymphozyten bei Lymphadenopathiesyndrom und einer nachfolgenden Entwicklung von NHL nachgewiesen werden [39, 45, 79].

Das EBV-Genom ist mittels PCR in einem hohen Prozentsatz in den HIV-assoziierten NHL nachweisbar [53]. Bei primären ZNS-Lymphomen finden sich bei „Nicht-HIV-Infizierten nur in 7 % der Fälle „EBV-early region (EBER 1) transcripte". Im Gegensatz hierzu sind bei HIV-Infizierten in ZNS-Lymphomen wie auch in immunoblastischen Lymphomen diese in 100 % der Fälle nachweisbar, so daß diesen Lymphomen eine EBV-Genese inherent zu sein scheint [6,7,80].

Die Entwicklung EBV-assoziierter Neoplasien im Status der Immunsuppression basiert auf der deletären Abwehrsituation mit nachfolgender unkontrollierter EBV-induzierter Proliferation latent infizierter B-Lymphozyten [50]. Eine akute EBV-Infektion, z. B. des oropharyngealen Epithels, ermöglicht eine ortsständige Replikation und Virusproduktion. Sekundär werden B-Lymphozyten während ihrer Passage durch das oropharyngeale Lymphgewebe infiziert. Diese exprimieren EBNA („EBV nuclear antigen") und LMP („latent membrane proteins"). LMP 1 ist in vivo einer der wichtigsten Mediatoren EBV-induzierter Zellproliferation [31, 84, 85]. Es beeinflußt diese sowohl direkt durch Stimulation des Zellwachstums als auch indirekt durch die Induktion des apoptoseinduzierenden bcl-2-Genes und führt in vitro zur malignen Zelltransformation. LMP 1 wird z. B. in ZNS-Lymphomen in rund 50 % der Fälle nachgewiesen [42, 80].

Bei HIV-assoziierten HL konnten verschiedene Untersucher sowohl EBNA als auch LMP-1 in den malignen Reed-Sternberg-Zellen nachweisen [9, 25, 26], wobei die größte Assoziation zwischen EBV und HL beim gemischtzelligen Typ, der in 80 % der Fälle vorliegt, besteht [30].

In vivo kommt es im Rahmen der ausgeprägten Immundefizienz zu hohen persistierenden Virustitern und zu einer Dauerinfektion der Gewebe [19]. Eine unkontrollierte Replikation aktivierter B-Lymphozyten führt zur Ausbildung genetisch instabiler B-Zellklone. Weitere genetische Alterationen in Form von „c-myc rearrangements" resultieren schließlich in der Entwicklung eines vollständig transformierten, EBV-enthaltenden monoklonalen B-Zellymphoms [13, 29, 81]. In vitro konnte durch die Introduktion aktivierter c-myc-Gene in EBV-infizierte Lymphoblasten von HIV-infizierten Patienten eine maligne Transformation dieser Lymphoblasten erzielt werden [51].

HHV-6-Antikörper lassen sich bei 60–80 % der Bevölkerung nachweisen [16]. Ebenso wie EBV scheint HHV-6 eine wichtige Koinfektion im Rahmen der Lymphomgenese bei HIV-infizierten Patienten zu sein [16, 43]. Bei reduziertem Immunstatus führt eine Reaktivierung des HHV-6 mittels persistierender T-Helferzell-Lymphozyteninfektion und polyklonaler B-Zellstimulation zur weiteren Dysregulation des Immunsystems [43]. Darüber hinaus aktiviert HHV-6 die EBV-Replikation. Möglicherweise ist eine EBV-Infektion allein nicht ausreichend für die Lymphomentwicklung und bedarf der Konjugation mit anderen Herpesviren (HHV-6, HHV-8) zur Induktion einer malignen Transformation [20, 28, 61].

HHV-8-(KSHV)-assoziierte Lymphome scheinen eine bestimmte Gruppe AIDS-assoziierter Lymphome darzustellen mit ungewöhnlichen klinischen und morphologischen Charakteristika. HHV-8 wird insbesondere bei den „Body-cavity-based-Lymphomen" als pathogenetischer Faktor in Kombination mit EBV diskutiert [4, 11]. Interessanterweise fehlen diesen Lymphomen „c-myc gene rearrangements".

Neben der pathogenetischen Bedeutung, die die Herpesviren bei der Lymphominduktion besitzen, ist die Zytokindysregulation und die damit im circulus vitiosus verknüpfte B-Zellstimulation ein wesentlicher Faktor. Das HI-Virus selbst führt über das Gp-120-Protein zu einer B-Zellstimulation und Erhöhung der TNF-α-, IL-1-, IL-6- und IL-10-Konzentrationen [35, 58, 63]. IL-6 ist ein bedeutender Wachstumsfaktor in Nicht-AIDS-assoziierten Lymphomen und multiplen Myelomen [18]. Erhöhte IL-6-Spiegel sind bei Patienten mit HIV-Infekt mit dem Auftreten von malignen Lymphomen assoziiert. Eine gesteigerte IL-6-Genexpression wurde in immunoblastischen und großzelligen Lymphomen gefunden, so daß auch eine autokrine Stimulation zusätzlich bedeutend sein könnte. IL-10 ist als Wachstumsfaktor bei der Lymphomgenese von ähnlicher Bedeutung, und die IL-10-Sekretion wird zudem durch EBV induziert [54, 78].

Zusammenfassend sind mögliche Faktoren der Lymphomgenese die durch die HIV-Infektion induzierte Immunsuppression, eine chronische Antigenstimulation

der B-Lymphozyten und eine Zytokindysregulation, bei der gerade die Sekretion
der Zytokine, die als Wachstumsfaktoren bekannt sind (TNF-α, IL-1, IL-6, IL-10)
signifikant gesteigert ist. Diese Alterationen sind assoziiert mit einer oligo-
klonalen B-Zellexpansion. Das Auftreten von NHL ist charakterisiert durch die
Entstehung von monoklonalen B-Zellpopulationen, die eine Reihe von genetischen Veränderungen beinhalten, eingeschlossen EBV-Infektionen, „c-myc-
gene-rearrangements", „Bcl-6 gene-rearrangements", ras-Gen- und p 53-Muta-
tionen (Deletionen) [5, 13, 23, 65]. Die Anzahl und Menge dieser genetischen
Veränderungen variieren abhängig von der anatomischen Lokalisation und der
Histopathologie [6, 10].

Histologie

Entsprechend der Kiel-Klassifikation lassen sich die AIDS-assoziierten NHL wie
folgt einteilen: 40 % lymphoblastisch, 20 % zentroblastisch, 20 % immunoblastisch und weitere 20 % nicht klassifizierbar. Unter den lymphoblastischen sind
60 % Burkitt-like-Lymphome. 85 % der AIDS-assoziierten NHL sind hochmaligne
Lymphome, 15 % zählen zu den niedrigmalignen. Es handelt sich fast ausschließlich um B-Zellymphome (> 90 %), von denen 70 % CD 21 exprimieren, T-Zell-
lymphome sind eine Rarität [32, 33, 56, 77] (s. Übersicht).

Histologische Klassifikation

85 % hochmaligne Non-Hodgkin-Lymphome
  40 % lymphoblastisch
  20 % zentroblastisch
  20 % immunoblastisch
  20 % nicht klassifizierbar
15 % niedrigmaligne Non-Hodgkin-Lymphome

Im angelsächsischen Sprachraum hat sich folgende Einteilung durchgesetzt:
Lymphome des Typs „small-non-cleaved", „large-cell-(LCL)", large-cell-immuno-
blastic-(IBL)", „anablastic-large-cell-" und „CNS-lymphomas" [27]. Die LCL- und
IBL-Lymphome treten nur in rund 10 % aller Lymphomfälle bei nicht-HIV-infizierten Patienten auf, so daß diese bei Patienten 1000fach häufiger sind. Es scheint
statistisch signifikant, daß IBL und LCL häufiger den Gastrointestinaltrakt und
das ZNS sowie die regionären Lymphknoten befallen und anschließend disseminiert in anderen Lymphknotenstationen und extranodalen Regionen auftreten
[27, 45, 64, 70].
    Häufig ist eine genaue Klassifikation aufgrund großer morphologischer
Heterogenität bei den AIDS-assoziierten NHL schwierig. Unter Umständen be-

stehen auch erhebliche Abgrenzungsschwierigkeiten dieser Lymphome zu lymphozytären Reizformen im Rahmen der HIV-bedingten Lymphadenopathie [32, 69].

Prognose

Über die kurze mittlere Überlebenszeit von ca. 6 Monaten für Patienten mit AIDS-assoziierten Lymphomen besteht Einigkeit, die prognostischen Faktoren sind jedoch umstritten [46]. Frühe Lymphomstadien sind mit längeren Überlebenszeiten assoziiert, jedoch werden die meisten Lymphome erst in den Stadien III oder IV diagnostiziert. Ungünstig auf die Prognose wirken sich opportunistische Infektionen oder das Kaposi-Sarkom aus, die mit einer signifikant kürzeren Überlebenszeit assoziiert sind, sowie Knochenmarkinfiltration, ein niedriger Karnofski-Index < 70 und CD4-T-Lymphozyten < 200/µl [38, 45, 47].

Eine infauste Prognose weisen primäre ZNS-Lymphome mit einer durchschnittlichen Überlebenszeit von ca. 2 Monaten nach Diagnosestellung auf [46] (s. Übersicht).

Prognostische Faktoren

Prognostisch ungünstig

- frühere opportunistische Infektionen
- Kaposi-Sarkome
- primäres ZNS-Lymphom
- Knochenmarkinfiltration
- Karnowski-Index < 70 %
- CD4-T-Lymphozyten < 200/µl

Prognostisch günstig

- niedriges Lymphomstadium
- Karnowsky-Index > 70 %
- Fehlen einer B-Symptomatik
- CD4-Zellen > 200/µl

Diagnostik

Eine frühzeitige klinische Lymphomdiagnose wird durch das weite Spektrum AIDS-assoziierter Erkrankungen erschwert. Symptome wie Fieber, Nachtschweiß und Gewichtsverlust werden häufig im Rahmen opportunistischer Erkrankungen oder als Allgemeinsymptome des HIV-Infektes gedeutet und nicht als tumorbedingte B-Symptomatik [16]. Bei ZNS-Lymphomen können die Symptome dis-

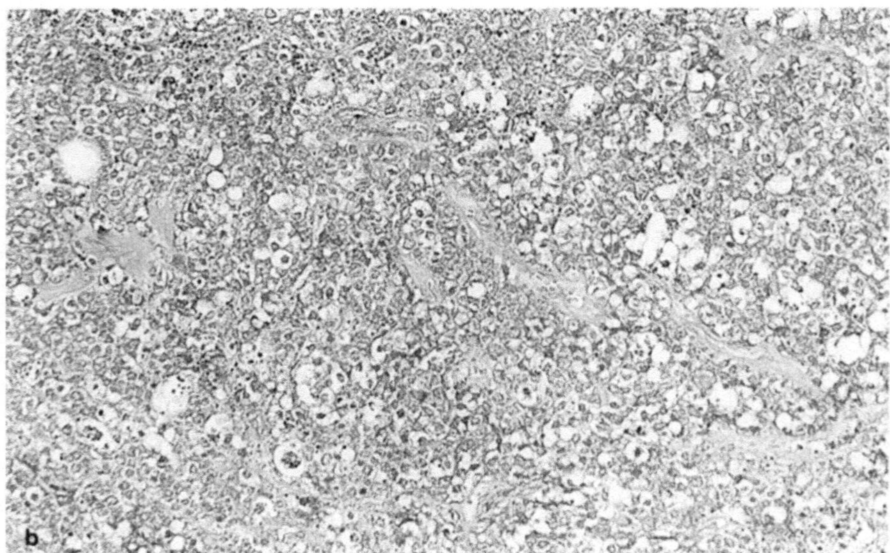

Abb. 1a, b.   Lymphknotengewebe, dessen Struktur völlig zerstört ist. Es finden sich große atypische lymphoide Zellen mit schmalem bis mittelbreitem Zytoplasma und mit reichlich atypischen Mitosen. Die Zellkerne sind rund bis rund-oval und zeigen charakteristische Nukleolen. Insgesamt Lymphknotengewebe mit ausgedehnten Infiltraten eines zentroblastischen malignen Lymphoms von hohem Malignitätsgrad (Giemsa, **a** 50fache, **b** 400fache Vergrößerung)

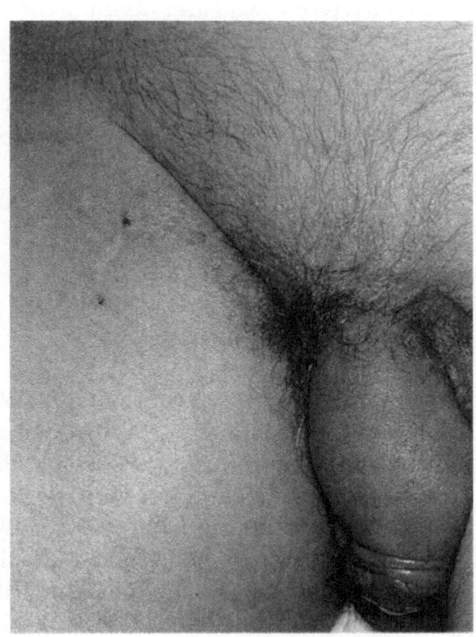

Abb. 2. Rechter Oberschenkel eines HIV-positiven Patienten mit hochmalignem zentroblastischem Non-Hodgkin-Lymphom

kret und unspezifisch sein. Die Differentialdiagnosen beinhalten: Toxoplasmose, PML, HIV-Enzephalopathie, Kryptokokkose [46].

Beim Vorliegen einer Lymphadenopathie ist die histologische Untersuchung eines exzidierten Lymphknotens die wichtigste Untersuchungsmethode zur Diagnosesicherung (Abb. 1 und 2). An 2. Stelle steht die beidseitige Knochenmarkpunktion, da ein frühzeitiger Knochenmarkbefall bei AIDS-assoziierten Non-Hodgkin-Lymphomen charakteristisch ist. Eine primäre mediastinale Lokalisation oder pulmonale Infiltration ohne Knochenmarkbeteiligung ist im Rahmen der HIV-Infektion selten [33]. Des weiteren sollte immer eine Liquorpunktion, um eine ZNS-Beteiligung frühzeitig zu diagnostizieren, sowie Röntgen-, Ultraschall- und CT-Untersuchungen zum Nachweis weiterer Lymphommanifestationen durchgeführt werden [67]. Lungenbiopsie oder Mediastinoskopie folgen bei Verdacht auf ein Lymphom in diesen Regionen den genannten Untersuchungen. Prinzipiell gelten für den Untersuchungsablauf die gleichen Grundsätze wie für Nicht-HIV-assoziierte Lymphome [36, 48].

Die wichtigsten Symptome des primären ZNS-Lymphoms sind hirnorganisches Psychosyndrom, neurologische Defizite, Krampfanfälle und Hirndruckzeichen. Eine weitere Abklärung erfolgt durch ein kraniales Computertomogramm mit und ohne Kontrastmittel, ferner durch Kernspintomographie, die eine verbesserte Aussagekraft in der Darstellung kleiner und diffuser Herde erbringt. Beide Methoden erlauben jedoch nicht immer eine differentialdiagnostische Aussage insbesondere zur Toxoplasmose und zur PML. Auch eine Liquorpunktion sollte zur zytologischen Abklärung erfolgen. In 80 % der Fälle findet sich ein unspezifischer Befund, eine geringgradige Pleozytose und ein erhöhtes Gesamtprotein.

Zur weiteren Klärung kann auch eine probatorische Kortikosteroidtherapie durchgeführt werden. Anders als die Toxoplasmose sprechen zerebrale Lymphome zumindest kurzfristig gut auf diese Therapie an. Eine negative Toxoplasmoseserologie oder ein Nichtansprechen auf eine durchgeführte Toxoplasmosetherapie sowie eine Toxoplasmoseprophylaxe in der Anamnese sprechen gegen eine zerebrale Toxoplasmose [39]. Letztendlich geklärt werden kann die Diagnose jedoch nur durch eine stereotaktische Biopsie, die in unklaren Fällen rasch angestrebt werden sollte [49].

Behandlungsstrategie

Aufgrund der raschen Progredienz HIV-assoziierter NHL macht die tumorbedingte Morbidität eine frühzeitige Behandlung erforderlich. Der Einwand, der reduzierte Immunstatus der Patienten könne sich durch die Chemo- und/oder Strahlentherapie noch weiter verschlechtern, ist angesichts der akuten Lebensbedrohung zweitrangig. Therapie der Wahl disseminierter Lymphome ist die Chemotherapie. CHOP ist wegen einfacher Anwendung und verhältnismäßig geringer Toxizität z. Z. der Goldstandard [33], eine ZNS-Prophylaxe sollte mit Methotrexat, 15 mg intrathekal durchgeführt werden (s. Übersicht). In 50 % der Fälle läßt sich eine komplette Remission erreichen. Allerdings ist diese in vielen Fällen nur kurz [15,16,32,34,82]. Nach wie vor ist umstritten, ob eine aggressivere Chemotherapie bessere Ergebnisse erzielt [48,77].

Chemotherapie nach dem CHOP- und COP-BLAM-Schema

CHOP

Tag 1	Cyclophosphamid 750 mg/m^2 i.v.
Tag 1	Doxorubicin 50 mg/m^2 i.v.
Tag 1	Vincristin 1,4 mg/m^2 i.v.
Tag 1–5	Prednison 100 mg p.o.

COP-BLAM

Tag 1	Cyclophosphamid 400 mg/m^2
Tag 1	Vincristin 1 mg/m^2
Tag 1	Adriamycin 40 mg/m^2
Tag 1–10	Prednisolon 40 mg/m^2
Tag 1–10	Natulan 100 mg/m^2
Tag 14	Bleomycin 15 mg/^{2}

Im Falle primärer ZNS-Lymphome ist die Radiotherapie Mittel der Wahl. Auch mit ihr können Komplettremissionen erreicht werden [15, 59].

Symptome einer Meningeosis lymphomatosa bessern sich durch intrathekale Zytostatikagabe. Gegebenenfalls sollte eine Schädelbestrahlung angeschlossen werden.

Strahlentherapie und Chemotherapie eignen sich ebenfalls als palliative Maßnahmen zur Symptomlinderung in fortgeschrittenen Stadien, die eine kurative Therapie nicht mehr zulassen [21, 59].

Adjuvante Therapie

Die Chemotherapie erzeugt eine zusätzliche Myelosuppression. Damit steigt die Gefahr opportunistischer Infektionen, so daß eine Pilzprophylaxe in jedem Falle indiziert ist. Zusätzlich sollten auftretende Granulozytopenien < 800/µl durch Gabe von G-CSF abgefangen werden [24]. Unsere Erfahrung ist, daß bei sehr ausgeprägten Granulozytopenien eine Kombinationstherapie von G-CSF mit GM-CSF eine bessere Wirkung zeigt als eine Monotherapie. Die Gefahr einer gesteigerten Virusreplikation durch GM-CSF muß allerdings bedacht werden [37, 62]. Eine prophylaktische Antibiotikagabe zur Darmdekontamination ist notwendig (Vancomycin oder Colistin, s. Übersicht).

Adjuvante Therapien

während der Chemotherapie

Tag 1	Mesna 400 mg/m² 4, 8 h nach Therapiebeginn
Tag 1	Methotrexat 15 mg intrathekal zur ZNS-Prophylaxe
täglich	Ondansetron 3mal 8 mg, Alizaprid-HCl 3mal 50 mg, Dimenhydrinat 3mal 62 mg
täglich	Foscarnet 3mal 4000 mg
Tag 1	Prophylaxe opportunistischer Infektionen
	Fluconazol 200 mg, Trimethoprim 80 mg, Sulfamethoxazol 400 mg
	Darmdekontamination
	Vancomycin 3mal 500 mg, Colistin 3mal 48 mg
	Granulozytenstimulationsfaktoren, z. B. G-CSF

nach Beendigung der Chemotherapie

Antiretrovirale Therapie: AZT 2mal 250 mg + Lamivudin 2mal 150 mg
Immunologische Therapie: INF-α 3mal 3 Mio. I.E.
Antiherpetische Dauertherapie: Foscarnet 6000 mg/Tag

Nach Abschluß der Chemotherapie sollte die antiretrovirale Behandlung fortgesetzt werden. Neben Nukleosidanaloga ist die zusätzliche Gabe von Inter-
feron-α (3 Mio. I.E. 3mal pro Woche), das sowohl eine antiretrovirale als auch eine
antiproliferative Wirkung besitzt sinnvoll [35]. Eine weitere Variante einer immunologischen Therapie AIDS-assoziierter maligner Lymphome besteht in der Gabe
von Interleukin-2 (6 Mio. U/m² 5mal pro Woche). Die Kombination von Interleukin 2 mit Zidovudin stimuliert die zellmediierte Immunität und ist zudem als
adjuvante Therapie wirksam [8, 55].

Eine antiemetische Abdeckung erfolgt durch Ondansetron, 3mal 8 mg, Aliza-
prid-HCl, 3mal 50 mg, und Dimenhydrinat, 3mal 62 mg, jeweils pro Tag, und ein
Blasenschutz durch Mesna, 400 mg/m².

Eine wesentliche Komponente der adjuvanten Therapie besteht in der Verab-
reichung antiherpetisch wirkender Substanzen [32]. Da Herpesvirusinfektionen
(EBV, HHV6, HHV8) der klonalen Expansion vorausgehen und den ersten Schritt
in der Lymphomgenese darstellen, sollte bei Nachweis einer Virusreaktivierung
eine virustatische Dauertherapie, z. B. mit Aciclovir, 3mal 750 mg, oder Foscarnet
3mal 4000 mg als Inhibitoren der Herpesvirus-DNA-Polymerase, etabliert werden (s. Übersicht auf S. 133).

Wir konnten bei 3 Patienten mit NHL nach COP-BLAM-Therapie und zusätzlicher Aciclovir-Gabe, die nach Vollremission weitergeführt wurde, Überlebenszeiten bisher von 24 bis 36 Monaten erzielen.

Experimentelle Therapien

Zu den experimentellen Ansätzen gehört heute der Einsatz von Antikörpern
(antikörperkonjugierte Immunotoxine, antiidiotypische Antikörper oder Antikörper gegen Oberflächenstrukturen von Lymphozyten) [24, 60].

Da Interleukin-6 als Wachstumsfaktor einiger hochmaligner B-Zellymphome
wirkt, ist der Einsatz von Interleukin-4 oder Anti-Interleukin-6-Antikörpern
derzeit einer der wichtigsten experimentellen Ansätze in der Therapie AIDS-
assoziierter maligner Lymphome [1, 17].

Literatur

1. Akashi K (1993) The role of interleukin-4 in the negative regulation of leukemia cell growth.
   Leukemia Lymphoma 9: 205–209
2. Ames ED, Conjalka MS, Goldberg AF et al. (1991) Hodgkin´s disease and AIDS: 23 new cases and a
   review of the literature. Hermatol Oncol Clin North Am 5: 343
3. Andrieu JM, Roithmann S, Tourani JM et al. (1993) Hodgkin´s disease during HIV-infection: The
   French registry experience. Ann Oncol 4: 635
4. Ansari MQ, Dawson DB, Nador R et al. (1996) Primary body cavity based AIDS-related lymphomas.
   Am J Clin Pathol 105: 221–229
5. Athan E, Foitl DR, Knowles DM (1991) bcl-6 gene rearrangement: Frequency and clinical significance
   among B cell chronic lymphocytic leukemias and non-Hodgkin´s lymphomas. Am J Pathol 138: 591–593
6. Ballerini P, Gaidano G, Gong JZ et al. (1993) Multiple genetic lesions in AIDS-related non-Hodgkin
   lymphoma. Blood 81: 166–168

7. Bashier RM, Harris NL, Hochberg FH et al. (1989) Detection of Epstein-Barr virus in CNS lymphomas by in situ hybridization. Neurology 39: 813–817

8. Bernstein ZP, Porter M, Grimes P et al. (1994) Phase I study of daily subcutaneous (SQ) low dose interleukin-2 (IL-2) in HIV-associated malignancies (abstract 1918). Am Soc Hematol ??

9. Brousset P, Knecht H, Rubin B et al. (1993) Demonstration of :Epstein-Barr virus replication in Reed-Sternberg cells of Hodgkin´s disease. Blood 82: 872

10. Cesarman E, Chadburn A, Inghirami G et al. (1992) Structural and functional analysis of oncogenes and tumor suppressor genes in adult T cell leukemia/lymphoma (ATLL) reveals frequent p53 mutations. Blood 80: 3205–3206

11. Cesarman E, Chang Y, Moore PS, Said JW, Knowles DM (1995) Kaposi´s sarcoma-associated herpesvirus-like DNA sequences in AIDS-related body-cavity based lymphomas. N Engl J Med 332: 1186–1191

12. Chapman M, Minor J (1992) Lymphoma in AIDS patients receiving long term antiretroviral therapy. Am J Hosp Pharm 49: 174–175

13. Clark HM, Yano T, Otsuki T et al. (1994) Mutations in the coding region of c-myc in AIDS-associated and other aggressive lymphoma. Cancer Rex 54: 3383

14. DeAngelis LM (1995) Primary brain tumors in AIDS patients. Curr Opin Neurol 8: 419–423

15. DeAngelis LM, Yahalom J, Thaler HAT et al. (1992) Combined modality therapy for primary CNS lymphoma. J Clin Oncol 10: 635–643

16. Egli F, Baumann R, Bernasconi E, Opravil M (1992) HIV-assoziierte maligne Lymphome. Schweiz Med Wochenschr 122: 495–502

17. Emile D, Wijdens J et al. (1994) Administration of an anti-interleukin-6 monoclonal antibody to patients with acquired immunodeficiency syndrome and lymphoma: Effect on lymphoma growth and on B symptoms. Blood 84: 2472–2479

18. Emilie J, Loumbaras J, Kaphael M et al. (1992) Interleukin-6 production in high-grade B lymphomas. Blood 80: 498–504

19. Fauci AS, Schnittmann SM, Poli G et al. (1991) Immunopathogenetic mechanisms in human immunodeficiency virus (HIV) infection. Ann Intern Med 114: 678–680

20. Flamand L, Stefanescu J, Ablashi DV, Menezes J (1993) Activation of the Epstein-Barr virus replicative cycle by human herpesvirus 6. J Virol 67: 6768–6777

21. Galleto G, Levine A (1993) AIDS-associated primary central nervous system lymphoma. JAMA 269: 92–93

22. Gatti R (1987) Occurence of malignancy in immunodeficiency diseases. Cancer 28: 89–98

23. Giadano G, Ballerini P, Gong JZ et al. (1991) p53 mutations in human lymphoid malignancies: Association with Burkitt´s lymphoma and chronic lymphocytic leukemia. Proc Natl Acad Sci USA 88: 5413–5115

24. Gisselbrecht C, Oksenjendler E, Tirelli U et al. (1992) Non-Hodgkin´s lymphoma associated with human immunodeficiency virus: Treatment with LNH 84 Regimen in a selected group of patients. Leukemia 6 [Suppl 3]: 10S–11S

25. Grasser FA, Murray PG, Kremmer E et al. (1994) Monoclonal antibodies directed against the EBV encodes nuclear antigen 1: Immunohistologic detection of EBNA 1 in the malignant cells of Hodgkin´s disease. Blood 84: 3792

26. Gulley ML, Eagan PE, Quintanilla-Martinez L et al. (1994) Epstein Barr virus DNA is abundant and monoclonal in the Reed Sternberg cells of Hodgkin´s disease: Association with mixed cellularity subtype and Hispanic American ethnicity. Blood 83: 1595

27. Hamilton-Dutoit SJ, Pallesen G, Franzmann MB et al. (1991) AIDS-related lymphoma: Histopathology, immunophenotype, and association with EBV as demonstrated by in situ acid hybridization. Am J Pathol 138: 149–151

28. Heng MCY, Heng SY, Allen SG (1994) Co-infection and synergy of human immunodeficiency virus-1 and herpes simplex virus-1. Lancet 343: 255–258

29. Henriksson M, Lüscher B (1996) Myc proteins: essential regulators of cell growth. Cancer Res 68: 110–169

30. Herbst H, Niedobitek G, Kneba M et al. (1990) High incidence of Epstein-Barr virus genome in Hodkgin´s disease. Am J Pathol 137: 13

31. Hu E, Hufford S, Lukes R et al. (1988) Third world Hodgkin´s disease at the Los Angeles County-University of Southern California Medical Center. J Clin Oncol 6: 1285

32. Huhn D (1994) HIV-assoziierte Non-Hodgkin-Lymphome. Internist 35: 906–911
33. Huhn D, Weiß R, Nerl C et al. (1993) HIV-related non-Hodgkin´s lymphoma: CHOP-induction and AZT-IF α-maintenance therapy. Proc ASCO 12: 52
34. Jäger M, Delle Karth G, Knapps S, Tueni C (1994) Therapie hochmaligner Non-Hodgkin-Lymphome. Wien Klin Wochenschr 106: 315–320
35. Jelinek DF, Lipsky PE (1987) Enhancement of human B cell proliferation and differentiation by tumor necrosis factor-alpha and interleukin 1. J Immunol 139: 2970–2972
36. Joachim HL (1992) Lymphoma: An opportunistic neoplasia of AIDS. Leukemia 6 [Suppl 3]: 30S–33S
37. Kaplan L, Kahn J, Crowe S et al (1991) Clinical and virologic effects of rhGM-CSF in patients receiving chemotherapy for HIV-associated NHL: Results of a randomized trial. J Clin Oncol 9: 929–940
38. Karnofski DA, Abelmann WH, Carver LF, Burchenal JA (1948) The use of nitrogen mustards in the palliative treatment of carcinoma. Cancer 1: 634–656
39. Knowles DM (1996) Etiology and pathogenesis of AIDS-related Non-Hodgkin´s lymphoma. In: Krown SE, Roenn JH (eds) Hematology/oncology clinics of North America. Saunders, Philadelphia London Sydney, pp 1081–1111
40. Knowles DM, Chadburn A (1992) Lymphadenopathy and the lymphoid neoplasms associated with the acquired immune deficiency syndrom (AIDS). Neoplastic Hematophatology ??: 773–836
41. Knowles DM, Chamulak GA, Subar M et al. (1988) Lymphoid neoplasia associated with the acquired immunodeficiency syndrome (AIDS): The New York University Medical Center experience with 105 patients (1981–1986). Ann Intern Med 108: 744–753
42. Knowles DM, Inghirami G, Ubriaco A, Dalla-Favera R (1989) Molecular genetic, analysis of three AIDS-associated neoplasms of uncertain lineage demonstrates their B-cell derivation and the possible pathogenetic role of the Epstein-Barr virus. Blood 73: 792–795
43. Krueger GRF, Sander C (1989) What´s new in human herpesvirus-6? Clinical immunopathology of the HHV-6 infection. Pathol Res Pract 185: 915–929
44. Levine AM (1987) Non-Hodgkin´s lymphomas and other malignancies in the Acquired immunodeficiency syndrome. Semin Oncol 14 [Suppl]:34–39
45. Levine AM (1988) HIV-positive high or intermediate grade lymphoma: Prognostic factors related to survival. Blood 72: 247a
46. Levine AM (1990) Lymphoma in acquired immunodeficiency syndrome. Semin Oncol 17: 104–112
47. Levine AM (1992) Acquired immunodeficiency syndrome-related Lymphoma. Blood 80: 8–20
48. Levine AM, Sullivan-Halley J, Pike MC et al. (1991) HIV-related lymphoma: Prognostic factors predictive of survival. Cancer 68: 2466–2648
49. Levy RM, Russel E, Yungbluth M et al. (1992) The efficacy of image-guided stereotactic brain biopsy in neurologically symptomatic acquired immunodeficiency syndrome patients. Neurosurgery 30: 186–190
50. Liebowitz D (1995) Epstein-Barr virus: an old dog with new tricks. N Engl J Med 332: 55–57
51. Lombardi L, Newcomb EW, Dalla-Favera R (1987) Pathogenesis of Burkitt lymphoma: expression of an activated c-myc oncogene causes the tumorigenic conversion of EBV-infected human B lymphoblasts. Cell 49: 161
52. Lyter DW, Bryant J, Thackeray R et al. (1995) Incidence of human immunodeficiency virus-related and nonrelated malignancies in a large cohort of homosexual men. J Clin Oncol 13: 2540
53. MacMahon EME, Glass JD, Hayward SD et al. (1991) Epstein Barr virus in AIDS-related primary central nervous system lymphoma. Lancet 338: 969
54. Masood R, Bond M, Scadden D et al. (1992) Interleukin-10: Autocrine B-cell growth factor for human B-cell lymphoma and the progenitors. Blood 80: 115a (Abstr)
55. Mazza P, Bocchia M (1992) Recombinant interleukin-2 in acquired immune deficiency syndrom: Eur J Haematol 49: 1–6
56. Mitrou PS (1991) Mit der HIV-Infektion assoziierte maligne Lymphome. Dtsch Med Wochenschr 116: 1217–1223
57. Monfardini S, Tirelli U, Vaccher E et al. (1988) for the Italian Cooperative Group for AIDS-Related Tumors: Malignant lymphomas in patients with or at risk for AIDS. J Natl Cancer Inst 80: 855
58. Nakajima K, Martinez-Maza O, Hirano T et al. (1989) Induction of IL-6 (B-cell stimulatory factor-2/IFN-beta-2) production by human immunodeficiency virus. J Immunol 142: 531–533
59. Nisce LZ, Metroka C (1992) Radiation therapy in patients with AIDS-related central nervous system lymphomas. JAMA 267: 1921–1922

60. Papadopoulus EB, Ladanti M, Emmanuel D et al. (1994) Infusion of donor leukocytes to treat Epstein-Barr virus-associated lymphoproliferative disorders after allogeneic bone marrow transplantation. N Engl J Med 330: 1185–1191
61. Paulus W, Jellinger K, Hallas C et al. (1993) Human herpesvirus-6 and Epstein-Barr virus genome in primary cerebral lymphomas. Neurology 43: 1591–1593
62. Pluda JM, Yarchoan R, Smith PD et al. (1990) Subcutaneous recombinant granulocyte-macrophage colony-stimulating factor used as a single agent and in an alternating regimen with azidothymidine in leukopenic patients with severe human immunodefciency virus infection. Blood 76: 463–472
63. Pantaleo G, Graziosi C, Fauci AS (1993) Mechanisms of disease: The immunopathogenesis of human immunodeficiency virus infection. N Engl J Med 328: 327–329
64. Pedersen C, Gerstoft J, Lundgren JD et al. (1991) HIV-associated lymphoma: Histopathology and association with Epstein-Barr virus genome related to clinical, immunological and prognostic features. Eur J Cancer 27: 1416–1418
65. Pelicci PG, Knowles DM, Arlin ZA et al. (1986) Multiple monoclonal B cell expansions and c-myc oncogene rearrangements in acquired immune deficiency syndrome-related lymphoproliferative disorders: Implications for lymphomagenesis. J Exp Med 164: 2049–2051
66. Penn I (1986) The occurrence of malignant tumors in immunosuppressed states. Prog Allergy 37: 259
67. Podzamczer D, Ricat I, Bolao F et al. (1990) Gallium-67 scan for distinguishing follicular hyperplasia for other AIDS-associated disease in lymph nodes. AIDS 4: 683–685
68. Rabkin CS (1994) Epidemiology of AIDS-related malignancies. Curr Opin Oncol 6: 492–496
69. Raphael J, Gentilhomme O, Tulliez M et al. (1991) Histopathologic features of high grade non-Hodgkin´s lymphomas in acquired immunodeficiency syndrome. Arch Pathol Lab Med 115: 15–17
70. Raphael MM, Audouin J, Lamine M et al. (1994) Immunophenotypic and genotypic analysis of acquired immunodeficiency syndrome-related non-Hodgkin´s lymphoma: Correlation with histologic features in 36 cases. Am J Clin Pathol 101: 773–775
71. Ree HJ, Strauchen JA, Khan AA et al. (1991) Human immunodeficiency virusassociated Hodgkin´s disease: Clinicopathologic studies of 24 cases and prepoderance of mices cellularity type characterized by the occurrence of fibrohistiocytoid stromal cells. Cancer 67: 1614
72. Ribas A, Bellmunt J, Albanell J et al. (1995) Malignant lymphoproliferative disease in HIV-seropositive patients. A study of 40 cases at a single institution in Spain. Acta Oncol (Norway) 34: 75–82
73. Roithman S, Tourani JM, Andrieu JM (1990) Hodgkin´s disease in HIV infected intravenous drug abusers. N Engl Med 323: 275
74. Roithman R, Tourani JM, Andrieu JM (1991) AIDS-associated non-Hodgkin´s lymphoma. Lancet 338: 884–886
75. Rubio R (1994) Hodgkin´s disease associated with HIV: A clinical study of 46 cases. Cancer 73: 2400
76. Scadden DT, Groopman JE (1994) AIDS-associated lymphoma. In: Hoffman R, Benz EJ, Shattil SJ (eds) Hematology: Basic principles and practices, 2nd edn. Churchill Livingstone, New York, pp 1344–1353
77. Scheidegger C, Heinrich B, Popescu M et al. (1991) HIV-assoziierte Lymphome. Dtsch Med Wochenschr 116: 1129–1135
78. Schwaller J, Tobler A et al. (1995) Interleukin-12 expression in human lymphomas and nonneoplastic lymphoid disorders. Blood 85: 2182–2188
79. Shibata D (1994) Biologic aspects of AIDS-related lymphoma. Curr Opin Oncol 6: 503–507
80. Shibata D, Weiss LM, Hernandez AM, Nathwani BN, Bernstein L, Levine AM (1993) Epstein-Barr virus-associated non-Hodgkin´s lymphoma in patients infected with the human immunodeficiency virus. Blood 81: 2102
81. Shiramizu B, Barriga F, Neequaye J et al. (1991) Patterns of chromosomal breakpoint locations in Burkitt´s lymphoma: Relevance to geography in Epstein-Barr virus association. Blood 77: 1516–1518
82. Sparano JA, Wiernik PH, Strack M et al. (1993) Infusional cyclophosphamide, doxorubicin and etoposide in HIV- and HTLV-1-related non-Hodgkin´s lymphoma: A highly active regimen. Blood 81: 2810–2815
83. Tirelli U, Vaccher E, Rezza G et al. (1988) Hodgkin´s disease and infection with the human immunodeficiency virus in Italy. Ann Intern Med 108: 309
84. Zur Hausen H (1991) Viruses in human cancers. Science 254: 1167–1173
85. Zur Hausen H (1996) Viruses in human tumors – reminiscences and perspectives. Cancer Res 68: 4–16

Ernährung und HIV

U. R. HENGGE

Gewichtsverlust ist eine der häufigsten Komplikationen im Rahmen der HIV-Infektion [65]. Er tritt oft als Frühmanifestation der Erkrankung auf und führt in vielen Fällen zu Kachexie. Die Kachexie ist Ursache für eine hohe Morbidität, unabhängig von der Immundefizienz, und beeinflußt die Lebensqualität der Betroffenen. Hinzu kommen Symptome wie Durchfall, Appetitlosigkeit, Schluckbeschwerden, Übelkeit, Erbrechen und das sog. Wasting-Syndrom. Das Wasting-Syndrom ist eine AIDS-definierende Entität, die durch kontinuierliche Gewichtsabnahme trotz ausreichender Nahrungszufuhr gekennzeichnet ist und nicht durch pathogene Erreger hervorgerufen wird. Möglicherweise ist das HI-Virus allein auf direktem oder indirektem Wege, der Auslöser des Wasting-Syndroms. Charakteristika des Wasting-Syndroms sind eine deutliche Verminderung der fettfreien Körpermasse („lean body mass"), des Speicherfettes und des Wasserbestandes des Organismus. Dazu kommen ein gesteigerter Ruhegrundumsatz („resting-energy expenditure") und häufig erhöhte Zytokinspiegel von TNF-α_1 IL-1 und IL-6, die ebenfalls zum Katabolismus beitragen [19, 24].

Abgegrenzt hiervon wird die Malnutrition, die auf unzureichender Nahrungszufuhr (z. B. Fasten, Appetitlosigkeit oder intestinale Malabsorption) beruht. Hierbei wird kompensatorisch der Metabolismus gedrosselt (reduzierter Ruhegrundumsatz). Bei der Malnutrition werden vorwiegend die Fettspeicher mobilisiert, bevor später die Muskelkompartimente als Energielieferanten abgebaut werden. Wie beim Wasting-Syndrom finden sich auch bei der Malnutrition zahlreiche Veränderungen der Immunlage und der Zytokine.

Auswirkungen von Malnutrition und Wasting auf das Immunsystem

Unzureichende Nahrungsaufnahme oder -verwertung führt durch mangelhafte Eiweißernährung zur Atrophie der Lymphorgane und disponiert zum Auftreten von opportunistischen Infektionen [7, 25, 62]. Jedoch sind nur wenige Informationen über funktionelle Konsequenzen unzureichender Ernährung bei immunsupprimierten Patienten bekannt. Es gilt als sicher, daß zunehmendes HIV-assoziiertes Wasting die Lebenserwartung verkürzt, da der Todeszeitpunkt mit dem Verlust an Körperzellmasse korreliert. Die Arbeitsgruppe von Kotler et al. [31] konnte zeigen, daß ein Verlust der Körperzellmasse von 46 % mit dem Leben nicht mehr vereinbar ist. Die Menge an Körperzellen besaß prognostischen Wert hinsichtlich der Bestimmung des nahenden Todeszeitpunktes. Zusätzliche Studien konnten den Zusammenhang zwischen Ernährungszustand, Verlust an Körpergewicht, erniedrigtem Serumalbumin und Mortalität demonstrieren [9]. So betrug die mittlere Lebenserwartung von 71 AIDS-Patienten bei einer Serumalbuminkonzentration von mehr als 3,5 g/dl über 960 Tage, zwischen 3,5 und 2,5 g/dl 103 Tage und unterhalb von 2,5 g/dl nur 17 Tage.

Folgende spezifische immunologische Veränderungen bei schwerer Eiweißmangelernährung wurden beschrieben: eingeschränkte Phagozytoseleistung, reduzierte zellvermittelte Immunität, verminderte komplementvermittelte Lyse und herabgesetzte IgA-Spiegel [8, 45, 53]. Die Anzahl CD 4-positiver Helferzellen korreliert jedoch nicht direkt mit HIV-assoziierter Malnutrition. Die bei zunehmendem Wasting im Rahmen des HIV-Infekts gefundenen immunologischen Veränderungen ähneln denjenigen bei schwerer Proteinmangelernährung (Fasten oder Hungerleiden) (Tabelle 1) [17].

Tabelle 1. Auswirkungen der Malnutrition auf das Immunsystem. (Mod. nach [26])

Immunsystem	AIDS-assoziiertes Wasting	Unterernährung (z. B. Hungern)
Zelluläre Immunität		
T-Zellen	vermindert	vermindert
CD4-Zellen	vermindert	vermindert
CD4/CD 8-Ratio	invertiert	invertiert
„Delayed type hypersensitivity"	Anergie	Anergie
Unreife T-Zellen	vermehrt	vermehrt
Interleukin-2, Interferon-γ	vermindert	vermindert
zytotoxische T-Zellen	vermindert	n.b.
Alloreaktivität	vermindert	n.b.
CD4-Zellaktivität	vermindert	vermindert
Humorale Immunität		
Immunglobuline	vermehrt	vermehrt
Immunkomplexe	vermehrt	vermehrt
Primäre Antikörperantwort	vermindert	vermindert
Sekretorisches IgA	vermindert	vermindert
Zirkulierende Ig-sezernierende B-Zellen	vermehrt	vermehrt
Antikörperaffinität	vermindert	vermindert

n.b. nicht bekannt.

Analyse des Ernährungsstatus

Ausschlaggebend für die Aufrechterhaltung der Körperfunktionen ist die gesamte Körperzellmasse. Während der Anteil an Protein einen prognostischen Index für das Wasting darstellt [31], besitzt der Gehalt an Körperfett keine prädiktive Relevanz [19]. Die zentrale Rolle der Proteine im Organismus wird klar, wenn man sich deren Rolle verdeutlicht. Proteine stellen sowohl die Stoffwechselmaschinerie (z. B. Enzyme) als auch die Struktur des Körpers (z. B. Kollagen). Alle metabolischen Funktionen (z. B. Zellteilung, Nahrungsverwertung, Erregerabwehr) werden von Proteinen geleistet. Der Anteil an Körperzellmasse kann in erster Näherung durch Bestimmung der fettfreien Körpermasse abgeschätzt werden. Diese wird einfach, akkurat und ökonomisch mittels bioelektrischer Impedanzmessung bestimmt [6]. Diese Methode erlaubt die Bestimmung des Gesamtkörperwassers und des intra- bzw. extrazellulären Wasseranteils. Andere Verfahren, wie die Tritium- bzw. ^{40}K-Radioisotopendilutionsmethode, die Kernspinresonanz oder die duale Photonenabsorbimetrie sind zwar exakter, jedoch aufwendig und teuer. Kotler et al. [35] konnten zeigen, daß bei asymptomatischen AIDS-Patienten mit offensichtlich normaler Nahrungszufuhr der Anteil von Körperzellmasse, Gesamtbestand an Kalium und Körperwasser im Vergleich zu gesunden Homosexuellen und Heterosexuellen reduziert ist (Tabelle 2). Ähnliche Daten für Patienten im Stadium WR 2 stammen von Ott et al. [51].

Tabelle 2. Ernährungsstatus und Körperzusammensetzung einer selektierten Gruppe von asymptomatischen AIDS-Patienten mit offensichtlich normaler Nahrungsaufnahme. (Mod. Nach [32])

	AIDS	Homosexuelle Kontrollen	Heterosexuelle Kontrollen
Körpergewicht (kg)	57,7 ± 2,5	65,4 ± 3,3[a]	72,8 ± 4,7
% des Idealgewichts	97 ± 4,4	96,3 ± 3[a]	104 ± 7,4
Körperzellmasse (kg)	20,9 ± 0,6	25,7 ± 1,5[a]	26,6 ± 1,5
Körperfett (kg)	7,6 ± 1,9	9,3 ± 1,4	11,7 ± 3,8
Gesamtkalium (mmol)	3126 ± 96	3855 ± 225[a]	3989 ± 219
Körperwasser (1)	37 ± 1,1	43 ± 2,4[a]	47 ± 2,7
Ruhegrundumsatz (kcal)	1224 ± 126	1724 ± 54[a]	1920 ± 72
Energiezufuhr (kcal/Tag)	2478 ± 52	2452 ± 190	2603 ± 322

[a]p < 0,05 vs. AIDS-Patienten.

Es ist nicht verwunderlich, daß die Veränderungen der Zusammensetzung des Organismus bei AIDS-Patienten und stark unterernährten Patienten ohne HIV sehr ähnlich sind [57]. Die kritische Beziehung zwischen Unterernährung und Tod gilt nicht nur für AIDS-Patienten, sondern auch für Patienten, die am Hungertod sterben, und für kachektische Krebspatienten. Im Unterschied zum Wasting-Syndrom bei AIDS wird jedoch beim Hungertod die fettfreie Masse über lange Zeit konserviert. Den genannten Formen der Kachexie ist gemeinsam, daß unterhalb einer kritischen Konzentration von Körperprotein die Aufrechterhaltung der mannigfaltigen Funktionen des Organismus nicht mehr möglich ist. Es ist leicht nachvollziehbar, daß zunehmende Kachexie und Proteindepletion wesentliche Kofaktoren der HIV-Infektion darstellen, indem sie die Fähigkeit des Organismus einschränken, auf infektiöse Erreger metabolisch und immunologisch adäquat zu reagieren [8, 25].

Auch wenn eine effektive Ernährungstherapie die Überlebensrate nicht erhöht, kann sie eine Energiereserve aufbauen, die bei einer folgenden infektiösen Komplikation von Nutzen ist. Darüber hinaus hat eine Ernährungstherapie günstige

Auswirkungen auf verschiedene Aspekte der Lebensqualität, wie z. B. auf die Mobilität des Patienten und dessen Selbstwertgefühl im sozialen Umfeld.

Biochemische Parameter zur Beurteilung des Ernährungsstatus sind Serumalbumin, Transferrin, Hämoglobin, das Totalprotein sowie das Cholesterin. Eine Konzentration von Albumin im Serum unter 2,5 g/dl beeinflußt die Überlebensrate deutlich [9]. Vitaminanalysen von Beach et al. [4] zeigten, daß 67 % aller HIV-Patienten im Frühstadium (CDC II und III) zumindest einen und 36 % multiple erniedrigte Serumspiegel an wichtigen Vitaminen und Spurenelementen aufwiesen.

Eine sorgfältige Untersuchung des Ernährungszustands schließt eine Anamnese der zu sich genommenen Nahrung (Ernährungstagebuch), die ökonomische Situation und die Risikogruppe des Patienten ein. Alle vom Patienten eingenommenen Medikamente werden erfragt, da einige der in der HIV-Therapie eingesetzten Substanzen häufig Anorexie, Diarrhö und Erbrechen verursachen. Ebenso wird das Gewicht vor Beginn der HIV-Infektion erfragt und bei jedem Besuch das aktuelle Gewicht gemessen, um dessen Verlauf zu dokumentieren. Die körperliche Untersuchung im Rahmen der Bestimmung des Ernährungsstatus richtet besonderes Augenmerk auf Zeichen von Hypovitaminosen. Besonders der Mangel an B-Vitaminen, von Vitamin C und von Eisen kann klinisch vermutet werden.

Nach Analyse des Ernährungszustandes wird der Diätberater in Zusammenarbeit mit dem Arzt einen Ernährungsplan erarbeiten, der in Abhängigkeit von der Compliance des Patienten Behandlungsziele und geeignete Mittel (orale, parenterale, häusliche, ambulante oder stationäre Therapie) beinhaltet. In der Regel orientiert sich die Diät an der gemäß der Harris-Benedict-Formel zugeführten Energie- und Vitaminmenge und weniger an der Prophylaxe von sog. Wohlstandskrankheiten (z. B. kardiovaskuläre, fettarme Diät). Eine Instruktion des Patienten über wesentliche Grundlagen der Diätetik und praktische Gesichtspunkte wie z. B. Sicherheit und Haltbarkeit von Nahrungsmitteln und gesunde Lebensführung rundet die Beratung ab.

Es kann jedoch nicht ausdrücklich genug auf den frühzeitigen Beginn einer sinnvollen Ernährungstherapie hingewiesen werden, da die Frühtherapie eines beginnenden Gewichtsverlustes im allgemeinen leichter gelingt, als einen befriedigenden Ernährungszustand (Körpergewicht und -zusammensetzung) eines kachektischen Patienten wiederherzustellen. In diesem Zusammenhang ist eine Untersuchung des Ernährungsstatus von Trujillo et al. [60] an 61 AIDS-Patienten interessant, die zeigte, daß die von AIDS-Patienten aufgenommene Menge an Protein nur 64 % des tatsächlich kalkulierten Bedarfs entspricht.

Ursachen und Pathogenese

Der Pool an Körperprotein unterliegt einem ständigen Wandel durch Proteinabbau und -aufbau. Dieser Kreislauf birgt eine maximale Verwertung einer minimalen Menge an Aminosäuren, die der Körper im Gegensatz zu Glukose (gespeichert als Glykogen) und Fettsäuren (gespeichert als Fett) nicht speichern kann. Des weiteren ist der Proteinumsatz ein wesentlicher Regulator metabolischer Funktionen in Anhängigkeit von der biologischen Halbwertszeit spezifischer Enzyme. Ein Nachteil dieses hohen Proteinumsatzes ist der hohe Energieverbrauch. Mittels radioaktiv markierten Leucins wurde bei HIV-Patienten ein erhöhter Proteinumsatz bei normaler anaboler Synthesekapazität nachgewiesen [43]. Es liegt nahe, daß der Skelettmuskel, das größte Kompartment des Proteinumsatzes, an dem erhöhten Turnover des Gesamtproteins maßgeblich beteiligt ist.

Typischerweise verlieren AIDS-Patienten in den letzten 9 Monaten ihres Lebens etwa 46 % ihrer Kaliumspeicher und etwa 34 % ihres Idealgewichtes während der letzten 3 Lebensmonate [31]. Die Messung des Gesamtkaliums reflektiert die Menge an fettfreier Körpermasse, da der größte Anteil des Kaliums sich intrazellulär befindet. Somit ist es nicht überraschend, wenn der Zeitpunkt des Todes mit dem Verlust der fettfreien Körpermasse (–54 %) und Gewichtsverlust (–66 % des Idealgewichtes) korreliert.

Die Ursachen für Gewichtsverlust und Untergewicht im Rahmen der HIV-Infektion sind multifaktoriell. Störungen können unterteilt werden in eingeschränkte Nahrungsaufnahme, reduzierte Absorption und Verwertung sowie in metabolische Ursachen (s. folgende Übersicht).

Ursachen für Gewichtsverlust und Untergewicht bei HIV-Patienten

Verminderte Nahrungsaufnahme

- Anorexie durch Depression, Fieber, Müdigkeit, Medikamente
- AIDS-Demenz
- Mechanische Behinderung (Kaposi-Sarkom, Lymphom)
- Schmerzhafte Entzündung des Mundes und des Ösophagus (Candida, HSV)

Malabsorption/Diarrhö

Tumorös
- Kaposi-Sarkom, Lymphom

Infektiös
– viral
- Herpesvirus
- Zytomegalovirus
- HIV-Enteropathie mit Zottenatrophie

– bakteriell
- Shigellen, Salmonellen
- Yersinien, Campylobacter
- Atypische Mykobakterien

- parasitär [30]
- Kryptosporidien [11]
- Mikrosporidien [13]
- Entamöben
- Isosporen
- Blastozysten

- mykotisch
- Candida
- Aspergillus
- Histoplasma

Metabolische Ursachen

- Erhöhter Ruhegrundumsatz (Zytokine, HIV)
- Gesteigerte Fettoxidation (Hypermetabolismus)
- Erhöhter Proteinumsatz
- Synthesedefizit durch Baustoff-/Vitaminmangel
- Gesteigerter Verbrauch durch Infektion
- Muskelatrophie durch Immobilität

Andere Ursachen

- Medikamente
- Pseudomembranöse Enterokolitis

Einige der im Vordergrund stehenden pathophysiologischen Konzepte des Gewichtsverlustes im Rahmen der HIV-Infektion sollen im folgenden näher erläutert werden.

Eingeschränkte Verfügbarkeit von Nahrungsmitteln kann auf verminderte Aufnahme bzw. Malabsorption im Darm zurückzuführen sein. Reduzierte Nahrungsaufnahme kann viele Ursachen haben, z. B. Depression, unerwünschte Wirkung von eingenommenen Medikamenten oder ökonomische Gründe.

Die enterale Malabsorption von verdauter Nahrung ist häufig. An erster Stelle sind hierfür infektiöse Ursachen verantwortlich. Durch Atrophie der Dünndarmzotten verringert sich die resorptive Darmoberfläche, was zur Reduktion der absorbierten Nahrungsmenge (Protein, Fett, Kohlenhydrate, Vitamine und Mineralien) führt. Beispielsweise wurde von Kapembwa et al. [27] mittels ^{14}C-Triolein gezeigt, daß die Resorption von Fetten bei 48 % der AIDS-Patienten signifikant reduziert ist. Eine exokrine Pankreasinsuffizienz bzw. eine hepatobiliäre Störung, die ebenfalls für eine Reduktion der Fettsäureresorption in Frage kommt, wurde nur bei 12 % der Probanden gefunden. Die Kohlenhydratabsorption ist in etwa 25 % schon früh im Verlauf der HIV-Infektion eingeschränkt [60]. Auch Hypochlorhydrie, die bei 74 % der AIDS-Patienten beschrieben wurde [38], vermag durch unkontrollierte Besiedlung des Dünndarmes mit Bakterien die Resorptionsleistung deutlich zu vermindern. Möglicherweise kann auch das HI-Virus eine Enteropathie mit resultierender Malabsoprtion verursachen [16, 61].

Der Hypermetabolismus unterscheidet sich von der Malabsorption, da er zu Gewichtsverlust auch bei adäquater oder gesteigerter Nahrungsaufnahme (und -absorption) führen kann. Der erhöhte Energieumsatz in Ruhe als Ausdruck des Hypermetabolismus wurde von mehreren Gruppe demonstriert [20, 24, 46, 47, 56]. Bei asymptomatischen Patienten fand sich ein gegenüber Kontrollindividuen um 8–12 % erhöhter Energieumsatz [24, 46], der in weiter fortgeschrittenen Stadien auf bis um 30 % über die Norm zunehmen kann [47]. Die Höhe des Ruhegrundumsatzes korreliert hierbei mit dem Anteil der fettfreien Körpermasse. Die Ursache des Hypermetabolismus bleibt letztlich ungeklärt, möglicherweise aber ist er durch chronische Replikation von HIV bedingt. Hierfür spricht die häufig nach Einleitung einer antiretroviralen Therapie beobachtete Gewichtszunahme. Eine Beteiligung von katabol wirkenden Zytokinen und Hormonen wird diskutiert, jedoch wurden bei HIV-Patienten keine erhöhten Konzentrationen von relevanten Hormonen (Trijodthyronin, Noradrenalin, Adrenalin) gefunden) [12, 24]. Die Angaben über Cortisol sind widersprüchlich [10, 12]. Zytokine wie TNF-α, IL-1, und IL-6 scheinen involviert zu sein [18, 24]. Das pathophysiologische Konzept einer aberranten Zytokinexpression ist verschiedenen ätiologischen Krankheitsbildern wie Infektionen, Trauma, Sepsis und der Kachexie bei Tumorleiden gemeinsam [18, 28]. Vor allem TNF-α induzierte in einem transgenen Mausmodell katabole Effekte, die dem Wasting-Syndrom analog sind [52], während IL-6 akute Phase-Reaktionen der Leber als Reaktion auf Entzündung oder Trauma induziert. Biochemisch dominieren katabole Prozesse wie erhöhter Proteinumsatz, Synthese der Akute-Phase-Proteine, Glukoneogenese und Lipolyse [28, 54, 63]. Es ist nicht bekannt, warum endogene Energie beim Wasting-Syndrom auch dann noch mobilisiert wird, wenn die exogene Zufuhr offensichtlich ausreichend ist [28, 49].

Muskelkatabolismus kann auch durch gesteigerte Bereitstellung von Glutamin getriggert werden. Seit einigen Jahren ist bekannt, daß Glutamin aus dem Skelettmuskel ein wesentliches Substrat für Immunzellen (Lymphozyten, Monozyten und Makrophagen) ist [49]. In Zeiten eines maximal aktivierten Immunsystems und bei ausgeprägtem Energiebedarf (z. B. bei AIDS und Sepsis) wird Glutamin aus dem Skelettmuskel bereitgestellt, um anderen Organen, die obligate Glukoseverwerter (z. B. Gehirn und Erythrozyten) sind, diese nicht vorzuenthalten.

Unabhängig vom pathophysiologischen Mechanismus wird das verminderte Proteinangebot initial durch Mobilisation aus dem Skelettmuskel (Reduktion der fettfreien Körpermasse) gedeckt. Um den Muskelschwund aufzuhalten, ist die Kenntnis des Mechanismus wichtig, da sich hieraus therapeutische Konsequenzen ableiten. Falls inadäquate Nahrungsaufnahme Ursache der Gewichtsabnahme bei der HIV-Infektion ist, besteht die Therapie in Hyperalimentation. Steht der Hypermetabolismus im Vordergrund, so orientiert sich die pharmakologische Therapie an dessen Ursachen (z. B. Hemmung der HIV-Replikation, Therapie von Infektionen oder Inhibierung pathologisch erhöhter Zytokine). Die folgerichtige Therapie einer Muskelatrophie bei Immobilität sind Bewegungsübungen.

Behandlung des Gewichtsverlusts

Um das Körpergewicht zu erhalten, muß der Energieverbrauch (Grund- und Aktivitätsumsatz) gleich der mit der Nahrung aufgenommenen kalorischen Energie sein. Ist die Nahrungszufuhr oder die Nahrungsverwertung unterhalb der Norm, so resultiert ein Nettoenergieverlust, bei dem primär Fett- und später Proteinreserven zur Bereitstellung von Energie verwendet werden. Typischerweise entfallen etwa 60–75 % des gesamten Energieumsatzes auf den Ruhegrundumsatz, etwa 10–15 % auf die Thermogenese sowie 10–30 % auf Energieumsatz durch körperliche Betätigung. Diese Angaben sind für das Verständnis therapeutischer Strategien essentiell. Bei der HIV-Infektion ist der Ruhegrundumsatz auch ohne das Vorliegen von opportunistischen Infektionen erhöht [24, 46], während beim Fasten der Ruhegrundumsatz sinkt. Kommt eine aktive infektiöse Komplikation hinzu, so ist der Energieverbrauch noch höher und die Stickstoffbilanz ausgesprochen negativ [47]. Andererseits führt die erfolgreiche Behandlung einer infektiösen Komplikation häufig zu einer Zunahme der Körpermasse und der Körperzellmasse [30, 35]. Deshalb ist es wichtig, vor dem Beginn einer nutritiven Therapie infektiöse Ursachen auszuschließen. Diesbezüglich existieren Untersuchungen, die belegen, daß der Gewichtsverlust im Rahmen der HIV-Infektion kein unabdingbar progressiver Prozeß ist, sondern aus Phasen von Verlust und Zunahme von fettfreier Proteinmasse besteht [42].

Vorrangiges Ziel jeder therapeutischen Bemühung muß es deshalb sein, Muskelmasse aufzubauen. Dies beinhaltet eine Beeinflussung des Energiestoffwechsels mit dem Ziel, anabole Stoffwechselverhältnisse und eine positive Stickstoffbilanz zu erreichen. Dies erfordert im allgemeinen eine Mindestzufuhr an Protein von 2 g/kg/Tag. Zur Zeit gibt es keine Erkenntnisse, inwieweit eine diätetische Therapie den Verlauf der HIV-Infektion beeinflussen kann. Eine Liste der gegenwärtig experimentell erprobten Therapien wird nachfolgend gezeigt.

Experimentelle Therapien zur Behandlung des HIV-Wasting

- Megestrol-Azetat
- Pentoxifyllin
- Thalidomid
- Wachstumshormon
- Oxymetholon
- Dronabinol
- Fischöl
- Insulin-like Growth Factor

Im Rahmen des Wiederaufbaus von fettfreier Körpermasse („lean body mass") spielen Appetitstimulantien und anabole Steroide eine Rolle. Die anabole Wirkung von Testosteron auf die Körperzusammensetzung ist hinreichend bekannt [15, 64]. Da Hypogonadismus bei HIV und AIDS häufig gefunden wird und mit dem beobachteten Gewichtsverlust korreliert [12], kann der Verlust an fettfreier Masse eine Konsequenz erniedrigter Testosteronspiegel sein. Eine Studie von Coodley et al. [10] konnte zeigen, daß das freie und das Gesamttestosteron bei AIDS-Patienten mit weniger als 200 CD 4-Lymphozyten/µl und vorliegendem Wasting signifikant niedriger waren als bei Patienten gleicher Einschlußkriterien ohne Wasting. In diesem Sinne können Derivate des Testosterons erniedrigte endogene Testosteronspiegel normalisieren und anabol zur Bildung von Muskelprotein führen.

In einer ersten Studie konnten wir bei ansonsten stabilen HIV-Patienten verschiedener Stadien mit chronischem Gewichtsverlust von mehr als 10 % des Körpergewichtes in 4 Monaten eine ausgeprägte Gewichtszunahme mittels des Testosteronderivats Oxymetholon erreichen [23]. Dabei wurde die Oxymetholon-Monotherapie mit einer Kombination aus Oxymetholon und Ketotifen, einem TNF-α Blocker, verglichen. Die Ergebnisse dieser 32wöchigen Untersuchung sind in Tabelle 3 zusammengefaßt.

Tabelle 3. Körpergewicht vor, nach 12 Wochen und Maximalgewicht nach Behandlung der HIV-Kachexie mit Oxymetholon bzw. Oxymetholon und Ketotifen

	Oxymetholon	Oxymetholon + Ketotifen	Kontroll-patienten
Gewicht vor HIV-Infektion (kg)	68,9 ± 8,8	68,2 ± 6,3	69,7 ± 7,9
Gewicht am Studienbeginn (kg)	56,5 ± 8,2	56,0 ± 4,6	57,0 ± 5,1
Gewicht nach 12 Wochen (kg)	62,2 ± 3,7	60,4 ± 2,7	55,7 ± 5,9
Maximalgewicht (kg)	64,7 ± 6,2[a]	62,1 ± 4,6[b]	55,2 ± 4,0[c]
Zeit bis zum Erreichen des Maximalgewichtes (Wochen)	19,6	20,8	N.A.

[a] p < 0,001 (im Vergleich zur Kontrollgruppe).
[b] p < 0,005 (im Vergleich zur Kontrollgruppe).
[c] Für die Kontrollgruppe ist das Körpergewicht 20 Wochen nach Studienbeginn gezeigt; *N.A.* nicht zutreffend.

Unsere Daten stehen denen einer Behandlung mit dem Progesteronderivat Megestrol-Azetat gegenüber [50, 56], durch das bei 64 % der Patienten eine Gewichtszunahme erreicht werden konnte. Die Massenzunahme bestand jedoch vorwiegend aus Fett [41, 50, 56]. Ebenfalls wurde gezeigt, daß während der Therapie mit Megestrol-Azetat als Nebenwirkung eine deutliche Reduktion der Testosteronkonzentration im Serum auftritt, was der Grund für die vornehmliche Zunahme des Fettes, nicht aber der fettfreien Körpermasse sein kann [14].

Erste klinische Anwendungen von Wachstumshormon zeigten einen anabolen Effekt mit Aufbau von fettfreiem Gewebe unter Abnahme des Körperfetts [36, 48]. Jedoch muß angesichts der in vitro beobachteten Zunahme der HIV-Replikation und der TNF-α-Sekretion [39] bis zum Erhalt weiterer Daten zur Vorsicht geraten werden.

Vorliegende Berichte über den Einsatz des Insulin-like Growth Factor bei katabolen AIDS-Patienten und fastenden Kontrollpersonen ergaben Hinweise auf einen anabolen Effekt [37, 40]. Ergebnisse mit dem Cannabisderivat Dronabinol waren nicht erfolgreich [59]. Untersuchungen mit den TNF-α-Inhibitoren Pentoxifyllin und Thalidomid werden gegenwärtig an mehreren Zentren durchgeführt.

An dieser Stelle soll nochmals auf die Wichtigkeit einer Ernährungsberatung hingewiesen werden. Vorrangig wird für jede Ernährungstherapie die enterale Zufuhr p.o. angestrebt, aber auch die Applikation mit einer Magensonde bzw. mittels Gastroduodenostomie sind möglich. Die Palette der zur Verfügung stehenden diätetischen Formulationen ist reichhaltig: intakte polymere Proteinzubereitungen, Elementarzubereitungen auf Peptidbasis und Speziallösungen stehen zur Verfügung. Intakte polymere Zubereitungen basieren auf Natrium- oder Kalziumkaseinat als Proteinquelle, auf mittel- und langkettigen Fettsäuren als Fettlieferant und auf Sukrose, Maissirup oder Maltodextrin als Kohlenhydratlieferanten. Während diätetische Maßnahmen allein nicht geeignet waren, den Gewichtsverlust bei AIDS-Patienten mit einer akuten opportunistischen Infektion zu beseitigen [35], ergab die Studie von Stack et al. [58] mittels der oralen Zufuhr einer hochkalorischen, proteinreichen, flüssigen Zusatznahrung bei 22 stabilen Patienten verschiedener Stadien eine durchschnittliche Gewichtszunahme von 1,1 kg im Verlauf von 6 Wochen. Demgegenüber zeigte die Ernährung mit ungesättigten Fettsäuren über 10 Wochen keine Auswirkungen auf das Gesamtgewicht und die Zusammensetzung des Körpers [22].

Eine parenterale Ernährung kann bei fortgeschrittenen Stadien der HIV-Infektion sowie bei Diarrhö und Malabsorption indiziert sein [34]. Sie ist sehr teuer und birgt einige Komplikationen, vor allem das Infektionsrisiko des zentralen Venenkatheters. Ebenso besteht das Risiko, daß bevorzugt Fettgewebe anstelle fettfreier Muskelmasse aufgebaut wird. Ein Maximum an Energiezufuhr von 35 kcal/kg KG pro Behandlungstag sollte nicht überschritten werden. Neben einer Mischung von Aminosäuren (1,5–2 g/kg/Tag) sollten 70 % der Nichtproteindiät als Dextrose (bis zu 5 mg/kg/min) und 30 % der Nichtproteindiät als Lipide (bis zu 0,11 g/kg/h) infundiert werden.

Eine Substitution mit Vitaminen und Spurenelementen wird von vielen Patienten durchgeführt [2]. Gesicherte Erkenntnisse, inwieweit diese in den eingenommenen Dosierungen Einfluß auf Immunparameter oder den klinischen Verlauf haben, liegen nicht vor. Bekannt ist jedoch, daß Vitamine und Spurenelemente für die optimale Funktion des Immunsystems unentbehrlich sind. An erster Stelle sind hier die Vitamine A, B_6, B_{12}, C und die Spurenelemente Zink und Selen zu nennen [5, 10, 44]. Vitamin-B_{12}-Mangel kommt durch Malabsorption zustande und ist mit hämatologischen und neurologischen Defekten assoziiert [21, 29]. Vitamin-B_{12}-Mangel wurde als Kofaktor der HIV-Enzephalopathie diskutiert [4]. Vitamin-B_6-Mangel hat ebenfalls eine hohe Prävalenz bei der HIV-Infektion und ist an Veränderungen der zellulären und humoralen Immunantwort sowie an der gehemmten IL-2-Produktion von mitogenstimulierten Lymphozyten und der reduzierten Aktivität von Natural-Killer-Zellen beteiligt [3–4, 55].

Praktische Relevanz haben Untersuchungen, wonach die täglich empfohlenen Richtmengen für HIV-Patienten nicht ausreichend sind. In diesen Studien wurden von Betroffenen bis zu 5fache Mengen an Vitamin A, E, B_6, B_{12} und Zink eingenommen und dabei Serumspiegel von Kontrollpersonen erzielt [2]. Hinweise der Wirkung von Vitamin C auf das zelluläre und humorale Immunsystem lassen dessen Substitution entweder durch Zitrusfrüchte oder durch Vitamintabletten angeraten erscheinen [1].

Zum Abschluß bleiben folgende offene Fragen:

- Kann eine frühe Ernährungstherapie den Verlauf der HIV-Infektion günstig beeinflussen und die Morbidität bzw. Mortalität reduzieren?
- Welches sind die optimalen Medikamente zur Behandlung der HIV-assoziierten Kachexie?
- Lassen sich durch Beeinflussung relevanter Zytokine (z. B. TNF-α, IL-1, IL-6) ernährungsphysiologische Parameter (Körpergewicht und -zusammensetzung) verbessern?
- Wie hoch sind die optimalen Konzentrationen an Vitaminen und Spurenelementen) und lassen sich durch deren Supplementierung Immunfunktionen bei HIV-Patienten verbessern?

Literatur

1. Anderson R, Oosthuizen R, Maritz R, Theron A, Van Rensburg HJ (1980) The effects of increasing weakly doses of ascorbic acid on certain cellular and humoral immune functions in normal volunteers. Am J Clin Nutr 33: 71–76
2. Baum M, Cassetti L, Bonvehi P, Shor-Posner, Lu Y, Sauberlich H (1994) Inadequate dietary intake and altered nutrition status in early HIV-1 infection. Nutrition 10: 16–20
3. Baum MK, Mantero-Atienza E, Shor-Posner G et al. (1991) Association of vitamin B_6 status with parameters of immune function in early HIV-1 infection. J Acquir Immune Defic Syndr Hum Retrovirol 4: 1122–1132
4. Beach RS, Mantero-Atienza E, Shor-Posner G et al. (1992) Specific nutrient abnormalities in asymptomatic HIV-1 infection. AIDS 6: 1552–1553
5. Boudes P, Zittoun J, Sobel A (1990) Folate, vitamin B_{12} and HIV infection. Lancet 335: 1401–1402
6. Boulier A, Fricker J, Thomasset AL, Apfelbaum M (1990) Fat free mass estimation by the two-electrode impedance method. Am J Clin Nutr 52: 581–585
7. Chandra RK (1983) Nutrition, immunity, and infection: present knowledge and future directions. Lancet 1: 688–691
8. Chandra RK (1992) Nutrition and immunoregulation. Significance for host resistance to tumors and infectious diseases in humans and rodents. J Nutr 122: 754–757
9. Chlebowski RT, Grosvenor MB, Bernhard NH, Morales LS, Bulcavage LM (1989) Nutritional status, gastrointestinal dysfunction and survival in patients with AIDS. Am J Gastroenterol 84: 1288–1293
10. Coodley GO, Loveless MO, Nelson HD, Coodley MK (1994) Endocrine function in the HIV wasting syndrome. J AIDS 7: 46–51
11. Crawford FG, Vermund SH (1988) Human cryptosporidiosis. Crit Rev Microbiol 16: 113–159
12. Dobs AS, Dempsey MA, Ladenson PW, Polk BF (1988) Endocrine disorders in men infected with the human immunodeficiency virus. Am J Med 84: 611–616
13. Eeftinck-Schattenkerk JK, van Gool T, van Ketel RJ, Bartelsman JFWM, Kuiken CL, Terstra WJ, Reiss P (1991) Clinical significance of small-intestinal microsporidiosis in HIV-1 infected individuals. Lancet 337: 895–898
14. Engelson ES, Rabkin JG, Rabkin R, Kotler DP (1995) Effects of testosterone upon body composition. J Acquir Immune Defic Syndr Hum Retrovirol 11: 510–511
15. Forbes GB, Porta CR, Herr BE, Griggs RC (1992) Sequence of changes in body composition induced by testosterone and reversal of changes after drug is stopped. JAMA 267: 397–399

16. Gillin JS, Shike M, Alcock N et al. (1985) Malabsorption and mucosal abnormalities of the small intestine in the acquired immunodeficiency syndrome. Ann Intern Med 102: 619–622
17. Gray RH (1983) Similarities between AIDS and protein-calorie malnutrition. Am J Public Health 73: 1332–1337
18. Grunfeld C, Feingold KG (1992) Metabolic disturbances and wasting in the acquired immunodeficiency syndrome. N Engl J Med 327: 329–337
19. Grunfeld C, Pang M, Doerfler W, Shigenaga JK, Jensen P, Feingold KR (1992) Lipids, lipoproteins, triglyceride clearance and cytokines in human immunodeficiency virus infection and the acquired immunodeficiency syndrome. J Clin Endocrinol Metabol 74: 1045–1052
20. Grunfeld C, Pang M, Shimizu L, Shigenaga JK, Jensen P, Feingold KR (1992) Resting energy expenditure, caloric intake, and short-term weight change in human immunodeficiency virus infection and the acquired immunodeficiency syndrome. Am J Clin Nutr 55: 455–460
21. Harriman G, Smith PD, Horne MK et al. (1989) Vitamin B_{12} malabsorption in patients with acquired immunodeficiency syndrome. Arch Intern Med 149: 2039–2041
22. Hellerstein MK, Wu K, McGrath M et al. (1996) Effects of dietary n-3 fatty acid supplementation in men with weight loss associated with the acquired immune deficiency syndrome: relation to indices of cytokine production. J Acquir Immune Defic Syndr Hum Retrovirol 11: 258–270
23. Hengge UR, Baumann M, Maleßa R, Brockmeyer NH, Goos M (1996) Oxymetholone promotes weight gain in patients with advanced human immunodeficiency virus (HIV-1) infection. Br J Nutr 75: 129–138
24. Hommes MJT, Romijn JA, Endert E, Sauerwein HP (1991) Resting energy expenditure and substrate oxidation in human immunodeficiency virus (HIV)-infected asymptomatic men: HIV affects host metabolism in early asymptomatic stage. Am J Clin Nutr 54: 311–315
25. Hughes WT, Price RA, Sisko F, Havron WS, Kafatos AG, Schonfeld M, Smythe PM (1974)k Protein-calorie malnutrition: a host determinant for Pneumocystis carinii infection. Am J Dis Child 128: 44–52
26. Jain VK, Chandra RK (1984) Does nutritional deficiency predispose to acquired immune deficiency syndrome? Nutr Res 4: 537–543
27. Kapembwa MS, Fleming SC, Griffin GE, Caun K, Pinching AJ, Harris JRW (1990) Fat absorption and exocrine pancreatic function in human immunodeficiency virus infection. Quart J Med 273: 49–56
28. Kern KA, Norton JA (1988) Cancer cachexia. J Parent Ent Nutr 12: 286–298
29. Kieburtz KD, Giang DW, Schiffer RB, Vakil N (1991) Abnormal vitamin B_{12} metabolism in human immunodeficiency virus infection: association with neurological dysfunction. Arch Neurol 48: 312–314
30. Kotler DP, Tierney AR, Altilio D, Wang J, Pierson RN (1989) Body mass repletion during ganciclovir therapy of cytomegalovirus infection in patients with the acquired immunodeficiency syndrome. Arch Intern Med 149: 901–905
31. Kotler DP, Tierney AR, Wang J, Pierson RN (1989) Magnitude of body cell-mass depletion and the timing of death from wasting in AIDS. Am J Clin Nutr 50: 444–447
32. Kotler DP, Francisco A, Clayton F, Scholes JV, Orenstein JM (1990) Small intestinal injury and parasitic diseases in AIDS. Ann Intern Med 113: 444–449
33. Kotler DP, Tierney AR, Brenner SK, Couture S, Wang J, Pierson Jr RN (1990) Preservation of short-term energy balance in clinically stable patients with AIDS. Am J Clin Nutr 51: 7–13
34. Kotler DP, Tierney AR, Culpepper-Morgan JA, Wang J, Pierson Jr RN (1990) Effect of home total parenteral nutrition on body composition in patients with acquired immunodeficiency syndrome. JPEN 14: 454–458
35. Kotler DP, Tierney AR, Ferraro R, Cuff P, Wang J, Pierson R (1991) Enteral alimentation and repletion of body cell mass in malnourished patients with acquired immunodeficiency syndrome. Am J Clin Nutr 53: 149–154
36. Krentz AJ, Koster FT, Crist DM, Finn K, Johnson LZ, Boyle PJ, Schade DS (1993) Anthropometric, metabolic, and immunological effects of recombinant human growth hormone in AIDS and AIDS-related complex. J Acquir Immune Defic Syndr Hum Retrovirol 6: 245–251
37. Kupfer SR, Underwood LE, Baxter RC, Clemmons DR (1993) Enhancement of the anabolic effects of growth hormone and insulin-like growth factor I by use of both agents simultaneously. J Clin Invest 91: 391–396
38. Lake-Bakaar G, Quadros E, Beidas S et al. (1988) Gastric secretory failure in patients with the acquired immunodeficiency syndrome (AIDS). Ann Intern Med 109: 502–504

39. Laurence J, Grimison B, Gonenne A (1992) Effect of recombinant growth hormone on acute and chronic human immunodeficiency virus infection in vitro. Blood 79: 467–472

40. Liebermann SA, Butterfield GE, Harrison D, Hoffman AR (1993) Anabolic effects of recombinant insulin-like growth factor I in AIDS-associated cachexia. Proc 75th Ann Meet Endocr Society, Bethesda, p 1664

41. Loprinzi CL, Schaid DJ, Dose AM, Burnham NL, Jensen MD (1993) Body-composition changes in patients who gain weight while receiving megestrol acetate. J Clin Oncol 11: 152–154

42. Macallan DC, Noble C, Baldwin C, Foskett M, McManus T, Griffin GE (1993) Prospective analysis of patterns of weight change in stage IV human immunodeficiency virus infection. Am J Clin Nutr 58: 417–424

43. Macallan DC, McNurlan MA, Milne E, Calder AG, Garlick PJ, Griffin GE (1995) Whole-body protein turnover from leucine kinetics and the response to nutrition in human immunodeficiency virus infection. Am J Clin Nutr 61: 816–826

44. Mantero-Atienza E, Beach RS, Gavancho MC, Morgan R, Shor-Posner G, Fordyce-Baum MK (1989) Selenium status of HIV-1 infected individuals. J Parenter Enteral Nutr 13: 644–647

45. McMurray DN, Loomis SA, Casazza LJ, Rey H, Miranda R (1981) Development of impaired cell-mediated immunity in mild and moderate malnutrition. Am J Clin Nutr 34: 68–77

46. Melchior JC, Salmon D, Rigaud D et al. (1991) Resting energy expenditure is increased in stable, malnourished HIV-infected patients. Am J Clin Nutr 53: 437–441

47. Melchior JC, Raguin G, Boulier A et al. (1993) Resting energy expenditure in human immunodeficiency virus-infected patients: comparison between patients with and without secondary infections. Am J Clin Nutr 57: 614–619

48. Mulligan K, Grunfeld C, Hellerstein MK, Neese RA, Schambelan M (1993) Anabolic effects of recombinant human growth hormone in patients with wasting associated with human immunodeficiency virus infection. J Clin Endocrinol Metabol 77: 956–962

49. Newsholme EA, Newsholme P, Curi R (1988) A role for muscle in the immune system and its importance in surgery, trauma, sepsis and burns. Nutrition 4: 261–268

50. Oster MH, Enders SR, Samuels SJ, Cone LA, Hooton TM, Browder HP, Flynn NM (1994) Megestrol acetate in patients with AIDS and cachexia. Ann Intern Med 121: 400–408

51. ott M, Lembcke B, Fischer H et al. (1993) Early changes of body composition in human immunodeficiency virus-infected patients: tetrapolar body impedance analysis indicates significant malnutrition. Am J Clin Nutr 57: 15–19

52. Probert L, Keffer J, Corbella P, Cazlaris H, Patsavoudi E, Stephens S, Kaslaris E (1993) Wasting, ischemia, and lymphoid abnormalities in mice expressing T-cell targeted human tumor necrosis factor transgenes. J Immunol 151: 1894–1906

53. Raiten D, Pilch S, Fisher KD, Talbot JM (1991) Nutrition and HIV infection. Rockville, MD: Federation of American Societies for Experimental Biology: 1S–15S

54. Rennie MJ (1985) Muscle protein turnover and the wasting due to injury and disease. Br Med Bull 41: 257–264

55. Robson LC, Schwarz MR (1975) Vitamin B_6 deficiency and the lymphoid system. Cell Immunol 16: 135–139

56. Roenn JH v, Armstrong D, Kotler DP et al. (1994) Megestrol acetate in patients with AIDS-related cachexia. Ann Intern Med 121: 393–399

57. Singer P, Katz DP, Dillon L, Kirvela o, Lazarus T, Askanazi J (1992) Nutritional aspects of the acquired immunodeficiency syndrome. Am J Gastroenterol 87: 265–273

58. Stack JA, Bell SJ, Burke PA, Forse RA (1996) High-energy, high-protein, oral, liquid, nutrition supplementation in patients with HIV infection: effect on weight status in relation to incidence of secondary infection. J Am Diet Assoc 96: 337–341

59. Struwe M, Kaempfer SH, Geiger CJ et al. (1993) Effect of dronabinol on nutritional status in HIV infection. Ann Pharmacother 27: 827–831

60. Trujillo EB, Borlase B, Bell S, Guenther K, Swails W, Queen P, Trujillo R (1992) Assessment of nutritional status, nutrient intake, and nutrition support in AIDS patients. J Am Diet Assoc 92: 477–478

61. Ullrich R, Zeitz M, Heise W, L´age M, Hoffken G, Riecken K) (1989) Small intestine function in patients infected with human immunodeficiency virus (HIV): evidence for HIV-induced enteropathy. Ann Intern Med 111: 15–21

62. Wolf BH, Ikeogu MO, Vos ET (1995) Effect of nutritional and HIV status on bacteraemia in Zimbabwean children who died at home. Eur J Pediatr 154: 299–303
63. Wolfe RR, Herndon DL, Jahoor F, Miyoshi H, Wolfe M (1987) Effect of severe burn injury on substrate cycling by glucose and fatty acids. N Engl J Med 317: 403–407
64. Young NR, Baker HWG, Liu G, Seeman E (1993) Body composition and muscle strength in healthy men receiving testosterone enanthate for contraception. J Clin Endocrinol Metabol 77: 1028–1032
65. Ysseldyke LL (1991) Nutritional complications and incidence of malnutrition among AIDS patients. J Am Diet Assoc 91: 217–218

HIV-/AIDS-Phobie

H.-J. Vogt, G. Hutner

Unabhängig von der Entwertung des Begriffes „Phobie" durch ständige unkritische Verwendung als Modewort im Laienmund, handelt es sich bei einer echten Phobie um ein umschriebenes psychiatrisches Krankheitsbild, und zwar um irrationale Ängste mit Krankheitswert. HIV-/AIDS-Phobie [7, 13] ist die rational unbegründete, von großer Angst begleitete feste Überzeugung, an der lebensbedrohenden Immunschwäche erkrankt zu sein. Mit diesem Krankheitsbild ist der Arzt in der Praxis nicht selten konfrontiert. Andererseits liegen nur wenige empirische Erkenntnisse [5] sowie entsprechende ätiologische Erklärungsmodelle vor.

Angst (lat. angustus = eng) wird definiert als ein Gefühlszustand bei unbestimmter Bedrohung; Furcht ist ein Affekt aufgrund einer objektbezogenen Bedrohung. Phobie (griech. phobos = Furcht) könnte man als die abnorme, neurotische Erwartungsangst vor bestimmten Objekten/Situationen bezeichnen, und zwar zwanghaft und wider bessere Einsicht. Hieraus erklärt sich das krankhafte hypochondrische Verhalten im Vergleich zur Angst, bei der es sich um eine allgemein verständliche menschliche Reaktion handelt. Wenn also eine realistische Krankheitsangst als angemessene emotionale Reaktion auf eine tatsächliche (Lebens-)Bedrohung als natürliche Reaktion eines jeden Menschen bekannt ist und als „normal" angesehen wird, führt Krankheitsphobie mit Entstellung der realen Gegebenheiten und Vermeidung im Denken-Fühlen-Handeln zu irrationalen Ängsten mit Krankheitswert. Es handelt sich also um eine Krankheit, welche der Diagnostik und einer angepaßten Therapie bedarf. In jedem einzelnen Falle ist zu überprüfen, ob eine Angsterkrankung im Sinne einer Phobie bzw. Hypochondrie (s. Übersicht) vorliegt oder lediglich eine etwas übertriebene Ansteckungsangst besteht [3].

Irrationale Ängste (Phobien)

- In objektiv ungefährlichen Situationen (Agoraphobie)
- Angstausmaß nicht angemessen
- Willentlich nicht kontrollierbar
- Vermeidungsverhalten
- Persistent ohne verstärkende Anlässe
- Rationalen Begründungen nicht zugänglich
- Belastung für den Betroffenen und sein soziales Umfeld

Es ist nicht verwunderlich, wenn die Mehrzahl der Bevölkerung „Angst" vor AIDS bekundet. Definitionsgemäß handelt es sich hier jedoch um eine objektbezogene Furcht. Denkt man zurück an die Unzahl furchterregender Metaphern in allen Medien, sind derartige Publikationen kontraproduktiv zum angestrebten Zweck einer vernünftigen Information der Bevölkerung als Grundlage für ein angepaßtes Verhalten.

In der Beratungspraxis ist zu unterscheiden zwischen Patienten mit der rational begründbaren Angst, sich infiziert zu haben, und solchen mit unrealistischen Ängsten. Die Erstgenannten gehören meist einer Hauptbetroffenengruppe an, oder es lag bei ihnen ein Ereignis im Sinne eines Risikoverhaltens vor. Patienten mit ausgeprägten phobischen AIDS-Ängsten gehören sehr selten den hauptbetroffenen Gruppen an. Die vermutete Ansteckung und insbesondere die körperlichen Symptome werden von den Betroffenen sehr detailliert geschildert und meist dramatisiert. Dieses Verhalten ist begreiflich, da AIDS-Phobiker ja davon überzeugt sind, HIV-infiziert oder bereits an AIDS erkrankt zu sein. Im Vordergrund der Klagen (s. Übersicht) stehen massive Ängste mit schuldhaft erlebten Sexualkontakten (Überblick bei [11]). Nicht selten werden auch Ängste deutlich vor Sexualität allgemein sowie massive Befürchtungen, wegen gesellschaftlich nicht akzeptierter sexueller Wünsche und Aktivitäten (z. B. Homosexualität) abgelehnt und geächtet zu werden [6]. Angst und Furcht führen nicht selten zu einer zwanghaft kognitiven Beschäftigung mit dem Thema AIDS. Gedankliche Konstruktionen über Infektionsmöglichkeiten in der Vergangenheit, zusammen mit der täglichen Inspektion des gesamten Integumentes und der evtl. Entdeckung einer (minimalen) Veränderung oder einer (alltäglichen) Befindlichkeitsstörung, können sich bei entsprechender neurotischer Disposition zu der Gewißheit verdichten, ernsthaft bedroht zu sein.

Auslöser der HIV-Phobie

Kontaminationsangst durch
- (unrealistische) Traumen
- wahnhafte Verletzungen
- vor-/außerpartnerschaftlichem GV

Medienberichte

Fallbeispiel 1:

Der 43jährige Patient läßt nach einem Bordellbesuch einen HIV-Test durchführen. Das Ergebnis „nicht reaktiv" beruhigt ihn jedoch nur kurzfristig. Im Verlauf eines Jahres läßt er den HIV-Antikörpertest vielmals durchführen (nach seinen Angaben ca. 20- bis 30mal). An seinem Heimatort findet er kaum mehr Ärzte, die bereit sind, diese Untersuchung durchzuführen, so daß er zu diesem Zweck in andere Orte reist. Da er die Verläßlichkeit des Testverfahrens anzweifelt, läßt er zudem Antigennachweise durchführen. Die immer gleichen Laborergebnisse führen jedoch nur zu einer kurzfristigen Beruhigung. Letztlich unterstellt er den ihn behandelnden Ärzten, ihm aus Gründen der Schonung (der Patient ist herzkrank) die „Wahrheit" nicht mitzuteilen. Als Folge der Angst und der Panikreaktionen ist der Patient häufig arbeitsunfähig, was er als schuldhaft erlebt, zumal er sich selbst als sehr leistungs-/karriereorientiert bezeichnet. In einem Gespräch wird deutlich, daß der Patient seit seiner Jugend unter Erkrankungsängsten unterschiedlicher Art leidet, die jedoch im Vergleich mit der jetzigen Situation weniger angstintensiv waren. Er deutet an, seit einiger Zeit berufliche und partnerschaftliche/familiäre Probleme zu haben, möchte sich hierzu aber nicht weiter äußern. Der Patient wird psychopharmakologisch behandelt. Eine psychotherapeutische Behandlung lehnt er ab.

Auffallend bei HIV-Phobikern

Kontakte meist telephonisch

Überprüfung anderer ärztlicher Aussagen
– da von einer Infektion überzeugt

Mißtrauen gegenüber HIV-Testergebnissen
– heutige Wissenschaft hat Lücken

Häufig schuldhaft erlebte Sexualkontakte

Gehören nicht zu Hauptbetroffenengruppen

Auffallend bei HIV-Phobikern ist (s. unten), daß die Betroffenen in aller Regel telefonischen Kontakt zu entsprechenden Beratungseinrichtungen und Kliniken aufnehmen. Sie erwarten von dem Experten die Versicherung, daß die befürchtete Infektion nach objektivem Abwägen aller Möglichkeiten gar nicht stattgefunden haben kann. Ein Beweis dafür, daß die Angstentlastung und -reduzierung durch diese Telefongespräche nur von kurzer Dauer sein kann, ist der Hinweis darauf, daß schon zahlreiche HIV-Tests mit jeweils negativem Ergebnis durchgeführt worden seien.

Fallbeispiel 2:

Der 28jährige Patient ließ mehrfach einen HIV-Test in unterschiedlichen
medizinischen Einrichtungen durchführen. Trotz der eindeutig nichtreaktiven Ergebnisse ist er – zumindest zeitweise – fest davon überzeugt, HIV-
infiziert bzw. an AIDS erkrankt zu sein. Die hiermit verbundenen Ängste
führten zu einer Vielzahl psychischer und körperlicher Beeinträchtigungen
in Form von Arbeits- und Schlafstörungen, Depressionen, Impotenz, Gewichtsabnahme usw. Eine internistische Abklärung ist ohne Besonderheiten. Die immer wieder durchgeführten HIV-Tests beruhigen den Patienten
kurzfristig und führen auch für einige Tage zur Besserung der psychoso-
matischen Symptome. Die Abstände zwischen den Tests werden im Verlauf
jedoch immer kürzer, da die mit der Mitteilung des Testergebnisses verbun-
dene Angstreduktion nurmehr kurz anhält. Verschärfend kommt hinzu, daß
der im medizinischen Bereich tätige Patient sich vermehrt mit entsprechender Fachliteratur über HIV und AIDS befaßt und einige der geschilderten
Symptome in hypochondrischer Weise auf sich selbst bezieht.
Im Verlauf einer psychotherapeutischen Behandlung wird deutlich, daß der
Patient sexuelle Kontakte außerhalb seiner Partnerbeziehung als äußerst
schuldhaft und mit Bestrafungswünschen erlebt. Zudem zeigt sich, daß für
ihn nicht lösbar scheinende Partnerprobleme aufgrund der HIV/AIDS-
Ängste völlig in den Hintergrund geraten und somit der Funktionsaspekt
der AIDS-Phobie erkennbar wird.

Die Wiederholung des „AIDS-Tests" wird damit begründet, daß die heutige
Wissenschaft noch Lücken habe, und daß man sicher zu den „Non-respondern"
gehöre oder daß er mit einem neuen Virus infiziert sei, welches wegen einer
serologischen Lücke nicht oder noch nicht erfaßt werden kann. Andererseits miß-
traut man auch dem Arzt, der aus unterschiedlichen Gründen das Testergebnis
verheimliche. Wenngleich ein „negativer" Untersuchungsbefund kurzzeitig ent-
lastet, kann das Auftreten des nächsten objektiv harmlosen Symptoms zur akuten
Exazerbation der hypochondrischen Befürchtungen führen. Erneute Arztbesuche
und Kontrolluntersuchungen sind die Folge.
Je stärker die Phobie ausgeprägt ist, je länger sie andauert und je weniger es
dem Betroffenen gelingt, ärztliche Hilfe zu akzeptieren, um so mehr ist mit einer
Störung der sozialen Bezüge zu rechnen (s. unten). Die existenzielle Bedrohung

---

Folgen irrationaler HIV-Ängste

Gestörte soziale Bezüge

- Arbeitslosigkeit
- Partnerverlust
- ökonomische Schwierigkeiten

führt zum sozialen Rückzug, was im sozialen Umfeld auf Unverständnis und ggf. auf Ablehnung stößt. In völliger sozialer Isolation manifestieren sich häufig psychosomatische Erkrankungen, die ihrerseits zum Arzt führen. In Kenntnis dieser Zusammenhänge kann der Patient möglicherweise überzeugt werden, daß eine psychiatrische bzw. psychotherapeutische Behandlung notwendig ist.

Diagnose und differentialdiagnostische Erwägungen

Der vordergründig so prägnant scheinende Begriff der HIV-/AIDS-Phobie umfaßt ein Krankheitsbild, bei welchem zum Zeitpunkt der Diagnose als auslösende Ursache die hypochondrische Angst vor einer HIV-Infektion dingfest gemacht werden konnte. In zahlreichen Kasuistiken wurden für derartige hypochondrische Zustände Begriffe wie „AIDS-Paranoia" [1], „AIDS-Angst", „AIDS-Panik" und „Pseudo-AIDS" [14] gewählt. Allen Kasuistiken und Übersichten ist eindeutig zu entnehmen, daß unterschiedliche psychiatrische Krankheitsbilder der vielfältigen Symptomatik zugrunde liegen können, die entweder im Zusammenhang mit der vermeintlichen HIV-Infektion auffällig wurden oder die bei einem primär andersartigen Auslöser im Verlaufe der Krankheit auf HIV/AIDS bezogen wurden. Im Vordergrund der psychiatrischen Krankheitsbilder, bei denen das hypochondrische HIV-Syndrom Teilsyndrom ist, stehen endogene Depressionen sowie Angsterkrankungen unterschiedlicher Genese. In unserer Beratungsarbeit hat es sich als hilfreich erwiesen, dann von einer AIDS-Phobie zu sprechen, wenn folgende Kriterien vorliegen:
- frühere psychiatrische oder psychotherapeutische Behandlung wegen einer Angstneurose (Agoraphobie, hypochondrische Ängste, z. B. vor Krebs);
- wenn der Patient sachliche Informationen über Infektionsmöglichkeiten und Ansteckungsgefahren auch nach mehreren Gesprächen nicht annehmen kann und diesbezüglich mit ausgeprägter Abwehr reagiert oder aber immer wieder neue, kaum im Bereich der Wahrscheinlichkeit liegende Infektionsquellen kognitiv konstruiert;
- wenn bei einem Patienten keinerlei Bereitschaft besteht, den Bedeutungsgehalt des angstauslösenden Ereignisses zu reflektieren (z. B. Gespräch über Gefühle, Einstellungen, Bewertungen bezüglich des Sexualkontaktes, der als Ursache für die vermeintliche Infektion gesehen wird).

Therapeutische Strategien

Therapieziel ist die Angstminderung, wenn möglich Angstbeseitigung. Das Problem ist, daß der Erstkontakt der AIDS-Phobiker in aller Regel telefonisch gesucht wird. Da der lapidare Hinweis auf eine Terminvereinbarung den Kranken entmutigen und noch tiefer in seine Isolation zwingen würde, ist es zunächst wichtig, das Problem und die Ängste des Anrufers ernst zu nehmen und Empathie zu zeigen. Nur so kann es gelingen, eine Vertrauensbasis aufzubauen, welche dem Kranken eine persönliche Begegnung mit dem Arzt erlaubt (s. unten). Die Anamnese ist der erste therapeutische Schritt, der zweite ist die körperliche Unter-

> **Therapeutische Strategien**
>
> - Anamnese, allgemein und gezielt
> - Klinische Untersuchung
> - Vermeidung weiterer HIV-Tests
> - Psychosen: Psychopharmaka
> - Motivation für Psychotherapie
> - Wiedervorstellung/Therapievermittlung vereinbaren

suchung. Inwieweit laboratoriumstechnische oder apparative Untersuchungen angeschlossen werden, ist im Einzelfall zu entscheiden – auch im Hinblick auf eine psychische Führung. Der vorschnelle Hinweis auf eine Psychotherapie wird von den AIDS-Phobikern in aller Regel abgelehnt, da sie überzeugt sind, daß ihr Problem durch medizinisch-naturwissenschaftliche Interventionen gelöst werden könne. Einen ersten therapeutischen Zugang findet man manchmal in dem Gespräch darüber, weshalb weitere HIV-Tests vermieden werden sollen. Gelingt ein derartiges Gespräch, kann hierdurch dem kognitiven und emotionalen Gefangensein in der Angst entgegengewirkt werden.

Bei psychotischen Patienten stimmen die Erfolgsberichte über eine primäre medikamentöse Therapie weitgehend überein [10]. Eine entsprechende Wiedervorstellung ist zu vereinbaren bzw. eine entsprechende Therapievermittlung vorzuschlagen.

Bei telefonischen Kontakten wird der – vorsichtige – Hinweis auf die Notwendigkeit einer Psychotheraphie glatt abgelehnt. Ist es dem behandelnden Arzt gelunge eine Vertrauensbasis aufzubauen, mag es auch gelingen, den Patienten von der Notwendigkeit einer Psychotherapie zu überzeugen [2, 4, 9]. Bei uns hat sich der Hinweis darauf bewährt, daß in unserer Klinik grundsätzlich alle HIV-Patienten in das Psychotherapieangebot einbezogen werden. In einzelnen Fällen führt schon das Wissen um die Möglichkeit eines psychotherapeutischen Angebotes zu einer Angstreduktion.

Bei der AIDS-Phobie handelt es sich um eine Venerophobie. Die psychodynamischen Zusammenhänge mit Schuldgefühlen und Selbstbestrafungstendenzen wegen sündhaft erlebter Sexualkontakte wurden hinreichend beschrieben [12, 15]. Gelingt es, den Patienten einer Psychotherapie zuzuführen, besteht begründete Hoffnung auf eine dauerhafte Angstminderung. Demzufolge liegt eine wesentliche Aufgabe der Beratungsarbeit darin, den schwer leidenden Menschen immer wieder Hilfe anzubieten und sie zu einer Psychotherapie zu motivieren.

Literatur

1. Alroe JC (1988) AIDS paranoia. Med J Aust 148: 369
2. Bor R, Miller R (1989) Psychotherapeutic intervention for patients with the delusion of having AIDS. Am J Psychiatry 146: 808

3. Butollo W (1988) Phobisches Verhalten. In: Jäger H (Hrsg) AIDS-Phobie. Krankheitsbild und Behandlungsmöglichkeiten. Thieme, Stuttgart, S 26–30
4. Ermann M (1988) AIDS-Phobie. Münch Med Wochenschr 130: 12–14
5. Hualla T, Jäger H (1988) Die Schwabinger AIDS-Phobiker-Studie. In: Jäger H (Hrsg) AIDS-Phobie. Krankheitsbild und Behandlungsmöglichkeiten. Thieme, Stuttgart, S 73–78
6. Hutner G, Zemann R (1988) Erfahrungen mit AIDS-Phobikern in Beratungsstellen. In: Jäger H (Hrsg) AIDS-Phobie. Krankheitsbild und Behandlungsmöglichkeiten. Thieme, Stuttgart, S 49–52
7. Jacob KS, John JK, Verghese A, John TJ (1987) AIDS-Phobia. Br J Psychiatry 150: 412
8. Jäger H (1988) AIDS-Phobie. Krankheitsbild und Behandlungsmöglichkeiten, Thieme, Stuttgart
9. Logsdail S, Lovell K, Warwick H, Marks I (1991) Behavioural treatment of AIDS-focused illness phobia. Br J Psychiatry 159: 422–425
10. Müller WE (1988) Psychopharmakologische Möglichkeiten der Angst- und Phobiebehandlung. In: Jäger H (Hrsg) AIDS-Phobie. Krankheitsbild und Behandlungsmöglichkeiten. Thieme, Stuttgart, S 60–67
11. Naber D, Schnitzer M (1990) Die sogenannte „AIDS-Phobie". Nervenarzt 61: 536–540
12. Oates IK, Gomez J (1984) Venereophobia. Br J Hosp Med 31: 435–436
13. Peseschkian N (1986) AIDS-Phobie, Psychotherapeutische Aspekte. Sexualmedizin 15: 466–467
14. Riccio M, Thompson C (1987) Pseudo-AIDS, AIDS panic or AIDS-Phobia? Br J Psychiatry 151: 863
15. Vollmoller W v (1988) Zum Thema AIDS in der Psychiatrie und Psychotherapie: Spezielle psychodynamische und psychopathologische Aspekte anhand eines Falles mit „AIDS-Phobie". Psychosom Med Psychoanal 34: 351–360

Beeinflussung klinischer, hormoneller und immunologischer Parameter durch experimentell induzierten akuten psychischen Streß bei asymptomatischen HIV-1-infizierten homo- und bisexuellen Männern

G. Reimann, N. H. Brockmeyer, R. Malessa, L. Mertins

Die Auswirkung von akutem psychischem Streß auf die Immunfunktionen beim Menschen ist in mehreren Studien untersucht worden. Als Stressoren fungierten u. a. das Lösen mathematischer Aufgaben, das Zusammenfügen eines Puzzle oder die Erfüllung von Aufgaben speziell ausgearbeiteter Labortests unter widrigen Umständen wie Lärm oder Zeitdruck. In sog. „Bereavement-Studien" wurde der Verlust von Ehepartnern als Stressor untersucht.

Schleifer et al. [41] untersuchten Männer, deren Frauen an Mammakarzinomen litten. Im Vergleich zu Ausgangswerten, die wenige Monate vor dem Tod der Frauen erhoben wurden, waren die Lymphozytenproliferationsraten 1 und 2 Monate nach dem Tod der Ehefrauen erniedrigt. Dieser Effekt war nach 4 und 14 Monaten nicht mehr nachweisbar. Die Subpopulationen der Lymphozyten (T- und B-Zellen) zeigten keine Unterschiede. In einer anderen Studie wurde der Effekt eines 21minütigen Tests („Stroop-Color-Word-Interference-Test") auf 33 gesunde junge Männer untersucht [4]. Im Vergleich zu den Ausgangswerten stieg nach dem Test die Zahl der NK-Zellen an, während sich der T-Helfer-/ T-Zytotoxizitätszellquotient erniedrigte. B-Lymphozyten (CD 19) und T-Lympho-zyten (CD3) zeigten keine signifikanten Veränderungen. Naliboff et al. [30] unter-suchten die Auswirkungen eines psychologischen Stressors (Lösen arithmetischer Aufgaben in 12 min) unter kontrollierten Laborbedingungen bei 23 Frauen. Die NK-Zellaktivität und die Zahlen der T-Zytotoxizitätszellen (CD8) und der NK-Zellen stiegen nach Streßinduktion signifikant an. T-Helferzellen (CD4) und die Gesamtzahl der T(CD3)- und B(CD 19)-Lymphozyten veränderten sich nicht. Kiecolt-Glaser et al. [22] untersuchten den Effekt von Prüfungen auf das Immun-system bei Medizinstudenten. Am Tag einer Prüfung kam es zu einer signifikan-ten Abnahme des prozentualen Anteils an T-Helferzellen (CD4), des T-Helfer-/T-Zytotoxizitätszellquotienten und der NK-Zellaktivität im Vergleich zu Werten, die einen Monat vor der Prüfung gemessen worden waren. Benschop et al. [5] unter-suchten., inwieweit chronischer Streß (ermittelt über einen Fragebogen) und akuter Streß (mathematische Aufgabe) bei Lehrern immunologische Funktionen beeinflußten. In den Gruppen, die einem hohen chronischen Streß ausgesetzt waren, lagen niedrigere T-Zytotoxizitätszellausgangswerte (CD8) vor als in den Gruppen, die weniger Streß ausgesetzt waren. In den beiden Gruppen, die aku-tem Streß unterzogen wurden, hatte die Gruppe, die zusätzlich noch chronischem Streß ausgesetzt war, signifikant höhere T-Lymphozyten-(CD8)-, T-Zytotoxizitäts-(CD8)- und NK-(CD 56)-Zellzahlen im Vergleich zur Gruppe der chronisch we-niger gestreßten Lehrer. Es wurden keine signifikanten Effekte bei B-Lymphozyten und T-Helferzellen (CD4) beobachtet. Die beiden Gruppen, die keinem akuten Streß ausgesetzt wurden und sich nur in bezug auf den chronischen Streß unterschieden, zeigten bezüglich der immunologischen Parameter keine Unterschiede.

Unterzieht man die bisher vorliegenden Humanstudien zur Auswirkung von Streß auf immunologische Funktionen einer kritischen Würdigung, läßt sich konstatieren, daß die Befunde über die Auswirkungen von akuten psychischen Belastungen sowohl suppressive als auch stimulierende Effekte auf immunologische Variablen belegen. Relativ konsistent zeigten sich Anstiege der NK-Zellzahl und eine Inhibition der mitogen stimulierten Lymphozytenproliferation nach Streßexposition. Während in einigen Studien auch Anstiege der T-Zytotoxizitätszellen (CD8) beobachtet wurden, zeigten sich keine streßbedingten Veränderungen in der Zahl der Gesamtlymphozyten (CD3) und der T-Helferzellen [21].

In den bisher vorgestellten Arbeiten zu streßbedingten Veränderungen des Immunsystems bei HIV-infizierten Menschen sind unterschiedliche physische Stressoren (z. B. Fahrradergometrie, Aerobics) [12] und der Einfluß streßvermittelnder Lebenssituationen (z. B. Tod des Partners) [19] untersucht worden. Es gibt jedoch keine Veröffentlichung, in der im Labor induzierter psychischer Streß bei HIV-Patienten untersucht wurde. Ziel der hier vorliegenden Studie war es:

1. unter Laborbedingungen die Wirkung von kurzzeitigem, experimentell induziertem psychischem Streß auf das Immunsystem sowohl asymptomatischer HIV-1-Ak-positiver als auch HIV-1-Ak-negativer homo- und bisexueller Männer zu untersuchen und
2. die Effekte einer kurzzeitigen supportiv-kognitiven Gruppentherapie auf streßbedingte immunologische Veränderungen

zu erfassen. Zielvariablen waren kardiovaskuläre, neuroendokrinologische und zelluläre immunologische Parameter.

Patienten, Material und Methoden

Allgemeines Studiendesign

Insgesamt wurden 36 HIV-1-Ak-positive Patienten und 25 HIV-1-Ak-negative Probanden in die Studie aufgenommen. Sämtliche Studienteilnehmer wurden über einen Zeitraum von 8 Monaten untersucht. Die Untersuchungen wurden zum Studienbeginn (1. Meßzeitpunkt (1. MZP)), nach 4 Monaten (2. MZP) und nach 8 Monaten (3. MZP) durchgeführt. Von den HIV-1-Ak-positiven Patienten nahmen 17 vom 1. bis zum 2. Meßzeitpunkt an einer supportiv-kognitiven Gruppentherapie teil (Experimentalgruppe 1: EG 1), die einmal pro Woche durchgeführt wurde. Die anderen 19 HIV-1-Ak-positiven Patienten fungierten als Kontrollgruppe (KG).

Zum 1. und 2. Meßzeitpunkt wurde bei den Patienten der Experimentalgruppe 1 und den HIV-1-Ak-negativen Probanden (Experimentalgruppe 2: EG 2) ein Experiment durchgeführt, in dem die Versuchspersonen einer milden interpersonalen psychologischen Streßsituation [7, 11] ausgesetzt wurden.

Tabelle 1. Studienaufbau

	Studienbeginn	nach 4 Monaten	nach 8 Monaten
	Gruppentherapie		
EG 1	1. MZP 1. Experiment	2. MZP 2. Experiment	3. MZP
EG 2	1. MZP 1. Experiment	2. MZP 2. Experiment	3. MZP
KG	1. MZP	2. MZP	3. MZP

Alle Patienten und Probanden erfüllten die Einschlußkriterien männlich, Homo-oder Bisexualität, keine Drogenabhängigkeit, keine Hämophilie, keine neurologischen Auffälligkeiten bei der Eingangsuntersuchung, keine Psychopharmaka, keine neurotoxische Medikation, keine kardiovaskulären Erkrankungen, keine schweren oder konsumierenden Erkrankungen (z. B. Tumorleiden, Diabetes mellitus, chronische Niereninsuffizienz, akute Hepatitis) und anamnestisch keine schweren psychiatrischen Erkrankungen gemäß DMS-III-R [1].

Während die HIV-1-Ak-positiven Patienten eine HIV-Infektion in den Walter-Reed-(WR)-Stadien 1–3 [35] aufwiesen, lag bei den HIV-1-Ak-negativen Probanden ein negativer HIV-Test unmittelbar vor Beginn und nach Abschluß der Studie vor.

Durchführung des Experimentes

Der experimentelle Ablauf gliederte sich in eine 1. Entspannungsphase, eine anschließende Streßinduktionsphase und eine 2. Entspannungsphase.

Die Blutabnahmen wurden vor (T 1) und nach (T 2) der 1. Entspannungsphase, nach der 30minütigen Streßinduktionsphase (T 3) und nach der 2. Entspannungsphase (T 4) durchgeführt. Zudem erfolgte eine intermittierende Blutdruckmessung in 5minütigen Abständen und eine Messung der Herzfrequenz in einminütigen Abständen.

In den Entspannungsphasen wurden allen Teilnehmern eine 15minütige, an das autogene Training angelehnte Entspannungskassette mit verbalen Instruktionen und Hintergrundmusik über Kopfhörer dargeboten.

Vor Beginn des Experimentes mußten die Patienten und Probanden eigens konzipierte Fragebögen ausfüllen. Themen, die in diesen Fragebögen als hochbelastend angegeben wurden, gebrauchte der Psychologe unter Verwendung emotionszentrierter, gesprächstherapeutischer Techniken als Themen für die 30minütigen Streßgespräche in der Streßinduktionsphase.

Zum 2. Meßzeitpunkt wurde das Hauptthema des 1. Gespräches wieder aufgenommen, sofern keine zwischenzeitliche Klärung des angegebenen Inhalts stattgefunden hatte. Ansonsten dienten Themen, die in den erneut vorgelegten Fragebögen als stark belastend angegeben wurden, als Grundlage für das 2. Gespräch.

Psychologische Interventionen im Rahmen der Gruppentherapie

Die Gruppentherapie wurde über 4 Monate einmal pro Woche für jeweils 1,5 h durchgeführt. Es wurden 2 Gruppen zu 8 bzw. 9 Patienten gebildet.

Die Gruppentherapie hatte einen supportiv-kognitiven Charakter mit dem Ziel, zu einer Verbesserung der individuellen Krankheitsbewältigung beizutragen.

Medizinische Untersuchungen

Bei allen Patienten und Probanden wurden vor Beginn der Untersuchungen eine ausführliche Anamnese und der klinische Befund erhoben. Es wurden Blutbild und Differentialblutbild sowie die Lymphozytensubpopulationen CD2 (sämtliche T-Zellen), CD3 (reife T-Zellen), CD4 (T-Helferzellen), CD8 (T-Zytotoxizitäts-zellen), CD20 (B-Lymphozyten) und CD56 (natürliche Killerzellen) bestimmt.

Alle HIV-1-Ak-positiven Patienten wurden auf der Basis der Klassifikation des Walter-Reed-Armee-Hospitals [35] (Tabelle 2) in die Stadien WR 1–3 klassifiziert.

Tabelle 2. Walter-Reed-Klassifikation. (Nach [35])

Stadium	LAP	CD4	Recall	Soor	O.I.
WR 1	–	> 400	N	–	–
WR 2	+/–	> 400	N	–	–
WR 3	+/–	< 400	N	–	–
WR 4	+/–	< 400	H	–	–
WR 5	+/–	< 400	A	+/–	–
WR 6	+/–	< 400	A/H	+/–	+

WR = Walter Reed, *LAP* = Lymphadenopathie, *CD4* T-Helferzellen/µl, *Recall* Hautreaktionen vom verzögerten Typ, *N* Normergie, *H* Hypergie, *A* Anergie, *O.I.* opportunistische Infektion.

Die Bestimmung des Kortisols erfolgte mit Hilfe eines Enzymimmunoassays, während Noradrenalin und Adrenalin mittels Hochleistungsflüssigkeitschromatographie (HPLC) ermittelt wurden.

Statistische Analyse

Für alle statistischen Analysen wurde SPSS für Windows (Version 6.0.1) benutzt.

Es wurden Mittelwerte, Minimum, Maximum, Standardabweichung und Standardfehler sämtlicher untersuchter Variablen ermittelt.

Veränderungen der Zeitpunkte (innerhalb einer Gruppe) und zwischen den Gruppen (zu einem Zeitpunkt) wurden mit einer Varianzanalyse [MANOVA („repeated-measures multivariate analysis of variance")] untersucht. Ein Signifikanzniveau von $p < 0,05$ wurde zugrunde gelegt.

Zur Homogenisierung der Versuchsgruppen wurde eine Parallelisierung vorgenommen. Dazu wurden die Versuchspersonen bezüglich der Variablen Körpergewicht in Klassen mit jeweils 3 kg Gewichtsunterschied eingeteilt und bezüglich der Variablen Alkoholkonsum < 2 Flaschen Bier/Tag (Ja/Nein) und Nikotinkonsum (Ja/Nein) dichotomisiert. Zur Auswertung gelangten dann nur die Versuchspersonen, die für eine möglichst große Übereinstimmung der 3 Versuchsgruppen bezüglich der oben genannten Parameter sorgten [37].

Ergebnisse

Von 17 Patienten der Experimentalgruppe 1 (EG 1) konnten 12 ausgewertet werden. Vier Patienten brachen die Gruppentherapie ab, ein Patient nahm nicht am 2. Experiment teil. In der Experimentalgruppe 2 (EG 2) und der Kontrollgruppe (KG) konnten sämtliche Probanden bzw. Patienten (jeweils n = 13) ausgewertet werden.

Beschreibung der Ausgangswerte

Die 3 Gruppen (EG 1, EG 2 und KG) unterschieden sich nicht in den Ausgangswerten der hämatologischen Parameter (Leukozyten, neutrophile Granulozyten und Lymphozyten), der Streßhormone (Adrenalin, Noradrenalin und Kortisol), der kardiovaskulären (Herzfrequenz, systolischer und diastolischer Blutdruck) und einiger immunologischer Parameter [natürliche Killerzellen (CD56), Gesamt-T-Lymphozyten (CD2) und reife T-Lymphozyten (CD3)].

Die Experimentalgruppe 2 (HIV-1-Ak-negative Probanden) hatte signifikant höhere Ausgangskonzentrationen an T-Helferzellen (CD4) und B-Lymphozyten (CD20) im peripheren Blut als die Experimentalgruppe 1 und die Kontrollgruppe (beide bestehend aus HIV-1-Ak-positiven Patienten). Bezüglich der Zytotoxizitätszellen (CD8) zeigte die EG 2 im Vergleich zur EG 1 signifikant niedrigere Ausgangswerte. Dieser Unterschied bestand jedoch nicht zwischen EG 2 und KG.

Beschreibung der untersuchten Parameter im Verlauf

Kardiovaskuläre Parameter

Im allgemeinen wurde in der Streßinduktionsphase ein Anstieg der Blutdruckwerte um ca. 5–10 % und ein Anstieg der Herzfrequenz um ca. 4 % mit anschließendem Abfall in der 2. Entspannungsphase verzeichnet.

Der systolische Blutdruck stieg in beiden Experimentalgruppen in der Streßinduktionsphase an und sank in der 2. Entspannungsphase ab (p < 0,05). Diese Effekte traten in beiden Gruppen zu beiden Meßzeitpunkten auf. Zu keinem Zeitpunkt wurde ein signifikanter Gruppenunterschied festgestellt.

Der diastolische Blutdruck veränderte sich in beiden Gruppen während der Experimente in gleicher Weise, wie es für den systolischen Blutdruck beschrieben wurde. Jedoch waren diese Veränderungen beim 2. Experiment der Experimentalgruppe 1 nicht signifikant.

Die Herzfrequenz stieg in der Gruppe der HIV-1-Ak-negativen Probanden (EG 2) in beiden Experimenten während der Streßinduktionsphase an und sank in der 2. Entspannungsphase unter den Ausgangswert (p < 0,05)

Streßhormone

In Tabelle 3 sind die Mittelwerte und Standardabweichungen der Noradrenalin-Konzentrationen über die 3 Meßzeitpunkte und innerhalb der Experimente dargestellt. Noradrenalin stieg im allgemeinen in der Streßinduktionsphase um ca. 20 % an und fiel in der Entspannungsphase um ca. 15 % ab. Mit Ausnahme des Noradrenalinanstieges in der EG 2 zum 1. Meßzeitpunkt erreichten diese Veränderungen in allen Versuchsgruppen zu beiden Meßzeitpunkten ein signifikantes Niveau. Zum 3. Meßzeitpunkt war die Noradrenalinkonzentration der EG 2 verglichen mit der der EG 1 jedoch signifikant erhöht.

Die Adrenalinkonzentrationen der EG 2 fielen in beiden Experimenten nach der 1. Entspannungsphase ab (p < 0,05). Dieser Effekt wurde bei der EG 1 nicht beobachtet.

Bei sämtlichen Experimenten kam es unabhängig von der Gruppenzugehörigkeit und den experimentellen Manövern im Verlauf zu einem stetigen Absinken der Kortisolkonzentrationen im Serum. Diese Veränderungen waren jedoch nur während des 2. Experimentes der EG 1 signifikant.

Tabelle 3. Noradrenalinkonzentrationen im Serum[a]

		EG 1 (n = 12)	EG 2 (n = 13)	KG (n = 13)
1. MZP	T 1	348,3 ± 104,9	447,8 ± 156,4	441,7 ± 137,0
	T 2	236,3 ± 69,1●	303,7 ± 192,5●	
	T 3	308,7 ± 75.0*	356,8 ± 194,8	
	T 4	277,5 ± 88,1*	306,5 ± 194,5$	
2. MZP	T 1	379,7 ± 119,2	403,5 ± 106,9	407,0 ± 146,2
	T 2	294,8 ± 106,1●	324,3 ± 100,2●	
	T 3	351,9 ± 139,1*	384,2 ± 128,9*	
	T 4	277,8 ± 104,0$	318,8 ± 141,2$	
3. MZP		356,3 ± 112,7§	513,5 ± 133,3	429,1 ± 158,3

[a] Mittelwerte ± Standardabweichung [pg/ml],
EG 1, EG 2, KG siehe Erklärung im Text,
MZP Meßzeitpunkte bei Studienbeginn (1.), nach 4 Monaten (2.) und nach 8 Monaten (3.),
T Zeitpunkte innerhalb des Experimentes vor (1) und nach (2) der 1. Entspannungsphase,
nach Streßinduktion (3) und nach der 2. Entspannungsphase (4),
● signifikanter Unterschied (p < 0,05) im Vergleich zu T 1 in der gleichen Gruppe,
* signifikanter Unterschied (p < 0,05) im Vergleich zu T 2 in der gleichen Gruppe,
$ signifikanter Unterschied (p < 0,05) im Vergleich zu T 3 in der gleichen Gruppe,
§ signifikanter Unterschied (p < 0,05) im Vergleich zu dem zum gleichen Zeitpunkt in der EG 2 erhobenen Wert.
Normalwert: 185–275 pg/ml.

Hämatologische Parameter

In den Tabellen 4 und 5 sind die Mittelwerte und Standardabweichungen der Konzentrationen der Leukozyten und T-Helferzellen (CD4) über die 3 Meßzeitpunkte und innerhalb der Experimente für die untersuchten Gruppen dargestellt. Die Konzentration der Leukozyten im peripheren Blut stieg bei allen Experimenten nach Streßinduktion unabhängig von der Gruppenzugehörigkeit signifikant um ca. 1 %. Über einen Zeitraum von 8 Monaten (3 Meßzeitpunkte) kam es innerhalb der einzelnen Gruppen zu keiner signifikanten Änderung der Leukozytenzahlen. Während zum 1. und 2. Meßzeitpunkt keine signifikanten Gruppenunterschiede auftraten, waren zum 3. Meßzeitpunkt die Leukozytenwerte der KG signifikant niedriger als die der beiden Experimentalgruppen.

Im allgemeinen stiegen die neutrophilen Granulozyten bei allen Experimenten nach der Streßinduktionsphase unabhängig von der Gruppenzugehörigkeit um ca. 10 % an und blieben auch nach der 2. Entspannungsphase auf diesem Niveau.

Die Lymphozyten und bestimmte Subpopulationen [Gesamt-T-Lymphozyten (CD2), reife T-Lymphozyten (CD3), T-Zytotoxizitätszellen (CD8)] im peripheren Blut zeigten unabhängig von der Gruppenzugehörigkeit und dem Meßzeitpunkt einen Anstieg nach Streßinduktion und einen Abfall nach der 2. Entspannungsphase. Lymphozyten und Gesamt-T-Lymphozyten (CD2) stiegen nach Streßinduktion um durchschnittlich 200/µl, reife T-Lymphozyten (CD3) um 150/µl und T-Zytotoxizitätszellen (CD8) um 80/µl an.

Die Anstiege nach Streßinduktion waren allerdings nur in der EG 2 zum 2. Meßzeitpunkt signifikant. Sie betrafen die Gesamtlymphozyten (+ 13 %), Gesamt-T-Lymphozyten (CD2) (+ 12 %), reifen T-Lymphozyten (CD3)(+ 15 %) und T-Helferzellen (CD4)(+ 6 %).

Tabelle 4.   Leukozyten im peripheren Blut[a]

		EG 1 (n = 12)	EG 2 (n = 13)	KG (n = 13)
1. MZP	T 1	6492 ± 2273	7462 ± 1822	5500 ± 1932
	T 2	6008 ± 2216	6808 ± 1608	
	T 3	6475 ± 2002*	7885 ± 2095*	
	T 4	6358 ± 2134	7731 ± 1759*	
2. MZP	T 1	6708 ± 1797	6869 ± 1152	5454 ± 2090
	T 2	6200 ± 1959	6615 ± 1172	
	T 3	6650 ± 1795*	7077 ± 1190*	
	T 4	6483 ± 1748	7054 ± 1302	
3. MZP		6750 ± 2099●	7123 ± 977●	4954 ± 1144

[a] Mittelwerte ± Standardabweichung [µl⁻¹],
EG 1, EG 2, KG, MZP, T siehe Erklärung zu Tabelle 3,
* signifikanter Unterschied (p < 0,05) im Vergleich zu T 2 in der gleichen Gruppe,
● signifikanter Unterschied (p < 0,05) im Vergleich zu dem zum gleichen Zeitpunkt in der KG erhobenen Wert.

Tabelle 5. T-Helferzellen (CD4) im peripheren Blut[a]

		EG 1 (n = 12)	EG 2 (n = 13)	KG (n = 13)
1. MZP	T 1	489 ± 203§	974 ± 258	475 ± 218§
	T 2	492 ± 175§	917 ± 198	
	T 3	491 ± 159§	947 ± 196	
	T 4	480 ± 151§	914 ± 214	
2. MZP	T 1	559 ± 177§	1015 ± 236	492 ± 228§
	T 2	507 ± 203§	995 ± 218	
	T 3	492 ± 171§	1058 ± 232*	
	T 4	491 ± 173§	1035 ± 256	
3. MZP		553 ± 213§	964 ± 269	469 ± 215§

[a]Mittelwerte ± Standardabweichung [μl^{-1}],
EG 1, EG 2, KG, MZP, T siehe Erklärung zu Tabelle 3,
* signifikanter Unterschied ($p < 0{,}05$) im Vergleich zu T 2 in der gleichen Gruppe,
§ signifikanter Unterschied ($p < 0{,}05$) im Vergleich zu dem zum gleichen Zeitpunkt in der EG 2 erhobenen Wert.

Demgegenüber wurden signifikante Abnahmen der Lymphozyten und ihrer Subpopulationen [Gesamt-T-Lymphozyten (CD2), reife T-Lymphozyten (CD3), T-Zytotoxizitätszellen (CD8) und natürliche Killerzellen (CD56)] im peripheren Blut nach den Entspannungsphasen nicht nur in der EG 2 zum 2. MZP, sondern vereinzelt auch in der EG 1 zum 1. MZP verzeichnet.

Die geringste Anzahl signifikanter Veränderungen im Verlauf der Experimente fand sich in der EG 1 zum 2. MZP. Hier lagen lediglich nach der 2. Entspannungsphase die Konzentrationen der T-Zytotoxizitätszellen (CD8) signifikant niedriger und die der B-Lymphozyten (CD20) signifikant höher als nach der unmittelbar zuvor abgeschlossenen Streßinduktionsphase.

Tendenziell wurde in allen Experimenten sowohl der EG 1 als auch der EG 2 ein gleichartiges Bild mit Abfall der B-Lymphozyten-Konzentrationen in der 1. Entspannungsphase und gegenläufiger Entwicklung in der 2. Entspannungsphase beobachtet, wobei diese Veränderungen nur in der EG 1 signifikant waren.

Diskussion

In den letzten Jahren sind einige Studien veröffentlicht worden, die sich mit dem Einfluß von Streß auf das Immunsystem bei HIV-infizierten Menschen beschäftigen. Zum einen gibt es Arbeiten, in denen sportliche Betätigung als Stressor untersucht wird [12], zum anderen werden der Einfluß von Lebensereignissen, die als Streß erlebt werden, und von psychischen Befindlichkeitsstörungen (z. B. Depressionen) auf das Immunsystem bei HIV-Infizierten beschrieben [19].

LaPerriere et al. waren 1988 die ersten, die beschrieben, daß unmittelbar nach körperlichen Übungen die Zahl der T-Helferzellen bei HIV-Infizierten anstieg. Die gleiche Arbeitsgruppe konnte in den folgenden Jahren dieses Resultat bestätigen

[25]. In einer Studie von Rigsby et al. [36] wurden HIV-Infizierte untersucht, die sich in unterschiedlichen Stadien des HIV-Infektes befanden. Dreimal pro Woche wurden 1 h lang Dehnungsübungen und Ausdauertraining durchgeführt. Nach 12 Wochen zeigten sich keine signifikanten Veränderungen der immunologischen Parameter im Vergleich zu den Ausgangswerten. Lediglich die T-Helferzellen stiegen tendenziell an. In einer neueren Studie [42] wurde untersucht, inwieweit 1 h Radfahren auf dem Fahrradergometer zu immunologischen Veränderungen führt. Während der Übung stieg die Zahl der T-Helferzellen um etwa das Doppelte an, fiel jedoch 2 h nach der Übung unter den Ausgangswert ab. Während des gesamten Zeitraumes kam es zu keiner signifikanten Änderung des prozentualen Anteils der T-Helferzellen. Im Vergleich zu Kontrollprobanden wiesen die HIV-Infizierten einen weniger deutlichen Anstieg der neutrophilen Granulozyten auf. Während der Übung kam es in beiden Gruppen zu einem prozentualen Anstieg der NK-Zellen. Dieser Anstieg war jedoch bei den HIV-Infizierten weniger deutlich ausgeprägt. Die Autoren schlossen daraus, daß es HIV-Infizierten schlechter gelingt, neutrophile Granulozyten und NK-Zellen in das Blut zu mobilisieren.

Kessler et al. [20] untersuchten HIV-infizierte homosexuelle Männer über einen Zeitraum von 6 Monaten. Es wurde keine Korrelation zwischen der Häufung von „streßreichen Lebensereignissen" und einem Fortschreiten des HIV-Infektes gefunden. Als „streßreiche Lebensereignisse" wurden die AIDS-Diagnose und AIDS-Sterbefälle im Bekanntenkreis gewertet. Als Maß für das Fortschreiten des HIV-Infektes dienten die T-Helferzellen und das Auftreten von oralen Candidosen oder Fieber für mindestens 2 Wochen. Die Autoren schlossen daraus, daß Menschen mit asymptomatischem HIV-Infekt streßreiche Lebenssituationen nicht meiden und auch keine speziellen Coping-Strategien beim Umgang mit Streß entwickeln müssen. In 3 großen Studien wurde der Zusammenhang zwischen Depression und immunologischen Parametern bei HIV-infizierten Menschen untersucht. Nach 6 Monaten bzw. einem Jahr war jedoch keine Korrelation zwischen dem Grad der Depression und der Anzahl der T-Helferzellen im peripheren Blut nachweisbar [2, 32, 34]. In 2 neueren Studien wurden als immunologische Parameter auch die NK-Zellen (CD56) und die T-Zytotoxizitätszellen (CD8) miterfaßt. Sahs et al. [38] untersuchten 74 HIV-infizierte homosexuelle Männer über einen Zeitraum von 3 Jahren. Die HIV-Infizierten wiesen signifikant niedrigere NK-Zellen auf als eine HIV-negative Kontrollgruppe. Die Häufigkeit von DMS-III-R-Diagnosen und vermehrtem Kummer zeigte bei den HIV-Infizierten keinen Einfluß auf die Anzahl der NK-Zellen. Eine andere Arbeitsgruppe [14] kam zu dem Resultat, daß schwerer Streß bei HIV-infizierten homosexuellen Männern im Gegensatz zu einer Kontrollgruppe mit einer signifikanten Reduktion der NK-Zellen (CD56) und der T-Zytotoxizitätszellen (CD8 + CD57) einhergeht. Weder bei HIV-Infizierten noch in der Kontrollgruppe war Depression mit einer immunologischen Variable korreliert.

In der hier vorgestellten Studie wurde die Wirkung eines milden experimentellen psychischen Stressors auf das Immunsystem untersucht, der dem entspricht, dem die Individuen in ihrem täglichen Leben ausgesetzt sind. In der Vergangenheit wurden in den Experimenten häufig starke psychische Stressoren verwendet, die aber auch eine physische Komponente aufwiesen. So mußten beispielsweise Rekruten im Rahmen ihrer Ausbildung als Nichtschwimmer von einer

Plattform in tiefes Wasser springen [43] oder Anfänger ihren ersten Fallschirm-sprung absolvieren [39]. In anderen Studien wurden die Probanden auch ohne physische Komponente mit einem starken psychischen Stressor konfrontiert. Antoni et al. [2] untersuchten homosexuelle Männer, denen mitgeteilt worden war, daß sie HIV-infiziert seien, und Kiecolt-Glaser et al. [22] führten Untersuchun-gen bei Medizinstudenten durch, die ein Examen absolvieren mußten. Daneben werden häufig auch im Labor kognitive Stressoren verwendet (z. B. Lösen mathe-matischer Aufgaben, Zusammenfügen eines unlösbaren Puzzle, Halten kurzer Reden). In den Untersuchungen von Mills et al. [28] und Cacioppo et al. [8] muß-ten sich die Probanden vorstellen, sie würden irrtümlicherweise des Kaufhaus-diebstahls bezichtigt. Danach hatten sie 3 min Zeit, sich eine kurze Gegenrede zu überlegen und diese anschließend zu halten. Dieses interpersonale Streßmodell weist Ähnlichkeiten mit dem von uns verwendeten auf.

In der vorliegenden Studie wurden die stärksten Veränderungen der neuro-endokrinologischen, kardiovaskulären und immunologischen Parameter in der Gruppe der HIV-1-Ak-negativen Probanden (EG 2) zum 2. MZP festgestellt. Zum 1. MZP waren in dieser Gruppe vergleichsweise geringe bzw. selten signifikante Veränderungen im Verlauf des Streßexperimentes aufgefallen, so daß nicht aus-zuschließen ist, daß beim ersten Experiment (1. MZP) emotional zunächst eine neugierige Gelassenheit und die Erwartung, als HIV-1-Ak-negativer Proband in einem Streßexperiment für HIV-Patienten nicht bedroht zu sein, überwogen hatte, wohingegen bei der Wiederholung des Experimentes situative Einflüsse, z. B. die Lästigkeit der Einplanung eines weiteren Termines und die Erfahrung, daß die Streßinduktion zum 1. MZP zumindest teilweise effektiv gewesen war, die psycho-logische Belastung vergrößert haben mögen. Dem entspricht auch, daß zum 1. MZP in der Streßinduktionsphase im Gegensatz zu allen anderen Experimen-ten kein signifikanter Anstieg des als Aktivierungsmarker gedeuteten Nor-adrenalins erzielt werden konnte. Daß allein das experimentelle Setting für die HIV-1-Ak-negativen Probanden einen mit jeder Wiederholung zunehmend größer werdenden Stressor darstellte, ergibt sich auch daraus, daß die Noradrena-linkonzentration am Ende des Beobachtungszeitraums zum 3. MZP bei erneuter Blutentnahme 8 Monate nach Studienbeginn signifikant höher lag als in der Gruppe der HIV-1-Ak-positiven Patienten mit Gruppentherapie.

Die geringsten Veränderungen der untersuchten immunologischen und kar-diovaskulären Parameter wurden bei Betrachtung sämtlicher Experimente in der Gruppe der HIV-1-Ak-positiven Patienten mit Gruppentherapie (EG 1) zum 2. MZP beobachtet, obwohl die im Verlauf des Streßexperimentes gemessenen Noradrenalinkonzentrationen weitgehend mit den Konzentrationen überein-stimmten, die in der gleichen Gruppe zum 1. MZP und in der EG 2 zum 2. MZP ermittelt wurden. Es ist wenig wahrscheinlich, daß diese Diskrepanzen auf einem Effekt der 4monatigen Gruppentherapie basierten, da davon ausgegangen wer-den muß, daß eine veränderte intrapsychische Verarbeitung des Stressors als Folge der Gruppentherapie unter den Aktivierungsmarkern vorrangig die Katechola-minkonzentrationen hätte beeinflussen müssen. Dies war jedoch nicht der Fall.

Wenn man nicht davon ausgeht, daß bei den HIV-1-Ak-positiven Patienten ein bisher unbekannter Antagonist des Noradrenalins sowohl im Herz-Kreislauf-System als auch an den Immunzellen die Effekte verhindert, die bei den HIV-1-

Ak-negativen Patienten zu beobachten waren, legen die Daten nahe, daß bei den HIV-1-Ak-positiven Patienten krankheitsbedingt und im Verlauf der 8monatigen Beobachtungsphase zunehmend die Signalübertragung des Neurotransmitters gestört ist. Bekanntermaßen leiden HIV-infizierte Patienten schon in der Frühphase unter zunächst nur diskreten Anzeichen einer autonomen Neuropathie bzw. Dysfunktion, die, ohne daß bisher genügend Daten dazu vorliegen, auf eine gestörte Nervenleitung bzw. Ausschüttung von Neurotransmittern wie Noradrenalin zurückgeführt wird [26]. Unsere Untersuchungsergebnisse legen demgegenüber nahe, daß bei den Patienten der EG 1 weniger eine gestörte Bildung oder Ausschüttung der Katecholamine als vielmehr Störungen der Signaltransduktion am Rezeptor bzw. eine Verringerung der Rezeptordichte vorliegen könnten. Im Vergleich zur EG 2 wären davon die Lymphozyten, insbesondere die T-Lymphozyten (CD2) und ihre Subpopulationen [reife T-Lymphozyten (CD3), T-Helferzellen (CD4)] sowie die natürlichen Killerzellen (CD56) betroffen, wohingegen die Konzentrationen der B-Lymphozyten und der T-Zytotoxizitätszellen (CD8) unter Einfluß des Stressors bei beiden Experimentalgruppen keine Unterschiede zeigten.

Die Wirkung des Noradrenalins wird über α- und β_1- sowie in geringerem Maße über β_2-Adrenorezeptoren vermittelt. Es ist bekannt, daß Lymphozyten Rezeptoren für eine Reihe neuroendokriner Botenstoffe einschließlich α- und β-adrenerger Rezeptoren exprimieren [24, 33]. In In-vivo-Untersuchungen konnte festgestellt werden, daß die kontinuierliche Infusion von Adrenalin einen Anstieg der Lymphozyten im peripheren Blut bedingt [13] und die subkutane Injektion von Adrenalin zu einer Verringerung der T-Helferzellen bzw. einem Anstieg der NK-Zellen führt [10]. Ebenso führte die kontinuierliche Infusion von Noradrenalin zu einem Anstieg peripherer Blutlymphozyten [17].

NK-Zellen werden wahrscheinlich aus der Milz in das periphere Blut abgegeben [3]. Die Ergebnisse aus Zellkulturversuchen lassen vermuten, daß diese Freisetzung über die Aktivierung β_2-adrenerger Rezeptoren und die Modifikation der Adhäsion an den Endothelien vermittelt wird [6]. Diese Annahme wird durch die Untersuchungen von Van Tits et al. [44] unterstützt, die zeigen konnten, daß nach Infusion des selektiv auf β_2-adrenerge Rezeptoren wirkenden Isoproterenol signifikante Anstiege der NK-Zellzahl bei gesunden Probanden, nicht jedoch bei splenektomierten Patienten auftraten. Die Studie von Schedlowski et al. [40] läßt zusätzlich vermuten, daß neben den β_2-Rezeptoren, die durch Adrenalin stimuliert wurden, auch β_1-Rezeptoren nach Stimulation durch Noradrenalin eine Rolle beim Anstieg der NK-Zellen nach Streßinduktion spielen. Die Arbeitsgruppe zeigte, daß 5 min nach subkutaner Injektion von Adrenalin (5 µg/kg KG) und auch nach Injektion von Noradrenalin (10 µg/kg KG) signifikante Anstiege der NK-Zellen im peripheren Blut auftraten.

Als Ursache für den Konzentrationsanstieg der Leukozyten nach experimentell induziertem psychischem Streß kommen in der vorliegenden Untersuchung aufgrund der Kurzfristigkeit weder eine Neubildung und Freisetzung von Zellen aus dem Knochenmark noch eine Volumenkontraktion des Blutplasmas und damit ein Anstieg der Zellen pro Volumeneinheit in Frage, da sowohl in unserer Untersuchung als auch in der Studie von Jern et al. [18] keine Anstiege des Hämatokrits beobachtet wurden. Neben katecholaminbedingten Änderungen der vaskulären Permeabilität, die eine schnelle Umverteilung der Lymphozyten aus lymphatischen Organen wie z. B. der Milz erlauben [31], spielen wahrscheinlich rezeptorvermittelte Migrationsphänomene die entscheidende Rolle.

Bei HIV-infizierten Patienten gibt es bisher nur wenige Untersuchungen, in denen die Wirkung psychotherapeutischer Interventionen auf das Immunsystem untersucht wurde. In der randomisierten Studie von Coates et al. [9] nahmen 32 HIV-infizierte homosexuelle Männer an einer 8wöchigen Gruppentherapie teil. Verglichen mit einem Kontrollkollektiv zeigten diese weder Veränderungen in der Anzahl der T-Helferzellen und der T-Zytotoxizitätszellen noch veränderte Lymphozytenproliferationsraten nach mitogener Stimulation. Antoni et al. [2] untersuchten 1991 in einer randomisierten Studie, ob durch ein 10wöchiges kognitiv-verhaltensbezogenes „Streßmanagement" immunologische Parameter bei homosexuellen Männern beeinflußt werden. Nach 7 Wochen wurden ein HIV-Antikörpertest durchgeführt und die Probanden über ihren Serostatus informiert. Von den 17 HIV-1-Ak-positiven Probanden gehörten 7 zur Kontrollgruppe ohne und 10 zur Gruppe der Probanden mit Psychotherapie. Drei Wochen nach Mitteilung des Testergebnisses war nur in der letztgenannten Gruppe ein signifikanter Anstieg der T-Helferzellen (CD4) und der NK-Zellen (CD56) im Vergleich zu den Werten vor Therapiebeginn zu verzeichnen. In der Studie von Mulder et al. [29] nahmen 26 asymptomatische HIV-infizierte homosexuelle Männer für 15 Wochen entweder an einer kognitiv-verhaltensbezogenen oder an einer emotionszentrierten Gruppentherapie teil. 149 Männer, die die Einschlußkriterien erfüllten, fingierten als historische Kontrolle. Beide Therapien hatten über 24 Monate keinen Einfluß auf den Abfall der T-Helferzellen (CD4), der dem in der unbehandelten Kontrollgruppe entsprach. Diese Untersuchung hat von der Art der therapeutischen Intervention und von ihrer Dauer große Übereinstimmungen mit der von uns durchgeführten Studie. Auch in unserer Studie blieben die T-Helferzellen nach der Gruppentherapie unverändert. Zwar stiegen sie in der Gruppe der therapierten Patienten um 13 % an, während sie in der Gruppe der nicht therapierten Patienten konstant blieben, jedoch war dieser Effekt nicht signifikant.

In der vorliegenden Studie zeigte die KG (HIV-1-Ak-positive Patienten ohne Therapie) 4 Monate nach Beendigung der Gruppentherapie-Phase (3. MZP) sowohl im Vergleich zur EG 1 (HIV-1-Ak-positive Patienten mit Therapie) als auch im Vergleich zur EG 2 (HIV-1-Ak-negative Probanden) eine signifikante Erniedrigung der Gesamtleukozytenzahlen im peripheren Blut. Desgleichen lagen die Konzentrationen der neutrophilen Granulozyten um fast 2000/µl und der natürlichen Killerzellen (CD56) um 134/µl niedriger als bei den HIV-1-Ak-negativen Probanden, wohingegen sich die HIV-1-Ak-positiven Patienten mit Gruppenpsychotherapie am Ende der 8monatigen Beobachtungsphase nicht signifikant von den HIV-1-Ak-negativen Probanden unterschieden.

Ein reduzierter Anteil an NK-Zellen ist bei HIV-Patienten in allen Stadien des HIV-Infektes beschrieben worden und durch eine selektive Verminderung der Untergruppe der (CD16 + CD8 + CD3-)-Zellen bedingt, deren Ursache bisher ungeklärt ist [27]. Ob durch die 4monatige Gruppentherapie der progrediente Abfall der Leukozyten bzw. der neutrophilen Granulozyten und insbesondere der NK-Zellen im Verlauf der HIV-Infektion zumindest vorübergehend verhindert oder verlangsamt werden konnte, läßt sich aufgrund des Fehlens vergleichbarer Untersuchungen an HIV-1-Ak-positiven Patienten nur schwer beurteilen. Zumindest bei Patienten mit einem malignen Melanom konnten Fawzy et al. [15] in einer randomisierten Studie 6 Monate nach Abschluß einer 6wöchigen strukturierten psychiatrischen Gruppentherapie einen im Vergleich zu Melanompatienten ohne Gruppentherapie erhöhten Anteil an NK-Zellen im peripheren Blut (14,7 % gegenüber 9,9 %) ermitteln. Sechs Jahre nach Abschluß der Gruppentherapie waren bei den erstgenannten Patienten im Vergleich zur Kontrollgruppe eine niedrigere Rezidivrate und eine signifikante Verringerung der Mortalität (3/34 gegenüber 10/34) feststellbar [16].

Literatur

1. American Psychiatric Association (1987) Diagnostic and statistical manual of mental disorders, 3rd edn. American Psychiatric Association, Washington (DC)
2. Antoni MH, Baggett L, Ironson G et al. (1991) Cognitive-behavioral stress management intervention buffers distress responses and immunologic changes following notification of HIV-1 seropositivity. J Consult Clin Psychol 59: 906–915
3. Atherton A, Born G (1972) Quantitative investigations of the adhesiveness of circulating polymorphonuclear leukocytes to blood vessel walls. J Physiol 222: 447–474
4. Bachen EA, Manuck SB, Marsland AL, Cohen S, Malkoff SB, Muldoon MF, Rabin BS (1992) Lymphocyte subset and cellular immune responses to a brief experimental stressor. Psychosom Med 54: 673–679
5. Benschop RJ, Oostveen FG, Heijnen CJ, Ballieux R (1993) β_2-Adrenergic stimulation causes detachment of natural killer cells from cultured endothelium. Eur J Immunol 23: 3242–3247
6. Benschop RJ, Brosschot JF, Godaert GLR et al. (1994) Chronic stress affects immunologic but not cardiovascular responsiveness to acute psychological stress in humans. Am J Physiol 266: R75–R80
7. Brosschot JF, Benschop RJ, Godaert GLR et al. (1992) Effects of experimental psychological stress on distribution and function of peripheral blood cells. Psychosom Med 54: 394–406
8. Cacioppo JT, Malarkey WB, Kiecolt-Glaser JK et al. (1995) Heterogeneity in neuroendocrine and immune response to brief psychological stressors as a function of autonomic cardiac activation. Psychosom Med 57:154–164
9. Coates TJ, McKusick L, Kuno R, Stites DP (1989) Stress management training reduced number of sexual partners but did not improve immune function in men infected with HIV. Am J Public Health 79: 885–887
10. Crary B, Hauser SL, Borysenko M et al. (1983) Epinephrine-induced changes in the distribution of lymphocyte subsets in peripheral blood in humans. J Immunol 131: 1178–1181
11. Dimsdale JE, Young D, Moore R, Strauss W (1987) Do plasma norepinephrine levels reflect behavioral stress? Psychosom Med 49: 375–382
12. Eichner ER, Calabrese LH (1994) Immunology and exercise. Physiology, pathophysiology, and implications for HIV infection. Sports Med 78: 377–388
13. Eriksson B, Hedfors E (1977) The effect of adrenaline, insulin and hydrocortison on human peripheral blood lymphocytes studied by cell surface markers. Scand J Haematol 18: 121–128
14. Evans DL, Leserman J, Perkins DO et al. (1995) Stress-associated reductions of cytotoxic T lymphocytes and natural killer cells in asymptomatic HIV infection. Am J Psychiatry 152: 543–550
15. Fawzy IF, Kemeny ME, Fawzy NW et al. (1990) A structured psychiatric intervention for cancer patients. II. Changes over time in immunological measures. Arch Gen Psychiatry 47: 729–735
16. Fawzy IF, Fawzy NW, Hyun CS et al. (1993) Malignant melanoma – effects of an early structured psychiatric intervention, coping, and affective state on recurrence and survival 6 years later. Arch Gen Psychiatry 50: 681–689
17. Gader AMA, Cash JD (1975) The effect of adrenaline, noradrenaline, isoprenaline and salbutamol on the resting level of white blood cells in man. Scand J Haematol 14: 5–10
18. Jern C, Wadenvik H, Mark H, Hallgren J, Jern S (1989), Haematological changes during acute mental stress. Br J Haematol 71: 153–156

19. Kemeny ME (1994) Psychoneuroimmunology of HIV infection. Psychiatr. Clin North Am 17: 55–68
20. Kessler RC, Foster C, Joseph J, Ostrow D, Wortman C, Phair J, Chmiel J (1991) Stressful life events and symptom onset in HIV infection. Am J Psychiatry 148: 733–738
21. Kiecolt-Glaser JK, Glaser R (1992) Psychoneuroimmunology: Can psychological interventions modulate immunity? J Consult Clin Psychol 60: 569–575
22. Kiecolt-Glaser JK, Glaser R, Strain EC, Stout JC, Tarr KL, Holliday JE, Speicher CE (1986) Modulation of cellular immunity in medical students. J Behav Med 9: 5–21
23. Kiecolt-Glaser JK, Cacioppo JT, Malarkey WB, Glaser R (1992) Acute psychological si:ressors and short-term immune changes: What, why, for whom, and to what extent? Psychosom Med 54: 680–685
24. Madden KS, Livnat S (1991) Catecholamine action and immunologic reactivity. In: Ader R, Felten DL, Cohen N (eds) Psychoneuroimmunology, 2nd edn. Academic Press, San Diego, pp 283–310
25. LaPerriere A, Ironson G, Antoni MH, Schneiderman N, Klimas N, Fletcher MA (1994) Exercise and psychoneuroimmunology. Med Sci Sports Exerc 26: 182–190
26. Malessa R, Ohrmann P, Agelink MW, Brockmeyer NH, Diener H-C (1996) HIV-1 assoziierte autonome Dysfunktion (HIVAD). Nervenarzt 67: 147–154
27. Mansour I, Doinel C, Rouger P (1990) CD16+ NK cells decrease in all stages of HIV infection through a selective depletion of the CD16+CD8+CD3– subset. AIDS Res Hum Retroviruses 6: 1451–1457
28. Mills PJ, Berry CC, Dimsdale JE, Ziegler MG, Nelesen RA, Kennedy BP (1995) Lymphocyte subset redistribution in response to acute experimental stress: effects of gender, ethnicity, hypertension, and the sympathetic nervous system. Brain Behav Immun 9: 61–69
29. Mulder CL, Antoni MH, Emmelkamp PM et al. (1995) Psychosocial group intervention and the rate of decline of immunological parameters in asymptomatic HIV-infected homosexual men. Psychother Psychosom 63: 185–192
30. Naliboff BD, Benton D, Solomon GF et al. (1991) Immunological changes in young and old adults during brief laboratory stress. Psychosom Med 53: 121–132
31. Ottaway CA, Husband AJ (1992) Central nervous system influences on lymphocyte migration. Brain Behav Immun 6: 97–116
32. Perry S, Fishman B, Jacobsberg L, Frances A (1992) Relationship over 1 year between lymphocyte subsets and psychosocial variables among adults with infection by human immunodeficiency virus. Arch Gen Psychiatry 49: 396–401
33. Plaut M (1987) Lymphocyte hormone receptors. Ann Rev Immunol 5: 621–669
34. Rabkin JG, Williams JBW, Remien RH, Goetz R, Kertzner R, Gorman JM (1991) Depression, distress, lymphocyte subsets, and human immunodeficiency virus symptoms on two occasions in HIV-positive homosexual men. Arch Gen Psychiatry 48: 111–119
35. Redfield RR, Wright DC, Tramont EC (1986) The Walter Reed Staging Classification for HTLV-3/LAV infection. N Engl Med 314: 131–132
36. Rigsby LW, Dishman RK, Jackson AW, Maclean GS, Raven PB (1992) Effects of exercise training on men seropositive for the human immunodeficiency virus-1. Med Sci Sports Exerc 24: 6–12
37. Roth D (1987) Sozialwissenschaftliche Methoden. Oldenbourg, München
38. Sahs JA, Goetz R, Reddy M et al. (1994) Psychological distress and natural killer cells in gay men with and without HIV infection. Am J Psychiatry 151: 1479–1484
39. Schedlowski M, Wiechert D, Wagner TOF, Tewes U (1992) Acute psychological stress increases plasma levels of cortisol, prolactin, and TSH. Life Sci 50: 1201–1205
40. Schedlowski M, Falk A, Rohne A et al. (1993) Catecholamines induce alterations of distribution and activity of human natural killer (NK) cells. J Clin Immunol 13: 344–351
41. Schleifer SJ, Keller SE, Camerino M, Thornton JC, Stein M (1983) Suppression of lymphocyte stimulation following bereavement. J Am Med Ass 250: 374–377
42. Ullum H, Palmo J, Halkaer-Kristensen J et al. (1994) The effects of acute exercise on lymphocyte subsets, natural killer cells, proliferative responses, and cytokines in HIV-seropositive persons. J Acq Immune Def Synd 7: 1122–1133
43. Vaernes R, Ursin H, Darragh A, Lambe R (1982) Endocrine response patterns and psychological correlates. J Psychosom Res 26: 123–131
44. Van Tits LJH, Michel MC, Grosse-Wilde H et al. (1991) Catecholamines increase lymphocyte β_2-adrenergic receptors via a β_2-adrenergic, spleen-dependent process. Am J Physiol 258: E191–E202

Sachverzeichnis